男性生育障碍特色疗法

主编　刘茂松　刘　兴

中医古籍出版社
Publishing House of Ancient Chinese Medical Books

图书在版编目（CIP）数据

男性生育障碍特色疗法/刘茂松，刘兴主编．—北京：中医古籍出版社，2019.12
ISBN 978－7－5152－1673－7

Ⅰ.①男…　Ⅱ.①刘…②刘…　Ⅲ.①男性不育－中西医结合疗法　Ⅳ.①R698.05

中国版本图书馆CIP数据核字（2018）第029078号

男性生育障碍特色疗法

刘茂松　刘　兴　主编

责任编辑　郑　蓉　张凤霞
封面设计　韩博玥
出版发行　中医古籍出版社
社　　址　北京东直门内南小街16号（100700）
电　　话　010－64089446（总编室）　010－64002949（发行部）
网　　址　www.zhongyiguji.com.cn
印　　刷　北京市泰锐印刷有限责任公司
开　　本　710mm×1000mm　1/16
印　　张　28　彩插8页
字　　数　500千字
版　　次　2019年12月第1版　2019年12月第1次印刷
书　　号　ISBN 978－7－5152－1673－7
定　　价　108.00元

编辑委员会

内容提要

本书是新安医学后学传承人刘茂松医师采用中西医结合特色方法治疗男性功能性生育障碍的创新经验和体会，重点介绍了男性功能性性欲减退、阳痿、早泄、不射精、前列腺炎综合征、精液量减少、精液不液化、无精子、少弱精子等60余种常见病证，在病因、病机、检查、诊断、分类、分证、治疗和疗效评估等方面提出了新概念、新观点、新疗法。

全书通俗易懂，简明实用，具有“简、便、验、廉”的特色，适合专科医生、中西医院校学生及患者阅读参考。

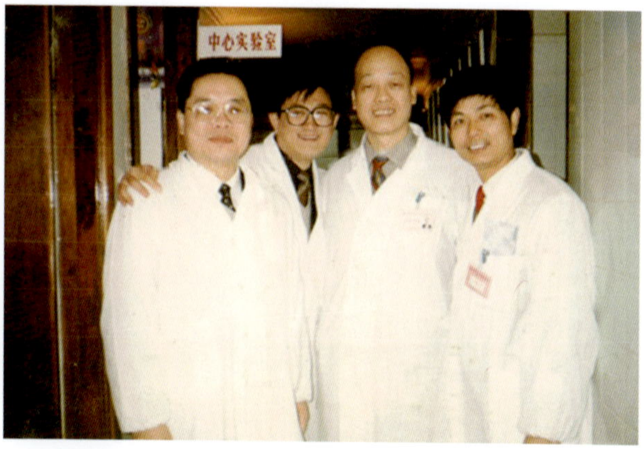

刘茂松拜王益鑫教授为师

（1999 年）

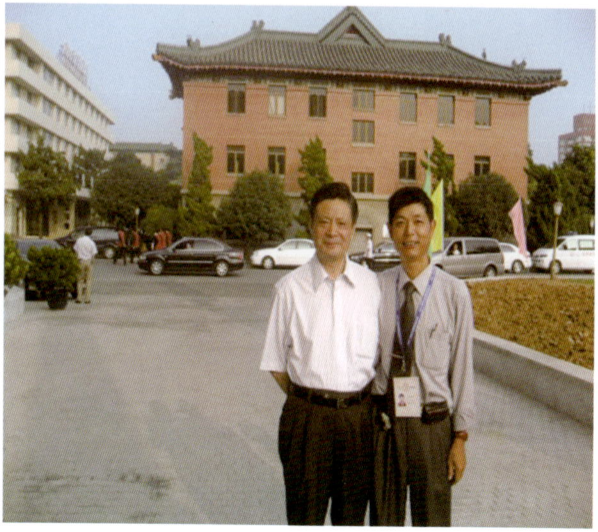

刘茂松拜王琦教授为师

（2007 年）

序一

由于男性不育不是一种独立的疾病，而是由众多的疾病和（或）因素损害了男性生殖功能的某一个或几个环节所产生的结果，因此，诊治男性不育较为复杂，尚存在很多争议。刘茂松医师总结了自己30多年诊治男性不育经验，独具特色。

特色一：刘茂松医师首次提出了男性功能性不育新概念。他认为功能性性欲减退、阳痿、早泄、不射精、慢性前列腺炎、精液量减少、精液不液化、无精子、少弱精子等9大类常见病症共50余种证型，都可以引起男性功能性不育。

特色二：刘茂松医师勤求博采、古为今用，继承和发展了新安医学，结合现代医学理论，经过30多年实践，在男性不育诊治方面探索出一套中西医结合的特色疗法，每一对不育夫妇都要同诊同治；在个体化诊疗时还体现出要对每对不育夫妇进行整合诊治，将主流医学与身心医学、自然医学、环境医学、社会医学相结合，做到辨证论治。因此，刘茂松医师诊治男性功能性不育能达到见效快、疗程短、费用低的效果。

特色三：刘茂松医师既对男性不育的诊治程序、规范、标准及科学性方面做了简明介绍，又对同一病种的不同病因、证型进行深入探索分析。例如对性欲减退列出6种证型，阳痿列出7种证型，早泄列出4种证型，不射精列出4种证型，慢性前列腺炎列出5种证型，精液量减少列出7种证型，精液不液化列出4种证型，无精子症列出6种证型，少弱精子症列出8种证型。这种编写方法很有特色，而且简明、实用。

衷心期望本书能为男性不育患者带来福音，并为我国男科学发展做出新的贡献。

上海交通大学医学院附属仁济医院泌尿外科
上海市男科学研究所教授主任医师　王益鑫

2016年10月10日

序二

压在男人身上有“三座大山”：一是男性勃起功能障碍，其发病率逐年升高；二是前列腺疾病，如前列腺炎、前列腺增生等；三是男性精子的质量逐年下降。据不完全统计，近 20 年来，人类的精子数量平均每年以 2% 的速度在下降。男性不育症乃至整个生殖医学已成为当今生命科学与医学发展的前沿学科与研究热点，是“人口与健康”的重要课题，生殖医学领域的医疗科研人员需要以“愚公移山”的精神为男儿解决“难题”。

男性不育的治疗措施繁多，目前西医主要采取激素治疗、营养治疗、外科手术和辅助生殖技术治疗等方法。其中，人工授精和体外受精等辅助生殖技术已应用于临床 30 多年，使许多男性不育症的患者获得了生育的希望。据统计，2011 年，我国辅助生殖技术治疗患者约 35 万例，6 万多对夫妇喜得子女。但辅助生殖技术的成功率仍较低，如 IVF－ET 妊娠率为 25% ～30%，而且费用昂贵，费时较长，子代出生缺陷率比自然妊娠儿高。2013 年 7 月 2 日《美国医学会杂志》报道，英国和美国的研究人员通过对 1982 年至 2007 年在瑞典出生的 30959 名体外受精出生的儿童进行了研究，发现通过任何一种体外受精技术出生的儿童患智障的风险比自然怀孕出生的儿童高出 18%。临床中如何提高辅助生殖技术的成功率、减少辅助生殖技术对母体和子代可能带来的风险、如何建立辅助生殖研究与应用中的伦理规范，是辅助生殖技术仍面临的三大问题，仍是现代医学治疗男性不育症的难点，还有很大的研究空间。

中医治疗男性不育症对提高精子的数量和改善运动功能方面显示出自身的优势，可通过改善全身新陈代谢，协调神经与内分泌、生殖系统功能，改善生精环境，提高精子质量，达到自然受孕的目的，尽可能减少实施人工干预方法。改变不孕不育治疗以辅助生殖技术为主的潮流，采用自然疗法、自然受孕的理念，近年来已引起国内外学者的广泛关注。但中医生殖医学领域目前尚未形成系统、完善的中医生殖理论、技术体系，需要结合临床实践的理论及技术创新。

新安医学发源于古徽州，始于宋元，盛于明清，流传至今，名家辈出，流派色彩鲜明、学术成就突出、历史影响深远。新安医家认为医者应“于书无不读，读必具特异之见”，要有“独创之巧”，要“推求阐发”，著书立说要“发群贤未有之论”等，倡导创新，鼓励发明。如汪机的“固本培元”说、孙一奎的“动气命门”说、方有执的“错简重订”说、程国彭的“八纲辨证”说、吴澄的“理脾阴”说等，在中医学术史上都占有重要的地位。

刘茂松医师作为新安后学名医，新安医学特色疗法创始人，勤学笃行，对中医几近“痴迷”，拜于多位全国著名老专家和新安名医门下，学术积累日丰，临床思路敏捷，历经十载耕耘，十易其稿完成本书。既得名师指点，又有临证体悟，体现了以下特点。

其一，基于传统，融会新知。如根据新安医学学术思想，自创了新安医学“九证分类法”和“九证疗法”，以及“扶正祛邪、调和气血、固本培元、补肾固胎”等系列特色疗法配合适当的西药，使不孕不育的临床治愈率得到提高。

其二，系列配方，实用创新。根据作者自身30余年临床实践，首次公开了自拟的特色治疗精液量减少、精液不液化、无精子、少弱精子症等50余种有效配方，这些配方是在传统经典名方的基础上结合现代疾病谱的变化和不同证型以及个体差异加减而成，实用性强，并提出和补充了60余种常见病症在中西医两个方面的新概念、病因、病机、分类、治则、疗法以及疗效评估新方法。

其三，丰富治法，体现综合优势。如提出了“管前治疗、管中治疗、管后治疗”新观点，阐述了中医中药在现代人工辅助生殖技术（ART）前中后期的科学应用，分期论治，中药给药方法及途径均有所创新，可显著提高ART的妊娠成功率，体现了中医药综合诊疗优势。

中医药的传承与发展有赖于中医人，中医男科学的发展亦需整体水平提升。刘茂松医师等后学以及一大批致力发展中医男科学的俊秀正在崛起，每念及此，不胜欣慰，愿中医药事业薪火相传，不断发扬光大，乐以为序。

中华中医药学会男科分会名誉主任委员
中华中医药学会生殖医学分会名誉主任委员
中国中医药研究促进会生殖医学分会主任委员
世界中医药学会联合会生殖医学专业委员会名誉会长
国医大师 王琦
2017年1月10日

序 三

第一次听到刘茂松大夫的介绍，是来自吉文辉教授。吉教授毕业于北京大学图书馆系，曾任南京中医药大学图书馆馆长，毕生致力中医文化的弘扬和传播，虽然退休多年，但仍热衷于倡导和宣扬中医文化，是我非常尊重和敬仰的学者和前辈。也正因为此，黄山那个“中西并举，男女同治”的同道中人刘茂松，就深深留在我的脑海中。

及至2014年5月底，在安徽滁州琅琊山召开的第三届苏皖鲁男科高峰论坛上，我第一次见到了刘大夫，跟我想象中的形象差不多，文气、干练、爽直，说话不绕弯子，直奔主题。这是我喜欢交往的类型，随后的半年多，我们联系不断，电话、微信、email，我们聊黄山、聊徽州、聊歙砚、聊古董，当然聊的更多的是中医及生殖医学。

我了解到，刘大夫初中毕业回乡务农，“文革”结束，恢复高考，第一年即考入安徽省徽州卫校医师班。中专毕业后，刘大夫在基层医院从事临床工作，因为对男科学的兴趣，而转攻男科。因为男科学中中医的特殊地位，又自学中医。他生长于皖南，自然而然地接触到新安医学，进而有一种责任驱使着他进一步研究新安医学，并有创立新安男科医学的冲动和计划。随着男科知识的不断丰富，男科临床尤其是男性不育症的疗效和结局的困惑，进而学习妇科，从而在纷繁复杂事关男女双方的不孕不育诊治中，摸索出许多行之有效的路径与方法。一个西医中专毕业的基层大夫转攻男科，自学中医，进而男女同治，特别是身处偏于一隅的皖南之地，连个同道中人都难以寻觅，这在20世纪八九十年代，何等的艰难，是可以想象的。联想到我等一些科班出身，甚至是硕博士研究生毕业，安于现状，不思进取，还自鸣得意，甚为汗颜。

刘大夫经常跟我说，我初中文化，卫校毕业……为人低调。我想正是这种不浮躁的心态，才能埋头治学，勤于思考，善于总结，才有了今天对中医、对男科、对生殖的感悟和认识，才有了这本代表作的问世。

孔子说：“知之者不如好之者，好之者不如乐之者。”我想，正是因为刘大夫对医学、对中医之“好知”，对男科、对生殖之“乐知”，才有了这本充满新安医学特色的专著问世。

最后，用一句不正规的网络语言收尾：我们期待ing……

丙申岁暮金保方于金陵七步堂

前言

一、编写概况

本书是作者从医30多年来，采用中西医结合特色方法治疗男性功能性性功能障碍和男性功能性生育障碍以及试管婴儿前中后共60余种常见病证的临床经验和体会。全书共4篇28章，40余万字，是作者花费了15年的时间边学习、边探索、边实践、边总结，承受了多种压力，坚持自学中医，经过30余次的反复修改而成。

为了填补黄山市人民医院在男性生育障碍方面的空白，使广大患者少走弯路、少花钱、治好病。本人于1999—2000年赴原上海第二医科大学附属仁济医院进修学习，拜王益鑫、黄平治、江渔、吴裕伦、李铮、汤希伟等全国知名专家教授为师。进修结束后，于2003年向本院领导建议组建了男性不育专科。从此，本人便专职从事男性不育的中西医结合诊疗和研究工作，几乎每天都像高考前的冲刺一样，埋头学习，刻苦钻研，努力工作，达到了如痴如醉的境界。

我在刻苦自学中医过程中，经常向现代新安名医黄山职业技术学院杨云碧、汪幼一、张秀娟，李智发老师，我院中医科王宏毅、程悦耕、叶九斤和新安医学研究中心项长生、江国庆、徐子杭、高道皇等10余位主任中医师请教，并于2007年开始，拜北京中医药大学国医大师王琦教授为师，把王琦教授“辨体、辨证、辨病”的科学理论融入到我们“新安医学”的临床实践中来。经过10余年的临床实践，总结出一套中西医结合的“新安医学特色疗法”，能使病人“少花钱、治好病”。

在本书编写过程中，我特邀上海交通大学医学院王益鑫教授、北京中医药大学国医大师王琦教授、安徽中医药大学校长王键教授和南京中医药大学男科博士后金保方教授等专家，在百忙之中挤出宝贵时间，对本书稿进行了学术指导。另外，还得到了我院泌尿外科主任王宝鑫、妇产科副主任医师孙录仙、中医科主任叶九斤、中医硕士王凤龙等老师的大力支持和帮助，同时还参考了一些医学专著和医学杂志及互联网上公开发表的相关资料。在此，向以上这些专家老师们致以真诚的谢意！

二、本书的科学性

男性生育障碍是一个古老而复杂的疾病，患者都是中青年，大多数仅有不育史，无明显的其他症状和体征。如果单纯采用传统中医的望、闻、问、切四诊获得的病情资料很有限，很难对其做出准确的病因、诊断分类和病情分度，所以我们必须借助现代科学技术和仪器设备进行全面检查，将传统中医四诊方法的内容延伸到现代医学科学技术中来，特别是采用电子计算机辅助精液分析（CASA）准确检测精子浓度和精子活力等客观数据，并以世界卫生组织（WHO）第五版标准为依据进行科学诊断，为提高诊断水平、科学评估病情和制定治疗方案以及疗效评估提供先进的科学依据，将男性生育障碍的科学治疗推向一个新的历史台阶。

三、本书的先进性

1. 新观点新方法：本书介绍了现代生殖医学领域60余种常见病证的140余条概念、观点、疗法，能缩短疗程、提高疗效。

2. 新经验新配方：本书首次公开了作者特色治疗现代生殖医学领域60余种常见病证的创新经验和有效验方，基本达到了“安全、有效、快速、简便、经济”的治疗要求。

3. 经典名方介绍：本书介绍了30余个常用经典名方的来源、现代应用和研究概况。

4. 提高试管婴儿成功率：本书首次提出了现代试管婴儿（IVF）管前、管中、管后特色治疗新概念、新观点、新疗法，使中西医达到了高、新、尖技术的高层次结合，可显著提高IVF的妊娠成功率。

四、本书的实用性

本书的主要内容虽然是作者个人的学术观点和经验体会，但在编写过程中时刻注重“科学性、先进性、实用性”。书中没有精深的理论，只用通俗的语言，而且以实用为主。因此，本书可供广大医务人员、中西医学生及患者阅读参考，以达到使患者“少花钱、治好病”的目的。

五、本书的不足之处

本书虽然有很多特色和创新之处，但因作者学历较低，文化基础和中医理论水平有限，故书中很多传统中医理论有待深入。另外，书中的新概念、新观点、新疗法等内容都是作者个人的学术观点和创新经验，也许还不成熟，敬请各位老师和读者批评、指正，以便今后再版时进一步更正。

安徽省黄山市人民医院医师
刘茂松
2017年12月1日

目录

第一篇　男性生育障碍特色疗法概述

第二篇　性功能障碍特色疗法

第三篇　精液异常特色疗法

第四篇　试管前中后特色疗法

第一篇

男性生育障碍特色疗法概述

本篇主要从中西医两个方面介绍男性功能性性功能障碍和生育障碍的病因、病机、检查、诊断、分类、分证、治疗、疗效评估及病案资料管理等方面的新概念、新观点、新疗法等新内容，相当于本书的总论。

第一章　生育障碍概述

第一节　西医对生育障碍的认识

一、生育障碍的概念

因为生育障碍不是一种独立的疾病，是由很多疾病或因素干扰了男性或女性的精神心理或性功能或生育功能的某个或多个环节而造成的结果。

因男方原因引起的称为男性不育，因女方原因引起的称为女性不孕，因男女双方原因引起的称为不孕不育。另外，国内有些专著认为：女方不能受孕称为不孕，受孕后不能正常分娩出正常的婴儿称为不育。不孕不育在英文中统称为“infertility”，即“生育障碍”的意思，所以国内有专家建议：我国也应该以“生育障碍”替代“不孕不育”这个名词，这样即可包括“不孕不育”的全部内涵，也能避免“不孕”和“不育”概念混淆。为了达到国际化标准化用语，我们今后也应该统称生育障碍，如男性生育障碍或女性生育障碍。

在此，我们将男性生育障碍分为功能性生育障碍和器质性生育障碍两大类，功能性生育障碍，是指由功能性病变引起的男性不育；器质性生育障碍，是指由器质性病变引起的男性不育。后者不在本书的讨论范围。

世界卫生组织（WHO）对不孕的定义是：不孕是指至少有 12 个月的不避孕性生活史而仍未受孕。这个不孕的时间定义不是人为主观而定的，而是符合大多数（约 85%）夫妻在 12 个月内能自然受孕的事实。如果年龄偏大的未婚青年或婚后不到一年的大龄新婚者都可以先做一些孕前的常规检查，以达到无病放心，有病早治之目的，所以不要等到婚后 2 ～ 3 年再去做检查。因为女方的年龄是影响妊娠成功率的主要因素，女方 35 岁的生育力为 25 岁的 50%，到了 38 岁下降到 25%，超过 40 岁可进一步下降到 5% 以下，所以女方的生育年龄不要超过 30 周岁，男方不要超过 35 周岁为宜。

二、生育障碍发病率

因为生育障碍的病因很多，所以各地和各个时期的发病率也不相同，但总的发病率是在逐年上升。据 WHO 的最新调查认为：全球人类约有 15% 的育龄夫妇存在不育问题，而在某些地区可高达 30%，男女双方原因各占 50% 左右。

据报道：近 50 年来男性精子的数量在逐渐减少。美国佛罗里达州立大学的拉夫·多尔蒂研究发现，美国男子的精子数目在过去的半个世纪中减少了几乎三分之一。1929 年人类精子的中间值为 9000 万/mL，而 1979 年的中间值为 6000 万/mL，所以 1979 年 WHO 对人类精子浓度的下限标准是：6000 万/mL，1992 年 WHO 的下限标准是：2000 万/mL，2010 年 WHO（第五版）的下限标准是：1500 万/mL。故 WHO 认为：在 21 世纪生育障碍将成为仅次于肿瘤和心血管疾病的第三大疾病，人类生育力正面临空前危机。

另据报道：我国男性的精液质量正以每年 1% ～2% 的速度下降。若按 15% 的发病率推算，我国目前至少有 6000 万对生育障碍患者，而且每年至少有 100 万对以上的新增病例和 100 万对左右的二胎不育病例。国外专家早就预言“这样发展下去人类将要面临自然生存和繁衍的危机”。由此引起了全世界、全社会和各国学者的密切关注，迫使我们专科医师必须要加倍努力去研究生育障碍的防治方法。

三、生育障碍治愈率

生育障碍，不仅是一种常见病，而且是由多种因素或疾病或不明原因所造成的疑难病症，是全世界的一个医学难题。目前，国内外各种治疗方法的妊娠率分别是：西医治疗 20% 左右，中医治疗 25% 左右，人工授精治疗 30% 左右，试管婴儿治疗 40% 左右，中西医结合治疗 50% 左右。

第二节　中医对生育障碍的认识

一、夏商周时期

早在夏商周时期的上古社会，人类为了生存下去，就本能地想方设法维持并延续自身的生命和繁衍后代，所以出现了生殖崇拜等文化思潮。人们在长期的生产劳动和生活实践中发现：吃了某些植物的种子、果实和动物的卵等一类物质不但能够增强体力、维持生命，而且有利于人类“得子”“生子”。

例如，《山海经·中山经》记载：“其中有鸟焉，名曰幼鸟，其状如凫，青身而朱目赤尾，食之宜子。”但真正对中医学的认识并指导治疗生育障碍的书籍，当属国内最早的中医学经典著作《黄帝内经》。该书不仅首次提出了“不育”一词，而且提出了男性的生殖生理规律“二八，肾气盛，天癸至，精气溢泻，阴阳和，故能有子”“肾藏精，主生殖”。由此可见，在肾气充足的前提下，男女之精才能相和，孕育后代；若肾气不充，男女之精不能相和，则不育。所以“肾虚”是生育障碍的主要病因。另在《灵枢·决气》中有：“两神相搏，合而成形，常先身生，是谓精”，并在《灵枢·本神》中也有相关的论述。

二、秦汉时期

汉代医圣张仲景在《金匮要略·血痹虚劳病脉证并治》中写到“男子脉浮弱而涩，为无子，精气清冷”，从脉象上说明，阴虚血少是精液病变的主要机理。南齐的褚澄著《褚氏遗书》，首设“问子篇”一门；《诸病源候论》中专论设“虚劳无子候”一节，认为“丈夫无子者，其精如水，冷如冰铁，皆为无子之候”。

三、晋唐时期

唐代药王孙思邈在《备急千金要方》中的“第二卷”以“求子”开篇，并首先提出不育症，男女双方均有责任。同时本书还介绍本病的治疗方法，如“男服七子散，女服紫石门冬及坐药胞汤，无不有子也”等。

四、宋元时期

宋代陈自明在《妇人良方大全·求嗣门》中明确提出，对不孕不育要夫妇同时治疗。书中还介绍了治疗生育障碍的方药，如七子散和庆云散等。

五、明代时期

明代万全的《广嗣纪要》、岳甫嘉的《妙一斋医学正卯种子编》、王肯堂的《女科准绳·求子篇》等对不孕不育都有不同程度的描述，其中《女科准绳·求子篇》中较详细地介绍了前人治疗生育障碍的经验，并附有“葆真丸、千金种子丹、聚精丸、五子衍宗丸、十子丸、赵氏加味六子丸”等治疗生育障碍的专方。

六、清代时期

到了清代，对生育障碍的论述较多，但论述较详尽的应该是明末清初傅青主著的《傅山男女科》等。

七、民国时期

民国时期，中医对生育障碍的研究几乎是空白，没有专著问世，有关内容也仅散见于某些老中医的短篇或个案报道。

八、新中国时期

20 世纪 80 年代以后，随着我国改革开放政策的落实，医学科学技术的不断引进和发展，在国外西医男科学飞速发展的影响下，我国的西医男科和中医男科也随之兴起。1989 年，由北京中医药大学王琦教授任主编、陈和亮教授任副主编的《中华中医男科学丛书》出版后，中医男科学包括男性生育障碍的中医治疗得到了学术界的高度重视。到了 1991 年，全国中医理论整理研究会冷方南主编出版了《中医男科临床治疗学》。到了 1995 年，北京中医药大学李曰庆等教授主编出版了《实用中西医结合泌尿男科学》。到了 1997 年，北京中医药大学王琦教授编辑出版了《王琦男科学》。随着这些专著的问世，中医诊治男性生育障碍的研究逐步地规范化和系统化，使我们后学有章可循。以后，随着数十次全国中医男科学术会议的召开，有关中医诊治男性生育障碍的研究论文和专著层出不穷，专业队伍不断扩大，研究也不断深入，对男性生育障碍的认识也更加全面。

第三节　新安医学对生育障碍的认识

一、新安医学简介

1. 新安医学概述

在风景如画的新安地域诞生和发展起来的包括新安本埠名医、新安籍外埠名医以及新安籍的宫廷御医等所创建的中医学理论、中医学著作和中医学经验等被世人称为“新安医学”或“新安医学流派”。它起源于东晋末年至唐代，距今已有 1500 多年的历史，但新安医学的真正兴起是始于宋元，盛于明清，传承至今。

“新安医学”的兴起与徽州文化及徽商经济的发展是分不开的，并成为徽州文化的重要内容之一。

2. 对古代中医的贡献

新安医学虽然起源于晋唐，但到了宋代以后，特别是在明清时期，随着“徽商经济”和“徽州文化”的飞速发展，新安医家开始全方位地继承和发展中医学的理论体系，涉及的学科广泛，所有门类无所不及，涉及基础理论、方药临床、整理考校、注释阐发，继承之中多有创新，普及之中更有提高，充分体现了中医理论的博大精深。自北宋嘉祐三年的张扩（约 1058 ～ 1106 年）至“民国”后期的王仲奇（约 1881 ～ 1945 年），共有新安名医 800 余人，其中宫廷御医就有 50 余人，共撰集汇编医著 800 多部，其中传世 400 多部，并有 30 余种名著早在明清时期就东传日本、朝鲜等国家了。较著名的有宋代的《医说》、明代的《古今医统大全》、清代的《秘本种子金丹》《临证医案指南》《医学心悟》《医法心传》《医述》《医宗金鉴》《汤头歌诀》《妇科心镜》《喉科秘诀》等等。其中《古今医统大全》《医宗金鉴》《医述》这三部医学巨著被国家选入“中国十大医学全书”，新安医学占十分之三。因此，新安医学被国内中医专家称为“中医学宝库中的宝库”“中医药人才的硅谷”。对古代中医药学的发展做出了巨大的贡献。在总面积只有 9800 平方公里，当时总人口不足 30 万人的古新安 - 徽州之地竟产生出如此众多的名医和医著，应该说是全世界的一个奇迹。

3. 对现代中医的贡献

在医学科学高度发达的今天，新安医学的很多特色理论和文献资料至今仍被国家采纳引用至全国中医药大学的教科书中。以 1985 年版全国高等中医药院校的教材为例，其文中引用新安医学文献所占比例分别是《中国医学史》占 13%；《医古文》占 41%；《伤寒论讲义》占 31%；《中医诊断学》占 19. 5%；《方剂学》占 17%；《中医儿科学》占 14%；《中医外科学》占 30%；《中医各家学说》占 5. 1%；《内经讲义》占 18. 8%；《金匮要略讲义》占 11. 4%；《中药学》占 9. 5%；《中医内科学》占 11%；《中医妇科学》占 16%。

以上的统计数据证明新安医学理论是新安医家们几百年来临床实践经验的总结，是经得起历史考验的宝贵财富，所以说新安医学对现代中医学的贡献是巨大的。

4. 对现代中医研究的贡献

据中新网报道，2017 年 5 月，清代新安御医未刊稿本《聊复集 · 怪症汇纂》

重现北京。这是清嘉庆年间御医的一份手稿，其中记载540种（约650个）偏方秘方，涉及各类疑难杂症，不乏“癌症”“肿瘤”“尿血吐血”等治疗方法。该稿本由中国收藏家协会书报刊委员会执行主任彭令发现。2017年1月，中国收藏家协会书报刊委员会开始了民间收藏明清时期御医手稿的征集活动。在此次征集活动中，一批精品御医手稿陆续出现，尘封近200年的汪必昌未刊稿本即为此中上品。

汪必昌，字燕亭，清代歙县人，生于1764年，卒年不详。汪必昌在嘉庆年间被选入太医院，任职九年，并曾在嘉庆皇帝五十寿辰时受到封赏，其父也获赠官职。嘉庆十五年（公元1810年），汪必昌离开太医院返回家乡，临行前根据其所学写出《聊复集》一书，同年由京都琉璃厂韫宝斋刊刻而广为流传。公开出版的《聊复集》有五卷，分别为《医阶辨脉》《医阶辨证》《医阶辨药》《眼科心法》《玉钥集》。而此次发现的未刊稿本有四部分，皆不见于今本《聊复集》之中。这四部分是《怪症汇纂》《陶氏杀车三十七槌法》《针灸论》与《怪症方法》。其中《怪症方法》篇幅最大，占整个稿本的四分之三有余。

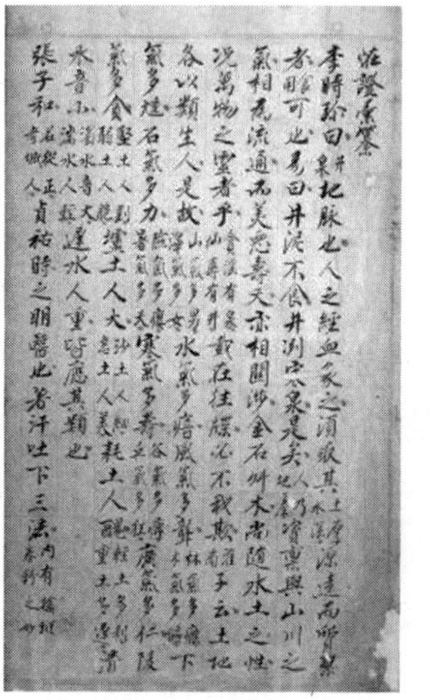

御医汪必昌手稿

北京中医药大学博士生导师、针灸学院原院长谷世喆教授在看过稿本后曾提到，《聊复集·怪症汇纂》未刊稿本之《针灸论》其中有关针刺取穴和灸法的论述中肯、可信、可用，尤其对灸法用艾原理适用症论述颇详，对恶疮、痈疽、惊痫、乳疮、少乳等用法于今也有指导意义。

国家文物鉴定委员会委员、上海市文史研究馆馆员陈先行表示，此御医稿本属于孤本，文献价值极高，从版本学上来说，非常珍贵，为当代中医发展提供了极大的临床意义。

对于该稿本价值，据中国嘉德拍卖公司古籍善本部原总经理拓晓堂介绍，晚清御医任锡庚的《五十种秘方》在2007年时就拍出了200万元，平均每种秘方4万元。如今又过了十年，他预估，一般稿本手稿的价格都至少上涨了10倍，如果以每种秘方或偏方40万元作价，此稿本的市场价能达到2.16亿元（本内容摘录于中新网）。我们认为：如果把其中的特效配方全部开发为中成药投放市场，其价值将无法估量。

二、新安医家对生育障碍的贡献

1. 古代名医的贡献

古代新安医家对生育障碍的贡献是很大的，但最著名的应该是以下几位名医。

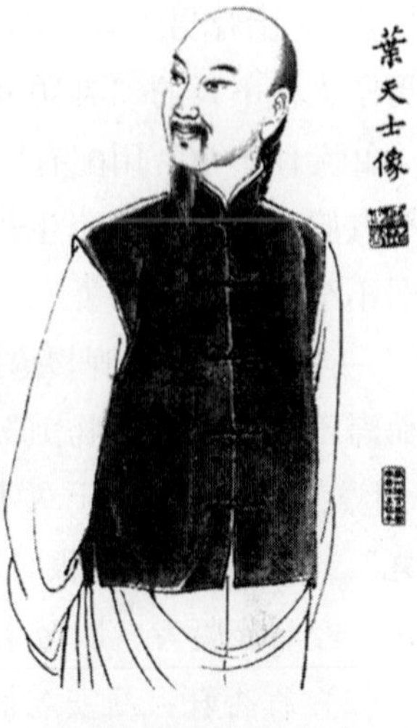

清代名医叶天士像

（1）叶天士：新安名医叶天士（1667 – 1746年），名桂，号香岩，晚年以号上津老人，清代康熙年间著名医学家之一。叶氏祖籍安徽歙县，世操医业，后自歙迁居江苏吴县（今苏州）。但叶氏与新安医家及徽商交往甚密，相互考订药性。叶天士虽是清代著名温病（吴门）学派的代表人物之一，但他对生育障碍亦有较深的研究，并著有《秘本种子金丹》《叶氏女科诊治》等专著。叶氏《秘本种子金丹》被现任北京中医药大学国医大师王琦教授喻为“内容最为丰富的不育专著”。叶氏认为：疾病之关于胎孕者，男子则在精、女子则在血，无非不足而然。男子之不足，则有精滑、精清、精冷，或临事不坚，或流而不射，或梦遗频频，或小便淋涩，或好女色以致阴虚，阴虚腰肾痛惫，或好男风以致阳极，阳极则应而忘阴，或过于经固，强固则胜败不洽，或素患阴疝，阳疝则脾肾乖离。此外，或以阳衰，阳虚则多寒，阴虚则多热，皆男子之病，不得尽诿之妇人也。尚得其源而医之，则事无不济也。以说明肾精不足或亏虚亦是男性性功能障碍和生育障碍的主要病因。叶氏还认为：生人之道，始于求子。而求子之法，不越乎男养精、女养血两大关键。盖阳精溢泻而不竭，阴血时下而无愆，阴阳交畅，精血合凝，胚胎结而生育滋矣。若阳虚不能下施于阴，阴亏不能上承夫阳，阴阳抵牾，精血乖离，是以无子。主治之法，男当益其精而节其欲，使阳道之常健；女当养其血而平其气，使月事以时下。交相培养，有子之道也。世人不察，方且推生克于五行，蕲补食于药尔。以伪胜真，以人夺天，虽孕而不育，育而不寿者多矣。又曰：“种子之法，男子必先养精，女子必先养血，今人无子者，往往勤于色欲，岂知施泄无度，阳精必薄，纵欲适情，真气乃伤，妄欲得子，其能孕乎?”求子必“待时而动”（现代医学认为是：排卵期）。并附有男女不孕不育的详细配方，这些配方对中医治疗男女不孕不育提供了重要的参考依据。

①男性不育常用配方有以下几种：治男子精少不育的“固本丸”、治男子瘦弱艰嗣的“无比山药丸”、治疗男子精薄艰嗣的“梦熊丸”、治疗男子精滑艰嗣的“种子丹”、治疗男子精清艰嗣之“固本健阳丹”、治疗男子精寒不育的“毓麟珠汤”、治疗男子虚寒不育的“还少丹”、治疗男子阳痿不育的“赞育丸”、治疗男子火盛不育的“补阴丸”、治疗男性不育的“壮阳汤”等。

②女性不孕常用配有以下几种：妇人虚弱不孕宜服“毓麟珠汤”、妇人脏寒不孕宜服“加味续嗣降生丹”、妇人形肥不孕宜服“涤痰汤送服涤痰丸”、妇人瘦弱不孕宜服“大补丸”、妇人素弱不孕宜服“八珍益母丸”、妇人火盛不孕宜服“一阴煎”、妇人脾胃虚寒宜服“补中丸”、妇人气郁不孕宜服“合欢丸”、妇人血滞不孕宜服“五物煎”、妇人经乱不孕宜服“种玉酒”、妇人经水不调宜服“大生丸”、若赤白带下久不受孕宜服“调经种玉丸”、若阴虚不孕宜服“加味地黄丸”、若经行腹痛宜服“坤厚资生丸”等。一般服至百日，即能受孕。如气血不足、经滞痰凝者，服至半年，自能见效。

（2）程杏轩：新安名医程杏轩（1761－1833年），名文囿，字观泉，号杏轩，清代乾隆至嘉庆年间的新安名医，其最大的贡献是著有《医述》巨著，并被国家选入“中国十大医学全书”。程氏在《医述·求嗣篇》中提出：“不能生子有六病：一精寒、二气衰、三精少、四痰多、五相火盛、六气郁。”并认为种子之方无定轨，应因人而施，各有所宜。程氏的宝贵经验更加丰富了中医辨证治疗生育障碍的内容，对现代中医辨证治疗生育障碍做出了重要的贡献。

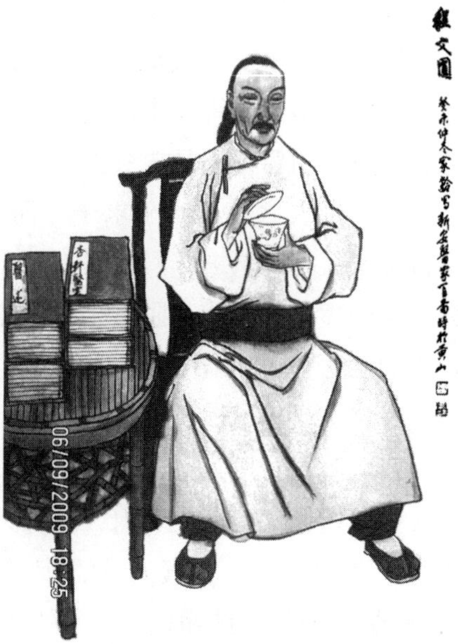

清代名医程杏轩像

2. 现代名医的贡献

现代新安医家对生育障碍研究的贡献也是很大的。目前比较有影响有本书作者刘茂松医师等。刘茂松（1958－）名青山，字大竹，号新安杏林，别号济仁堂主，祖籍四川大竹县，现代新安医学后学传承人、现代新安医学中西医结合特色疗法创始人，是西医自学中医的现代新安名医。他不但认真学习和继承古代新安名医的宝贵经验，而且还经常向杨云碧、王幼一、张秀娟、程悦耕、叶九斤、项长生、徐子杭、高道皇等10余位现代新安名医请教。1999年，刘茂松医师还走出黄山，去原上海第二医科大学进修学习。以后又参加全国学术交流10余次，不断引进全国知名专家在中医、西医、男科、女科方面的成功经验。

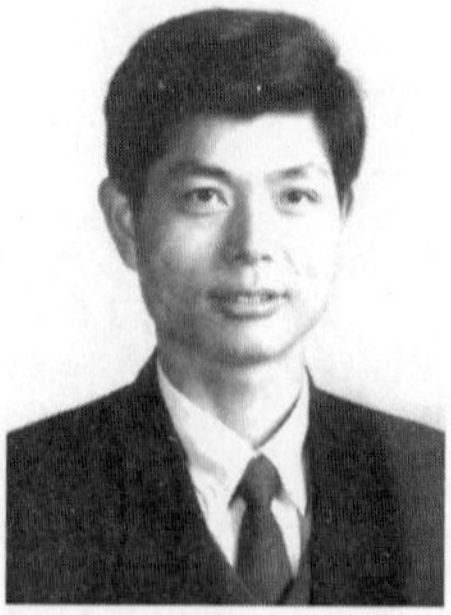

新安后学刘茂松像

刘茂松医师于2007年拜北京中医药大学国医大师王琦教授为师。把王琦教授“辨体、辨证、辨病”的科学理论融入到“新安医学”的临床实践中来，并根据现代人们的生活习惯和疾病谱的变化，从中、西医两个方面提出了男性功能性性功能障碍和男性功能性生育障碍及试管婴儿治疗前、中、后共60余种常见病证140余个新概念、新观点、新疗法，其中最常用的特色疗法是“九证疗法”，分别是“补肾温阳、滋阴补肾、培补心脾、补肾健脾、补气养血、舒肝行滞、补肾化瘀、燥湿化痰、清热利湿”等。特点是“因证而法、因人而方、缩短疗程、提高疗效”，能使患者“少花钱、治好病”。发扬了新安医家“乐善好施、重义轻利”的美德，具有“简、便、验、廉”的特色。

第二章　男性生殖生理概述

第一节　精子的生长发育

一、精子的生长发育

人类，在出生以前到出生后的青春期以内，睾丸的曲细精管内只有精原细胞与支持细胞。到了青春期，由于受下丘脑释放的促性腺激素释放激素（GnRH）的影响，脑垂体远侧端嗜碱性细胞大量地分泌滤泡刺激素（FSH）和促黄体激素（LH），前者主要作用于支持细胞，启动精子（sperntozoides）的发生，后者主要作用于间质细胞，使其产生大量雄激素，维持生精细胞的生长发育成精子。

精子，是男性特有的生殖细胞，也是男性体内唯一的具有生命和运动能力的细胞。精子产生于睾丸的曲细精管，曲细精管是一根弯曲和细长的管道，总长约75cm。管壁由生殖上皮组成，上皮包括生精细胞和支持细胞，其外侧为基膜，自基膜至管腔，随生精细胞的发育依次为精原细胞→初级精母细胞→次级精母细胞→精子细胞→精子。由精原细胞发育成精子的时间约70天左右，精子在附睾的近段成熟和远段储存约15天左右，附睾液中的糖蛋白可促使精子成熟并获能。在射出的精液中，前列腺液约占精液量的30%。前列腺液可参与精液的凝固和液化过程，不但不影响精子的代谢，而且还可加强精子的运动。精囊是储存精子的主要场所，精液的70%来自精囊，精囊液内含有果糖，是精子运动的能源，精囊液中还含有前列腺素，它能使子宫颈松弛，增加精子运动和穿过宫颈黏液的能量。

二、精子的结构

人类的精子是一个长形的类似蝌蚪样的细胞，全长60μm，显微镜下观察发现，精子分为头和尾两部分。精子的头部正面观呈卵圆形，侧面观为梨形，长4～5μm，宽1.5～3μm，主要由核与顶体组成。精子核主要有DNA和鱼精蛋白，核的前2/3部分表面覆盖有顶体。顶体似一个囊袋，里面含有各种水解酶，统称为顶体酶系。在受精时，顶体释放顶体蛋白酶可以溶解卵子外面的放射冠和透明带，使精子能快速占入卵子并与之结合。

三、精子的生长周期

精子在睾丸的曲细精管内的某一部位，从一特定的细胞组合到下次出现相同的细胞组合，需要经历的时间称为一个生精周期。人的生精周期为16天，精子发生的过程大约需要4～4.5个周期，所以人的精子发生一般需要70天左右。这些精子尚未成熟，无受精能力，必须在附睾内停留一段时间才能达到成熟阶段，才有受精能力。精子在附睾内停留时间大约需要15天左右。也就是说人类的精子从发生到成熟需要85～90天左右，也就是通常所说的精子生长、发育、成熟需要3个月的时间。但精子在男性生殖道内的存活时间一般为28天。精子在男性生殖道内贮存时间越久，活力越差，并逐渐走向衰老而失去活力。所以，复查精液的禁欲时间应该为5～15天为宜。

四、影响精子生长发育的因素

男性进入青春期后，下丘脑-垂体-性腺（睾丸）轴的功能逐渐完善，血液中的性激素（FSH、LH、T）开始增高，精子发生启动。因此，FSH、LH、T是促进和调节精子发生的主要性激素。睾丸分泌的雄激素（T）即可增加性欲，又参与精子生长、发育、成熟的调节。

精子在发生和成熟过程中还会受到如有核基因、外源性激素、温度、药物、放射线、炎症、疲劳、环境、精神心理、生活习惯以及年龄等颇多因素的影响。所以，以前能生育的男性并不等于现在或将来都能生育，必须要通过精液的化验检查才能知道现在是否能生育。

五、精液与精子的概念

精液由精浆和悬浮于精浆中的精子组成。精子产生于睾丸，而精浆则是分别由附睾、精囊、前列腺和尿道球腺等附属性腺的分泌物组成的混合液。精液具有特殊气味，呈乳白或灰白色。精子的总量约占精液总量的5%。

精液在刚射出后极短的时间内变成胶冻样。正常的精液约在离体5～30分钟内完全液化呈米汤样液体，但具有一定的黏稠度，拉丝小于2cm。将盛装正常的精液试管置于36.5℃孵育箱中，大部分精子可存活10小时以上，而在女性阴道内则可存活 24 ～ 72 小时，但其受精能力仅可保持 24 小时左右，最佳受精能力是在射精后 6 小时内，而且时间越短越好。所以，我们要利用 B 超在女方的排卵期连续监测女方卵泡的发育情况和排卵时间，以便指导患者在最佳时间内性交受精，达到提高妊娠率的目的。另外，胎儿的性别和智商与受精时间以及内环境的酸碱度等也有一定的关系。

第二节　男性生殖环节

男性生殖环节主要有以下几个方面：男性生殖系统的中枢神经内分泌调节功能→睾丸的生精功能→精子在附睾中成熟储存功能→精子排出过程中与精囊腺和前列腺分泌的精浆混合成精液的组合功能→精子从男性生殖道排出体外并输送到女性阴道内的射精功能→精子在女性阴道内一直游到输卵管内壶腹部的运动功能→精子与卵子结合的受精功能等等。在这些环节和功能中，如果某一环节或某一功能受到某种疾病或因素的干扰或影响，都可以造成男性不育。因此，男性不育不是一种独立的疾病，而是由多种疾病或多种因素造成的结果。所以，治疗男性不育不是一个简单的问题，而是一个孕育人类生命过程的复杂的系统工程。

第三章　西医病因病机

第一节　性功能障碍的病因病机

一、器质性性功能障碍

由器质性病因导致的性功能障碍称为器质性性功能障碍，占性功能障碍的少数。由器质性性功能障碍导致的男性生育障碍，属于器质性生育障碍的范畴，不属本书重点讨论范围。现将其常见发病原因和发病机理简单介绍。

1. 发病原因

（1）先天性疾病：主要是性器官发育异常，如阴茎或睾丸发育不良、阴茎短小、阴茎弯曲、尿道上裂、尿道下裂、阴茎位置异常、阴茎畸形、阴茎纤维化等。

（2）后天性疾病：如外伤、手术等造成的内外生殖器官损伤或后遗症。

2. 发病机理

（1）主要发病机理：器质性疾病因素导致性器官和性功能神经系统功能障碍。

（2）主要发病过程：器质性病因、性功能障碍、精神心理障碍三者互为因果，影响了内分泌和生殖系统的神经功能协调行动；下丘脑、垂体、性功能轴的功能障碍（或称性功能神经系统功能障碍，包括性欲、勃起、射精功能）导致性功能障碍加重了病情，继而久治不愈再次加重了病情，自此部分患者失去了治疗信心，发展为顽固性器质性性功能障碍。

二、功能性性功能障碍

由器质性疾病以外的功能性疾病或功能性致病因素导致的性功能障碍称为功能性性功能障碍或称精神心理性性功能障碍，占性功能障碍的大多数。由功能性性功能障碍导致的男性生育障碍，属于功能性生育障碍的范畴，是本书的主要内容。

1. 发病原因

功能性性功能障碍的发病原因和发病机理比较复杂，至今还不完全清楚。我们认为：功能性性功能障碍的发病原因主要有内因和外因两个方面，其中内因又有先天因素和后天因素两个方面。

（1）内因：①先天因素：主要有先天性体质虚弱、发育不良、营养不良或先天性遗传性性功能低下、遗传性精神心理障碍等。②后天因素：主要有后天体质虚弱、慢性疾病、隐性疾病、精神心理障碍等。

以上这些内因具有很大的“易发性”，我们称之为“易发因素”，这类人群，我们称之为“易发人群”。

（2）外因：①疲劳因素：主要是长期过度的体力疲劳、脑力疲劳、娱乐疲劳、性疲劳等。②生活因素：主要是长期的饮食和作息时间紊乱或烟酒过度等不良生活习惯。③情感因素：主要是夫妻感情不好或性格不合或女方性欲低下等。④治疗因素：主要是患者经过反复的不正规的过度治疗（如不正规的大量激素或大量的补肾壮阳中药汤剂或大量的中成药或采用不正规的静脉输液、照光、微波、超短波等物理治疗）后无明显效果或时好时坏而加重了经济负担和精神心理压力，从而加重了病情，如此互为因果，使病情更加顽固难愈。⑤药物因素：主要是有些患者长期服用镇静安眠药、抑制胃酸药、抗高血压药、抗糖尿病等药物。⑥压力因素：主要来源于错误信息，如患者以前曾受到类似“一滴精液十滴血”等俗语或不良书籍、报刊、广告或不良的性行为等外在错误信息的误导。⑦社会挫折：如读书、升学、就业、工作、事业、社会、经济、恋爱、婚姻、家庭、情感、疾病等因素。

以上这些外因具有很大的“激发性”，我们称之为“激发因素”，这类人群，我们称之为“激发人群”。

2. 发病机理

（1）主要发病机理：功能性致病因素导致性功能障碍。

（2）主要发病过程：功能性病因、性功能障碍、精神心理障碍三者互为因果，影响了内分泌和生殖系统的神经协调行动；下丘脑－垂体－性功能轴的功能障碍（包括性欲、勃起、射精功能）导致性功能障碍加重了病情，继而久治不愈再次加重了病情，使部分患者失去了治疗信心，进一步发展成为顽固性功能性性功能障碍。

第二节　精液异常的病因病机

一、器质性精液异常

器质性精液异常的病因，主要是睾丸前、睾丸和睾丸后等器质性疾病，称为器质性病因。由器质性病因导致的精液异常称为器质性精液异常，占精液异常的少数。由器质性精液异常导致的男性生育障碍，称为器质性精液异常性生育障碍，属于器质性生育障碍的范畴，不在本书的讨论范围。

二、功能性精液异常

功能性精液异常的病因，主要是指睾丸前、睾丸和睾丸后等器质性疾病以外的功能性疾病或功能性致病因素，又称为功能性病因。由功能性病因导致的精液异常，称为功能性精液异常，占精液异常的大多数。由功能性精液异常导致的男性生育障碍，称为功能性精液异常性生育障碍，属于功能性生育障碍的范畴，是本书的主要内容。

1. 主要病因

（1）内因：①先天性体质虚弱、发育不良、营养不良等。②后天体质虚弱、长期偏食、营养不良或其他疾病等。

以上这些内因具有很大的“易发性”，这类因素，我们称之为“易发因素”，这类人群，我们称之为“易发人群”。

（2）外因：①疲劳因素：主要是长期过度的体力疲劳、脑力疲劳、娱乐疲劳、性疲劳等。②生活因素：主要是长期的饮食和作息时间紊乱或烟酒过度等不良生活习惯。③治疗因素：主要是患者经过反复的不正规的过度治疗（如不正规的大量激素或大量的补肾壮阳中药汤剂或大量的中成药或采用不正规的静脉输液、照光、微波、超短波等物理治疗）后无明显效果或时好时坏而加重了经济负担和精神心理压力，从而加重了病情，如此互为因果，使病情更加顽固难愈。

以上这些外因具有很大的“激发性”，这类因素，我们称之为“激发因素”，这类人群，我们称之为“激发人群”。

2. 发病机理

（1）主要发病机理：功能性致病因素导致神经内分泌和生殖系统功能障碍。

（2）主要发病过程：功能性病因→下丘脑－垂体－生殖轴的功能障碍（包括睾丸、附睾、精囊腺、前列腺）→精液异常（主要是精液质量下降）→精神心理障碍（三者互为因果，影响了内分泌和生殖腺系统神经协调行动）→加重了精液异常（主要是精液质量下降）→久治不愈（再次加重了病情）→部分患者失去了治疗信心→顽固性功能性精液质量下降。

第四章　中医病因病机

第一节　古代中医病因病机

从最早的《山海经》《易经》《黄帝内经》到清代康熙年间傅青主的《傅青主男女科》、新安名医叶天士的《秘本种子金丹》以及清代乾隆至嘉庆年间新安名医程杏轩（程文囿）的《医述·求嗣》篇等中医古籍中对生育障碍的病因都有不同程度的描述，但归纳起来主要有以下两个方面。

一、肾虚

在古代，由于广大劳动人民群众的生活水平较低，过度疲劳、营养不良和外感寒湿等情况是导致肾虚的主要原因，肾虚一般是指肾阳虚。

中医理论认为：肾为“先天之本”“生殖之源”；肾藏精而寓元阳，肾精足则肾阳盛，若肾阳虚，肾精则寒，精寒而凝，故无子。《傅青主男女科》曰：“冰寒之地，不生草木；重阴之渊，不长鱼龙。”说明了肾阳虚是男女生育障碍的主要病因之一。

二、肝损

男性生育障碍就脏腑而论，主要责之于肝肾，肾主生殖、主二阴、生精血，肾虚则性功能障碍、精清、精冷、精少而难嗣。因肝肾同源，肝经络阴器，肝阴亏损则精少，肝经湿热则伤精而无子，故肝损易致男性性功能障碍和生育障碍。

第二节　现代中医病因病机

由于男性性功能障碍和生育障碍的病因复杂，与多个脏腑功能失调有关，故常常表现出复合病证如寒热虚实夹杂，其病因也是因人而异，在此难以全面表达清楚。但我们根据现代人们的生活习惯和疾病谱的变化，认为男性性功能障碍和生育障碍的主要病因是由多种内外因素所致，主要内因是正气不足和内伤七情，主要外因是外感六淫和生活失度等。

一、主要病因

1. 内在因素

（1）正气不足：导致正气不足的原因主要有“先天不足”和“后天失养”。这里的“正气”是指人体的脏腑、气血等各个方面的功能。正气不足是指人体的脏腑、气血等各个方面的功能虚弱或下降，其主要病位是在心、肝、脾、肾四脏，但主要表现是肾虚证候。《黄帝内经》有“肾藏精”“肾主生殖”的论述，故肾虚是男性功能性性功能障碍和男性功能性生育障碍的主要内因之一。

（2）内伤七情：七情即喜、怒、忧、思、悲、恐、惊七种情志变化，是人体生命活动的正常现象，一般不会使人体发病。但在突然、强烈的或长期的刺激下，超过了人体正常的生理活动范围，而又不能适时调整，使脏腑、气血等功能紊乱，就会导致疾病的发生，这时的七情就成为致病因素，而且是导致内伤疾病的主要因素之一，故称为内伤“七情”。

2. 外在因素

（1）外感六淫：六淫是风、寒、暑、湿、燥、火六种外感病邪的统称。正常的气候一般不易使人体发病，只有在其太盛超过人体的承受能力或人体正气不足时，它才会成为致病因素，被称为“四时不正之气”。

（2）生活失度：①饮食所伤，主要是长期的不良生活习惯如嗜食肥甘厚腻或嗜食夜宵或烟酒过度等。②疲劳所伤，主要是长期的体力疲劳、精神疲劳、娱乐疲劳、房事疲劳或经常熬夜等。③压力所伤，主要是长期的恋爱、婚姻、家庭、工作、经济或社会关系等各方面的精神压力，导致精神心理障碍而影响了性功能或生育功能。

3. 其他因素

（1）疾病所伤：各种急慢性疾病、外伤、手术等都可损伤人体的“元气”（正气），导致肾虚、气虚、血虚，从而影响性功能或生育功能。

（2）误治所伤：长期大量使用某些药物，或过度治疗损伤人体的“元气”（正气）而致肾虚、气虚、血虚，从而影响性功能或生育功能。

（3）污染所伤：主要是指长期受到空气、水源、环境、饮食等污染而致功能障碍。

据报道，近半个世纪以来，人类的精子浓度较前减少了1/3，并以每年1% ～ 2%的速度下降，这是一个非常危险的信号。如食品添加剂、农药、除草剂、工业三废对空气和水资源等污染，通过食物链而影响人类的生精功能。另外也有研究表明，棉籽油中的棉酚对男子的生精功能损害最大，严重者可造成无精子症。

二、主要病机

1. 发病机理

由于人体正气不足，外因通过内因起作用而导致正邪失衡，出现病态体质而发病，其中“先天禀赋不足”是导致“正气不足”的是主要内因。“正气内存，邪不可干”“邪之所凑，其气必虚”，如果正气不足，邪气就容易侵入，导致“正邪失衡”，使人体的阴阳、气血、脏腑、经络、情志等各个方面的功能下降或失衡而发病。

2. 发病过程

内外致病因素→正气不足（内因）+邪气侵入（外因）→正邪失衡→阴阳、气血、脏腑、经络、情志等功能失衡→各种病态体质→性功能障碍或生育功能障碍→加重正气不足（正邪互为因果，不断加重病情）→久治不愈（再次加重了病情）→部分患者失去了治疗信心→顽固性功能性性功能障碍或生育障碍。

第五章　西医病史和检查

第一节　病史询问

由于引起男性生育障碍的原因很多，要做出明确诊断并非易事，仔细地询问病史和认真的体格检查可帮助我们从复杂的病因中获得有用的信息，也可为进一步的检查及诊断治疗提供重要的依据，所以必须要认真对待。

一、职业和生活简况

1. 一般情况

主要询问工作、生活、心情、饮食、嗜好、卫生习惯等。

2. 生活情况

主要询问生活是否规律、有无暴饮暴食、是否经常烟酒过度、是否经常熬夜、疲劳（包括精神、脑力、体力、性疲劳）等。

3. 环境情况

主要询问居住和工作环境是否潮湿、是否长期接触有害气体、放射线或高温环境等情况。

二、婚育史

1. 婚姻情况

主要询问结婚年龄、结婚时间、配偶年龄、健康情况、感情状况、对生育的态度等。

2. 孕育情况

主要询问患者和其配偶在婚前或婚后是否有过流产或生育史等。

三、性生活史

1. 性生活情况

主要询问性欲、性生活是否正常，是否过多或过少，是否有精液射入阴道内等。

2. 避孕情况

主要询问采用何种避孕措施和避孕时间、有无不良反应等。

3. 不良习惯

主要询问是否有烟酒过度、熬夜、手淫等不良习惯。

四、既往病史

1. 相关疾病史

主要询问既往有无病毒性腮腺炎、结核、慢性呼吸道疾病、慢性鼻窦炎、性病、尿路感染、前列腺炎、睾丸炎、附睾炎、睾丸外伤等疾病史。

2. 相关药物史

主要询问既往有无放射或细胞毒性药物等特殊药物治疗史等。

3. 相关治疗史

主要询问既往有无不孕不育的检查、诊断、治疗史以及治疗方法、使用何种药物、用药时间、治疗效果等情况。

4. 相关手术史

主要询问既往有无单侧或双侧隐睾手术、精索静脉曲张手术、腹股沟疝修补手术、鞘膜积液手术及输精管结扎手术或有无外阴受伤等病史。

五、家族史

1. 遗传病史

（1）遗传性疾病：主要询问患者家族中是否有遗传性疾病如嗅觉异常、视觉障碍常合并 Kallmann 综合征等疾病。

（2）精神疾病：主要询问患者家族中是否患有明显或不明显的精神抑郁、精神焦虑或多疑恐惧、性格异常或类似疾病。

（3）孕育性疾病：主要询问患者家族中是否患有生育障碍等疾病。

2. 父母情况

主要询问患者父母是否近亲结婚，如果其父母是近亲结婚，患遗传性疾病的概率相对较高，母亲大龄生育子女也容易患先天性缺陷或畸形等疾病。

第二节　体格检查

一、全身检查

1. 一般情况

主要包括身高、体重、体形、发育、营养状况、心率、呼吸、体温、脉搏、血压等。

2. 发育情况

主要包括第二性征和外生殖器的发育情况。如果男性第二性征不明显，往往提示性腺功能低下。如果发现身材较高、皮肤较白嫩，或胡须不多、喉结不明显，或小阴茎、小睾丸等要警惕如 Klinefelter 综合征所致的无精子症。

二、男科检查

1. 阴茎

检查阴茎大小及发育情况（成年男性正常的阴茎长度在疲软的情况下不小于 4cm，勃起最大长度不小于 7cm），并注意有无尿道发育畸形、包茎等。

2. 睾丸

检查双侧睾丸位置、数目、体积（用测量板测量）、硬度。睾丸的大小和质地是睾丸生精功能的重要标志。如单侧睾丸容积 < 15mL 或双侧睾丸容积 < 30mL，质地柔软而不饱满，常提示有生精功能障碍。

3. 附睾

检查双侧附睾的大小、硬度、完整性、有无缺失、囊肿、硬结和触压痛等。

4. 输精管

检查双侧输精管有无缺如、增粗或结节或变细等。

5. 精索静脉

检查双侧精索静脉有无曲张及曲张的程度等。轻度（Ⅰ度）：局部触及不到曲张的静脉，这时患者会感觉到有些不适，但 B 超检查可发现精索静脉有扩张；中度（Ⅱ度）：患者站立时可触及曲张的静脉，但外表看不到；重度（Ⅲ度）：患者站立时阴囊部能看到曲张的静脉呈蚯蚓状或呈团状。

6. 前列腺和精囊腺

检查前列腺和精囊腺有无异常，可通过肛门指检并取前列腺液（EPS）进行常规检查或行 B 超检查。

第三节　常规辅助检查

不论是原发性，还是继发性生育障碍，夫妻双方都要同时进行以下全面检查。

一、一般常规检查

主要是血常规、尿常规、血糖、血脂、肝、肾功能和血型（A、B、O、AB、RH）等检查。

二、精液分析检查

1. 精液常规分析检查

在治疗前后都应该统一按照 WHO 第五版的诊断标准采用电子计算机辅助精子分析（computer - aided sperm analysis，CASA）检查，可明确精子浓度、精子活率、精子活力、畸形精子百分率及精子的运动轨迹等科学数据。

2. 精液细胞学检查

据黄宇烽等报道：①无论是已育或未育男性的精液中均存在精子或生精细胞。若精液中既无精子又无生精细胞，说明睾丸精曲小管的基膜发生障碍，属于原发性睾丸生精功能障碍。②正常生育男性各级生精细胞的比例为精原细胞 0.8%，初级精母细胞 8.0%，次级精母细胞 7.0%。如果某种生精细胞比例超出正常范围，而精子细胞减少，说明存在生精细胞成熟障碍。

3. 精液白细胞计数检查

正常情况下，精液中白细胞计数应 $<1.0\times10^6$/mL，若 $>1.0\times10^6$/mL 则提示有感染。

三、生殖免疫学检查

1. 精液抗精子抗体检查

主要检查精液中抗精子抗体（AsAb）的 IgG、IgA、IgM 等相关抗体。

2. 血液抗精子抗体检查

主要检查血液中抗精子抗体（AsAb）的 IgG、IgA、IgM 等相关抗体。

3. 精子凝集试验检查

正常情况下精子凝集数应 $<5\%$，若 $>5\%$ 则提示精子凝集试验阳性，有免疫性不育因素。

4. 其他相关检查

可根据各医院的情况而定。

四、精浆果糖等检查

通过精浆果糖和微量元素检查，可以了解附属性腺功能，为无精子症鉴别诊断提供依据。

1. 果糖检查

果糖由精囊腺产生，如果果糖为 0 或明显降低，说明可能存在精囊的先天性缺失、发育不全或射精管梗阻。

2. 微量元素检查

主要测定精浆中锌、硒等微量元素的含量。

五、前列腺液检查

主要是前列腺按摩液（EPS）常规检查和细菌培养 + 药敏试验等。

六、感染源检查

1. 细菌培养

主要是取 EPS 或精液做支原体培养和细菌培养加药敏试验。

2. 性病检查

主要是做性传播疾病（STD）的免疫学检查，例如单纯疱疹病毒（HSV）、沙眼衣原体（CT）、解尿支原体（UU）、梅毒、人类免疫缺陷病毒（HIV）、人乳头瘤病毒（HPV）、淋病（NG）等。

3. 病毒检查

主要是抽血做病毒五项（TORCH）的免疫学检查。

4. 结核检查

主要是抽血做结核抗体 IgM、IgG 等检查或做结核菌素试验。

七、性激素检查

男性不育患者测定生殖内分泌激素（性激素）尤为重要，可以间接了解睾丸的生精功能，主要有 FSH、LH、T、PRL 等项目。常见异常情况主要有以下几种。

（1）FSH、LH 增高而 T 降低：说明睾丸功能损伤，常见的有 Klinefelter 综合征、睾丸炎后、睾丸外伤引起睾丸萎缩的患者。

（2）FSH、LH、T 均降低：为低促性腺激素型性腺功能低下，常见的有 Kallmann 综合征和垂体病变引起性腺功能低下。

（3）PRL 成倍升高：说明存在高泌乳素血症或垂体腺瘤。

（4）FSH 正常而 LH 和 T 明显降低：这是选择性 LH 缺陷，比较少见。

（5）FSH 值很低而 LH、T 值正常：可能为选择性 FSH 缺陷，比较少见。

（6）FSH、LH、T 值均正常：如果三次精液检查都是无精子，结合病史和体检情况，应怀疑梗阻性无精子症的可能，但必须做进一步做睾丸活检或输精管造影检查确定。

八、甲状腺激素检查

主要是抽血检查 T3、T4、TSH 等。

第四节　特殊辅助检查

一、实验室检查

1. 尿液离心检查

性高潮后尿液离心后检查精子（适用于无精子或精液量极少或不射精的患者）。

2. 遗传学检查

（1）染色体核型分析：对重度少精子症或无精子症，一般要常规作染色体核型分析。据统计约有 13.7% 的无精子症患者存在染色体核型异常，包括 47，XXY，染色体的易位、倒置。

（2）AZF 基因检测：部分无精子症患者可检测到 AZF 基因的缺失，研究发现 AZFa 和 AZFb 缺失的患者，一般很少能从睾丸中取得精子。

二、医技检查

必要时可进行心电图、B 超、X 线、CT、MRI 等检查。

三、睾丸活检

睾丸活检术是睾丸活体组织检查的简称，睾丸活检曾是男性不育无精子患者的常用检查方法之一。但近几年来，人们在研究中发现血清中 FSH 水平可以间接地反映睾丸生精功能，从而部分取代了睾丸活检。睾丸活检主要适应于睾丸体积正常，FSH 水平正常或轻度升高的无精子症患者，但随着人工辅助生殖技术的发展，进行睾丸活检确定睾丸生精功能是否正常显得特别重要。目前，已可在附睾中穿刺吸取少量精子进行单精子卵泡显微注射技术（也称为第二代试管婴儿技术），能分娩出正常婴儿。但成功率较低，如果采用我们中西医结合的“男女管前特色治疗”后再进行单精子卵泡显微注射技术治疗可明显提高其成功率。

四、输精管造影

对无精子症或隐匿精子症，体检时如无异常发现，而睾丸活检显示生精功能良好，需了解输精管道情况，可行输精管造影术（vasography）、精囊造影术（seminal vesiculography）。造影前先常规摄腹部平片一张，以排除前列腺、下尿路或盆腔内的结石或钙化阴影，以免与造影剂混淆。术前须清洁灌肠和皮肤准备，做碘过敏试验，并排空膀胱内尿液。

第五节　精液检查要求

因实验室检验结果可直接影响临床治疗前的诊断分度和治疗后的疗效评估，所以在治疗前后做精液检查时要求做到以下四个统一。

一、统一的禁欲时间

受检者在治疗前后检查精液都必须采用统一的禁欲时间 5 ～ 7 天。

二、统一的取精方法

受检者在治疗前后必须采用统一的取精方法。

1. 取精要求

受检者应尽量在实验室提供的已消毒的有空调控制的恒温房间内自己手淫取精。使用一次性已消毒的留样容器，把精液全部射在留样容器内。如果在院外取精留样的标本，在转送途中必须保持在 25℃ ～ 35℃之间，并于 30 分钟内送到实验室。

2. 取精方法

临床医生和实验室工作人员要对受检者口头指导取精方法，如告诉受检者应该先洗净双手和阴茎，避免污染。不能用避孕套留取精液标本（因避孕套内有杀精的药物成分，会影响检验结果），也不可以通过性交中断的方法取精留样，这样容易丢失部分精液或受阴道分泌物的污染而影响检验结果。

3. 标本登记

应在精液标本的容器上编号，还必须在登记本上编写同样的号码并注明受检者姓名、年龄、禁欲时间、取精时间、取精方法、取精时有无丢失等问题。

三、统一的检查仪器

无论是中医、西医，还是中西医结合疗法，在治疗前后都要采用同一台电子计算机辅助精液分析（CASA）仪器进行检查。

四、统一的检查方法

1. 统一的检查报告

治疗前后都要采用统一的检查方法，才能获得标准的检查诊断数据，并打印出检查分析报告供临床医生参考，在检验报告中还要注明（CASA）仪器的型号、软件型号和生产厂家及出厂日期等内容。

2. 统一的操作程序

实验室内必须有空调和消毒装置，检验人员必须按照统一的标准化程序规范操作，不可凭主观估计或经粗略观察而出具检查报告。

第六节 精液复查时间

一、精子生长时间

人类的精子从睾丸曲细精管内的生精细胞组合到精子发生一般需要 70 天左右。这些精子尚未成熟，无受精能力，必须在附睾内停留（孵熟）一段时间才能达到成熟阶段，才有受精能力。精子在附睾内停留时间大约需要 15 天左右，也就是说人类的精子从发生到成熟需要 90 天左右，称为“一个生精周期”。

二、以往复查时间

因为人类的精子从发生到成熟需要 90 天左右，所以国内外几乎所有的医学专著、专业期刊和专家们都认为，治疗男性不育是三个月一个疗程，必须治疗三个月才能复查精液，并且形成了惯例。

我们认为，“治疗三个月为一个疗程，治疗三个月才复查精液”是针对非梗阻性真性无精子症（或称生精功能障碍性无精子症）。其特点是：体检睾丸体积正常或偏小，抽血检查 FSH 水平显著升高，睾丸活检：无精子细胞，或可见 sertoli 细胞聚集。因其睾丸曲细精管有严重的病理变化，所以几乎无生精功能，几乎无精原细胞、初级精母细胞、次级精母细胞、精子细胞存在，或只有极少的精原细胞、初级精母细胞，需要治疗三个月或更长时间才能从精液中查到精子，所以规定治疗三个月为一个疗程，治疗三个月才复查精液。但是，若把男性不育都统一规定治疗三个月为一个疗程、治疗三个月才复查精液，这是一个误解。

对功能性精液量减少、功能性精液不液化、功能性少弱精子症、功能性死精子症、功能性畸形精子症、功能性精子凝集等患者治疗三个月才复查精液的时间就太长了，如果治疗三个月没有效果或效果不大或导致精液质量进一步下降等情况，将会浪费患者的时间和费用，甚至会使患者失去治疗信心。

三、现在复查时间

1. 半月复查

为了达到“缩短疗程，减少费用”的目的，对功能性的精液量减少、精液不液化、少弱精子症、死精子症、畸形精子症、精子凝集等患者的治疗缩短为“治疗半个月复查精液”，以便及时加减中药配方或修改治疗方案，尽量做到使病人少花钱治好病。

多年的临床实践证明：对以上功能性精液异常患者，采用中医治疗半个月，大多数都有不同程度的改善或治愈，仅有少数患者的精液质量指标提高幅度较低或没有提高或下降。如果出现这种情况，就要进一步查明原因，分析病情，调整思路，重新辨证，并及时修改中药配方或更改治疗方案。如果经过 5 ～ 6 次修改中药配方或更改治疗方案后仍“无效”，则建议患者去上级医院进一步检查治疗，以免延误患者的病情。

2. 建议

实践是检验真理的唯一标准，建议患者可以采用中医或西医，或中西医结合，或中西医对照“治疗半个月复查精液”的实践检验，证实今后对男性功能性精液量减少、功能性精液不液化、功能性少弱精子症、功能性死精子症、功能性畸形精子症、功能性精子凝集等患者能否“治疗半个月复查精液”。

四、半个月复查的依据

1. 理论依据

（1）隐匿型精子症：特点是体检睾丸体积正常或偏小，抽血检查 FSH 水平基本正常或轻度升高。睾丸有很低的生精功能，有极少的精原细胞、初级精母细胞、次级精母细胞、精子细胞和精子存在。睾丸或睾丸后的内外不良因素干扰了睾丸、附睾、前列腺、精囊腺等生殖腺的正常生理功能，造成生殖内环境紊乱，导致不同阶段的生精细胞的生长、发育、成熟障碍为主要病因，主要表现为精母细胞分化障碍和精子成熟障碍。只要对症治疗，消除病因，改善生殖内环境，促进生精细胞的生长、发育、成熟，所以治疗半个月就能看到疗效。

（2）少弱精子症：包括功能性精液量减少、功能性精液不液化、功能性死精子症、功能性畸形精子症、功能性精子凝集等，体检睾丸体积基本正常，抽血检查 FSH 水平正常。睾丸有较好的生精功能，每天都有较多的不同阶段的精原细胞、初级精母细胞、次级精母细胞、精子细胞和精子在生长、发育。睾丸或睾丸后的内外不良因素干扰了睾丸、附睾、前列腺、精囊腺等生殖腺的正常生理功能，造成生殖内环境紊乱（中医学的病因病机是正邪失衡），导致不同阶段的生精细胞的生长、发育、成熟障碍为主要病因，主要表现为精母细胞分化障碍和精子成熟障碍。只要对症治疗，消除病因，改善生殖内环境改善了正邪失失衡，促进了不同阶段的生精细胞的生长、发育、成熟，所以治疗半个月即可取得疗效。

2. 疗效依据

现将我们 2011 年—2015 年采用中医治疗 556 例男性功能性少弱精子症的疗效报告如下。

表 1－1　中医治疗男性功能性少弱精子症半个月的疗效统计（%）

病名	病例数	总有效	治愈	显效	有效	无效
少精子症	556	64. 03	22. 66	18. 88	22. 548	35. 97
弱精子症	556	68. 35	21. 58	19. 78	26. 98	31. 65

表 1－2　中医治疗男性功能性少弱精子症半个月前、后精子浓度和活力变化（$\bar{x} \pm s$）

病名	病例数	治疗前	治疗后	P 值	提升率（%）
精子浓度	556	10. 16 ±3. 12	25. 42 ±1. 20	<0. 01	150. 19
精子活力	556	25. 48 ±2. 30	48. 34 ±3. 40	<0. 01	89. 72

表 1－3　中医治疗男性功能性少弱精子症疗效评估简表（%）

治疗结果	治愈	显效	有效	无效
精子浓度提升率	浓度正常	≥60%	≥30%	<30%
精子活力提升率	活力正常	≥60%	≥30%	<30%

以上统计资料证明，采用中医治疗 556 例男性功能性少弱精子症半个月后，精子浓度的总有效率为 64. 03%（356/556 例），精子浓度提升率为 150. 19%；精子活力的总有效率为 68. 35%（380/556 例），精子活力提升率为 89. 72%。

五、发病原理

因为精子是男人体内具有活动能力的一种极微小的、必须在显微镜下放大 400 倍才能看见的“小蝌蚪”样的生命细胞，所以各种睾丸或睾丸后的微小的内外不良因素干扰了睾丸、附睾、前列腺、精囊腺等生殖腺的正常生理功能，造成生殖内环境紊乱，均可导致的不同阶段的生精细胞的生长、发育、成熟障碍。

1. 西医病因

影响精子浓度和活力的常见病因主要有核基因、外源性激素、温度、药物、放射线、炎症、疲劳、环境、精神心理、生活习惯以及年龄等造成睾丸、附睾、前列腺、精囊腺等生殖腺的正常生理功能失调，生殖内环境紊乱，导致不同阶段的生精细胞的生长、发育、成熟障碍，主要表现为精母细胞分化障碍和精子成熟障碍。

2. 中医病因

影响精子浓度和活力的中医常见病因主要是“正气不足＋邪气侵入”导致机体的阴阳、气血、脏腑等正常生理功能失衡或降低，造成生殖内环境紊乱，导致不同阶段的生精细胞的生长、发育、成熟障碍，主要表现为精母细胞分化障碍和精子成熟障碍。

六、治疗原理

我们提出“治疗半个月复查精液”，主要是针对功能性隐匿型精子症和功能性少弱精子症。我们的治疗原理和方法是：以“扶正祛邪＋调和气血＋固本培元”为治疗总则，以“九证疗法”为纲，进行“辨体、辨病、辨证”分析治疗，达到人体的“阴阳平衡、气血调和、病证自愈”的目的。经过治疗，消除各种内外不良因素，纠正患者的阴阳、气血、脏腑功能失衡和偏差等病理变化，恢复睾丸、附睾、前列腺、精囊腺等生殖腺的正常生理功能，为不同生理阶段的精子的生长、发育、成熟创造了良好的生长内环境，给具有生命活力的“小蝌蚪样的精子细胞”提供一个清洁的、氧气充足的、营养丰富的“水塘”，使它们能够“如鱼得水”很快充满活力。

七、毒副作用

采用以上中医中药治疗 556 例男性功能性少弱精子症仅有 35 多余例（6.29%）的患者诉有服药后胃部有轻度不适，但都能耐受。治疗后复查血、尿常规，肝、肾功能及血中性激素和甲状腺激素水平均未见异常，未发现任何毒副作用。

第六章　西医诊断

第一节　男性生育障碍诊疗流程

一、男性生育障碍诊疗流程（引自《中国男科疾病诊断治疗指南》）

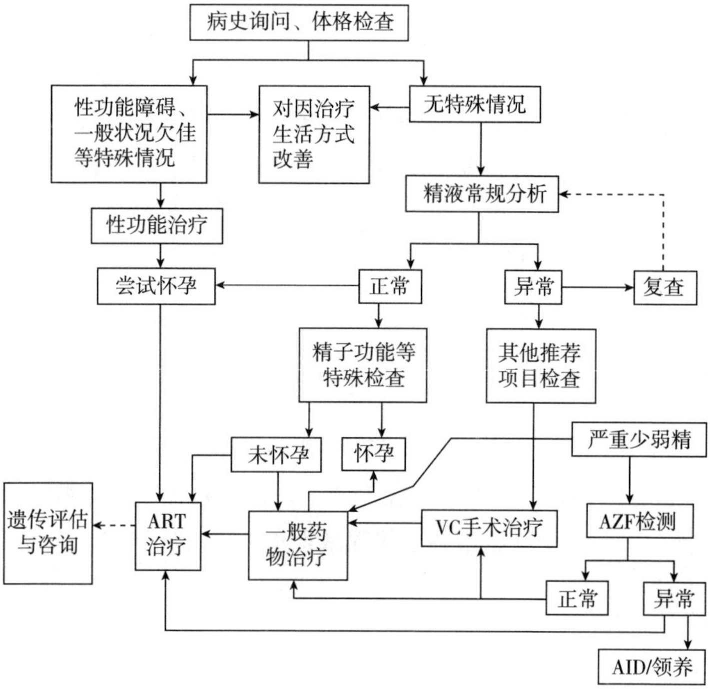

二、男性生育障碍诊断流程（引自《中国男科疾病诊断治疗指南》）

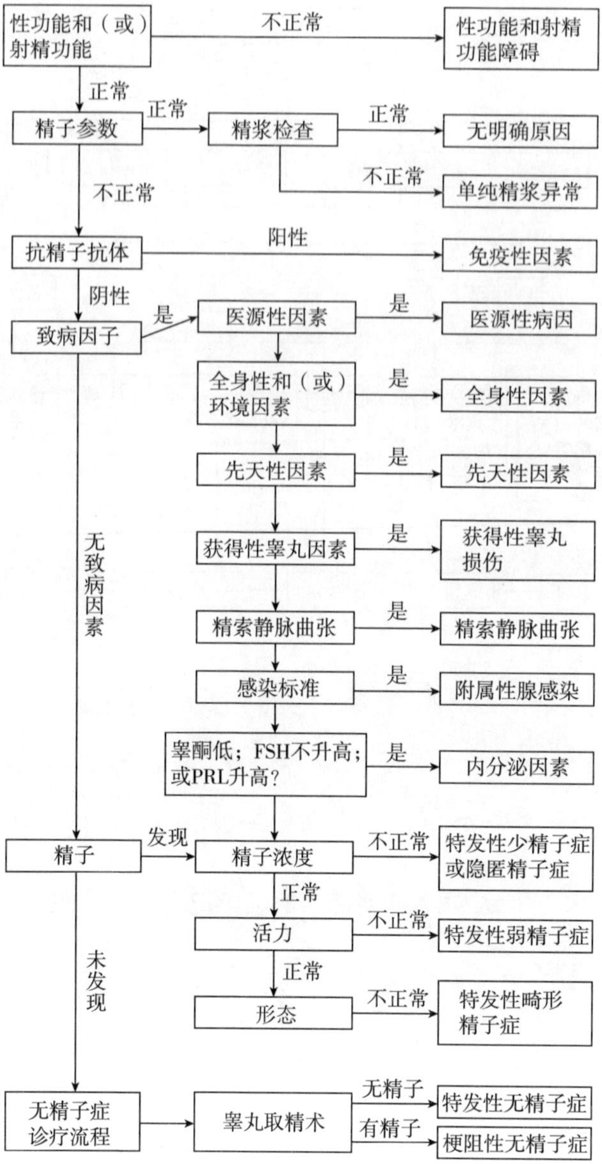

三、无精子症诊疗流程（引自《中国男科疾病诊断治疗指南》）

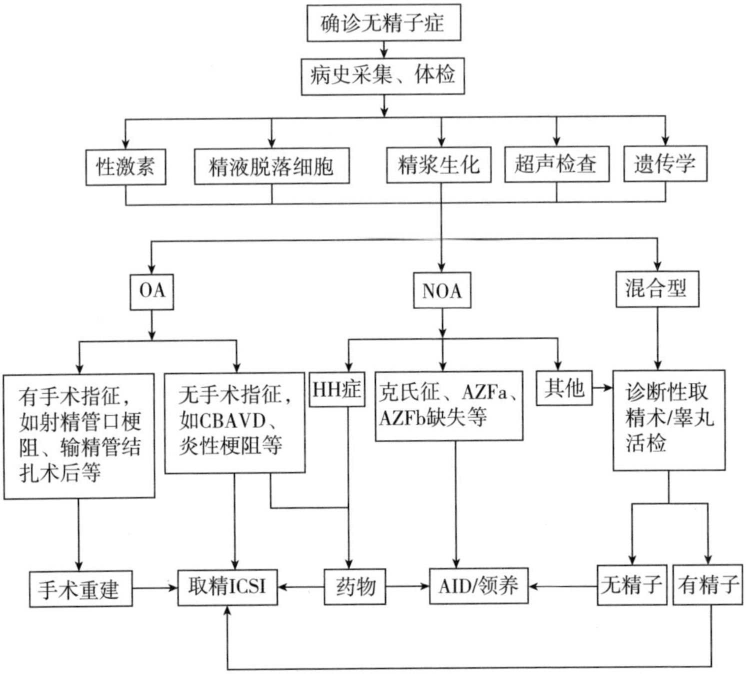

第二节　男性生育力评估

男性生育障碍的临床记录表

一、一般情况

姓名______年龄______　职业______文化______初诊时间______编号______
住址__________________电话______________手机__________________

二、生育史

不育性质：□原发　□继发＊　不育时间□□月　不育原因______________
既往不育检查和治疗□无　□有＊　时间地点：________________________
＊ 请提供说明

三、可能影响生育的疾病或治疗

各系统疾病史 □有 □无

□糖尿病 □结核病

□慢性呼吸道疾病 □胰腺纤维囊性病 □神经系统疾病 □其他

各系统疾病治疗史 □无 □有 *

最近6个月高热 □无 □有 *

外科手术史 □有 □无

□尿道狭窄 □尿道下裂

□前列腺切除术 □膀胱颈手术 □输精管切除术

□腹股沟

□鞘膜积液切除术 □交感神经切除术 □其他 *

泌尿系感染史 □无 □有 *

性传播性疾病史 □无 □梅毒 □淋病

□衣原体 □其他 *

			部 位:	左	右
附睾炎史	□无	□有 *		□	□
可能引起睾丸损伤的病因	□无	□睾丸炎、腮腺炎		□	□
		□损伤 *		□	□
		□其他		□	□
精索静脉曲张治疗史	□无	□有 *		□	□
睾丸下降异常	□无	□有 *		□	□

睾丸下降异常治疗史 □无 □□治疗年龄

□内科治疗 □外科治疗

* 请提供说明

四、可能影响生育的其他因素

环境和/或职业因素 □无 □发热 □高温 *

□毒性因素 □其他 *

药物成瘾 □无 □有 *

酗酒 □无 □有 *

吸烟　□无　□有＊　每天吸烟支数　□□□

吸烟年数　□□□

＊ 请提供说明：

五、性与射精功能

每月平均性交次数	□正常	□不足＊
勃起	□正常	□不足＊
射精	□正常	□异常＊

＊ 请提供说明：

六、体格检查

身高（cm）□□□	体重（Kg）□□□	血型（A、B、O、AB、RH）
血压（mmHg）	收缩压　□□□	舒张压　□□□
一般情况	□正常	
	□异常＊（□肥胖、□瘦弱、□中等）	
男性体征	□正常	□雄激素缺乏＊
男性乳房发育	□无	□Tanner 分期

＊请提供说明：

七、泌尿生殖系统检查

阴茎	□正常	□瘢痕	□尿道下裂
		□斑块	□其他＊
		部位：	左　右
睾丸	□双侧可扪及	未扪及	□　□
	□双侧正常	异常＊	□　□
体积（mL）	□□左	□□右	
附睾	□双侧正常	增厚	□　□
		触痛	□　□
		囊肿	□　□
		未扪及	□　□
输精管	□双侧正常	增粗	□　□
		未扪及	□　□

阴囊肿物	□无	鞘膜积液或疝	□	□
精索静脉曲张	□无	Ⅲ度	□	□
		Ⅱ度	□	□
		Ⅰ度	□	□
腹股沟检查	□正常	淋巴结病	□	□
		感染或手术瘢痕	□	□
直肠检查	□正常	疝	□	□
前列腺	□正常	□软、硬、肿大	□ 触痛	
精囊	□可扪及	□未扪及		

＊请提供说明：

八、实验室和辅助检查

1. 精液分析	□正常	□异常＊	□未做
2. 精液果糖	□正常	□异常＊	□未做
3. 支原体培养（uu）	□正常	□异常＊	□未做
4. 抗精子抗体（AsAb）	□正常	□异常＊	□未做
5. 性病全套检查（STD）	□正常	□异常＊	□未做
6. 病毒五项检查（TORCH）	□正常	□异常＊	□未做
7. 精液白细胞（$\times 10^6$/mL）	□正常	□异常＊	□未做
8. 精液细菌培养＋药敏	□正常	□异常＊	□未做
9. 前列腺液或尿液	□正常	□异常＊	□未做
10. 性交后尿液离心	□无精子	□有精子＊	□未做
11. 血常规检查	□正常	□异常＊	□未做
12. 尿常规检查	□正常	□异常＊	□未做
13. 血浆 FSH（mIV/mL）	□正常	□异常＊	□未做
14. 血浆 LH（mIV/mL）	□正常	□异常＊	□未做
15. 血雌二酮 E2（pg/mL）	□正常	□异常＊	□未做
16. 血浆睾酮 T（ng/dl）	□正常	□低＊	□未做
17. 泌乳素 PRL（ng/mL）	□正常	□升高＊	□未做
18. 重复泌乳素（ng/mL）	□正常	□升高＊	□未做
19. 肝功能检查	□正常	□异常＊	□未做
20. 睾丸活体组织检查	□无精子	□有精子＊	□未做
21. 多普勒超声检查	□正常	□异常＊	□未做
22. 蝶鞍影像检查	□正常	□增大＊	□未做

23. 其他检查 □正常 □异常 * □未做

*请提供说明并附检查报告单

九、西医诊断（WHO 分类诊断）

□性和/或射精功能障碍 □精索静脉曲张
□免疫学原因 □男性副性腺感染
□不明原因 □内分泌病因
□单纯精浆异常 □特发性少精子症
□医源性病因 □特发性弱精子症
□全身性病因 □特发性畸精子症
□先天性异常 □梗阻性无精子症
□后天性睾丸损伤 □特发性无精子症

十、中医诊断（刘茂松九证分类诊断）

□肾阳虚弱证（型） □肾阴亏虚证（型）
□心脾两虚证（型） □脾肾两虚证（型）
□气血两虚证（型） □肝郁气滞证（型）
□肾虚血瘀证（型） □痰湿蕴阻证（型）
□湿热下注证（型） □其他证（型）

十一、治疗方法

□西医治疗 □中医治疗 □中西医结合治疗

十二、治疗情况

治疗时间	治疗药物及方法	治疗结果

第三节　诊断依据和标准

一、诊断依据

男性功能性生育障碍的主要诊断依据是：病史+症状+体检+辅助检查，其中精液分析检查是主要诊断依据，具体见本篇第五章西医病史和检查的相关内容。

二、诊断标准

1. WHO诊断标准

世界卫生组织（WHO）于2010年公布了第5版《WHO人类精液检查与处理实验室手册》标准，现简介如下（引自2013年版《中国男科疾病诊断治疗指南》）。

表1-4　精液特性的参考值下限（第5个百分位数，95%可信区间）

（根据《WHO人类精液检查与处理实验室手册》第5版）

参数	参考值下限
精液量（mL）	1.5（1.4～1.7）
精子总数（10^6/一次射精）	39（33～46）
精子浓度（10^6/mL）	15（12～16）
总活力（PR+NP,%）	40（38～42）
前向运动（PR,%）	32（31～34）
存活率（活精子,%）	58（55～63）
精子形态学（正常形态,%）	4（3.0～4.0）
其他共识临界点	
pH值	≥7.2
过氧化物酶阳性白细胞（10^6/m）	<1.0
MAR试验（与颗粒结合的活动精子,%）	<50
免疫珠试验（与免疫珠结合的活动精子,%）	<50
精浆锌（μmol/一次射精）	≥2.4
精浆果糖（μmol/一次射精）	≥13
精浆中性葡萄糖甘酶（μmol/一次射精）	≥20

表 1－5　各种精液状态的诊断名称

无精液症（aspermia）	无精液（没有精液射出或逆行射精）
弱精子症（asthenozoospermia）	前向运动（PR）精子百分率低于参考值下限
畸形精子症（asthenoteratozoospermia）	正常形态精子百分率低于参考值下限
无精子症（azoospermia）	精液中无精子（本手册检测方法未检出）
隐匿精子症（cryptozoospermia）	新鲜精液制备的玻片中没有精子，但在离心沉淀团中可观察到精子
血精症（hemospermia）	精液中有红细胞
白细胞精液症（脓性精液症）[leukospermia，（pyospermia）]	精液中的白细胞数超出临界值
死精子症（necrozoospermia）	精液中活动精子百分率低，不活动精子百分率高
正常精子（normozoospermia）	精子总数（或浓度，取决于报告结果）* 前向运动（PR）精子百分率和正常形态精子百分率均等于或高于参考值下限
少弱精子症（oligoasthenozoospermia）	精子总数（或浓度，取决于报告结果）* 和前向运动（PR）精子百分率低于参考值下限
少弱畸精子症（oligoasthenoteratozoospermia）	精子总数（或浓度，取决于报告结果）* 前向运动（PR）精子百分率和正常形态精子百分率均低于参考值下限
少畸子症（oligoteratozoospermia）	精子总数（或浓度，取决于报告结果）* 和正常形态精子百分率低于参考值下限
少精子症（oligozoospermia）	精子总数（或浓度，取决于报告结果）* 低于参考值下限
畸形精子症（teratozoospermia）	正常形态精子百分率低于参考值下限

* 应该总是优先考虑精子总数，因为精子总数优于精子浓度。

表 1－6　精液分析参考值范围

（根据《WHO 人类精液检查与处理实验室手册第 4 版》）

因缺乏国人精液正常参考值范围，故临床上仍沿用以下 WHO1999 年第 4 版参考值标准

参数	参考值范围
外观	均质、灰白色
量	≥2.0mL
pH	≥7.2
液化	<60 分钟（一般 <15 分钟）
黏稠度	拉丝 <2cm

续表

参数	参考值范围
精子浓度	≥20×10^6/mL
精子总数	≥40×10^6/每份精液
活力（采集后60分钟内）	（a级+b级）精子比率≥50%
存活率	≥50%精子存活（伊红或伊红—苯胺黑染色法）
形态	≥30%正常形态（改良巴氏染色法）
白细胞数	<1×10^6/mL
圆形细胞数	<5×10^6/mL
免疫珠试验	附着珠上的活动精子少于50%
MAR试验	附着粒上的活动精子少于10%
微生物培养	菌落数<1000/mL
精子低渗试验	尾部肿胀精子>50%
精浆锌	≥2.4μmol/每份精液
精浆柠檬酸	≥2μmol/每份精液
精浆中性α—葡糖酶	≥20U/每份精液
精浆酸性磷酸酶	≥200U/每份精液
精浆果糖	≥13μmol/每份精液或者定性试验阳性

注：以上的流程图和诊断标准表格引自中华医学会男科分会王晓峰、朱积川、邓春华等7位专家主编的2013年版《中国男科疾病诊断治疗指南》中的部分内容。

第四节　诊断分类和分度

一、诊断分类

现将WHO的诊断分类标准简介如下。

1. 性交和/或射精功能障碍

主要是重度性欲减退、阳痿、早泄、不射精、逆行射精等所致的男性生育障碍。

2. 精子和精浆检测异常

（1）不明原因性不育：指病史、体检以及精子和精浆检测都无异常发现的男性不育。

（2）单纯精浆异常：指患者精液分析的检测指标正常，但精浆检测有异常发现。

（3）男性免疫性不育：指患者精浆或血清中可检测到 AsAb，但血清 AsAb 是否有临床意义还存在争议。

3. 病因明确

这个诊断首先要求患者的性功能和精浆检测均正常，仅是精子指标有异常。

（1）医源性因素：如用药、放疗或手术等因素导致的男性不育。

（2）全身性原因：如消耗性疾病和生殖腺毒素等接触导致的精子质量异常。

（3）先天性异常：如睾丸下降不全或其他先天性生殖管道发育异常、染色体核型异常等遗传性病因导致的精子质量异常或无精子症。

（4）后天性睾丸损伤：如腮腺炎、梅毒、结核、外伤、肿瘤等导致的精子质量下降。

（5）精索静脉曲张：可导致静脉回流障碍，影响睾丸的功能而引起精子质量下降。

（6）附属性腺感染性不育：是导致男性不育的可能原因之一，但前列腺炎与不育的关系仍存在争议。

（7）内分泌原因：下丘脑—垂体—性腺轴系的任何一个环节的异常均导致睾酮水平降低即性腺功能降低而引起性功能和精液质量异常而导致男性不育。

4. 其他病因

（1）特发性少弱畸形精子症：仅有精液分析异常，而没有其他异常的合适诊断。可表现或诊断为特发性少精子症、特发性弱精子症、特发性畸形精子症或特发性少弱畸形精子症。

（2）梗阻性无精子症：是指由于双侧输精管道梗阻导致精液中未见精子和生精细胞。

（3）特发性无精子症：是指非梗阻性无精子症，其病因不明，诊断往往依靠排除法。

二、诊断分度

为了客观量化男性功能性性功能障碍和男性功能性生育障碍（不育）的病情程度，便于临床研究和疗效评估，我们把在日常工作中的诊断分度方法和标准简介做了总结，具体内容见第二篇和第三篇各章关于“诊断分度”的相关内容。

第七章　中医诊断

第一节　诊断方法

一、诊断方法

诊断方法主要是：整体审察＋四诊合参＋病证结合＋辅检数据。

1. 整体审察

（1）小整体观点：人体是一个以脏腑为中心的有机整体。通过经络，使脏腑彼此之间相互联系，而且与体表组织器官亦紧密关联，故脏腑的病变能够反映于体表，全身的病变能够反映于局部。因此，在诊察疾病时，不应只注意局部的病变而忽视整个机体的状况，而应该把局部病变与整个机体紧密联系起来，全面综合分析才能对疾病做出正确的诊断和治疗。根据“肝开窍于目”的理论，中医常用清泻肝火的方法治疗感染性眼内炎，这就是整体审察原则的具体应用。

（2）大整体观点：人生于天地之间，与其生存的自然环境是一个大的系统整体。人体无时不在受自然环境变化的影响，也无时不在通过自身的调节作用以适应外界环境的变化。当外界自然环境发生剧烈变化超过了人体的适应能力，或者人体的适应能力降低，不能适应外界自然环境变化时，人体就要发生病变。因此，在诊察分析病情的时候，必须把人体与外界自然环境联系起来，全面考虑，才能够对疾病做出正确的诊断。如 1955 年夏天，河北省石家庄市天气燥热无雨，当时乙型脑炎暴发流行，中医专家以白虎汤清阳明气分大热治之而获良效；次年北京地区乙脑流行，因当时阴雨连绵，亦用白虎汤治疗无效而改用白虎汤加苍术清热燥湿以治之，获得显效。根据气候改变治疗方法，充分说明了人与其生存的自然环境是一个大的系统整体，在诊治疾病时必须充分予以考虑。

2. 四诊合参

（1）四诊概述：四诊指的是指望、闻、问、切四个方面，古称“诊法”。四诊具有直观性的特点，在感官所及的范围内，直接地获取临床病症的信息，医生即刻进行分析综合，及时做出判断。四诊的基本原理是建立在整体观念和恒动观念的基础上的，是阴阳五行、藏象经络、病因病机等基础理论的具体运用。物质世界的统一性和普遍性的联系，就是四诊原理的理论基础。

（2）四诊合参原则：四诊合参就是将望、闻、问、切四种诊法并用，不能偏废或过分强调某种诊法。这是因为任何一种诊法都有其适用范围和局限性，不能相互代替。缺少某种诊法，就会缺少相应的临床病症资料，为辨病识证带来困难，往往容易造成误诊或漏诊。因此，在诊察疾病时，必须四诊并用，在分析判断病情、辨病识证时，必须四诊合参。

（3）四诊合参原理：四诊合参是《内经》首先提出来的。《素问·阴阳应象大论》曰：“善诊者，察色按脉，先别阴阳。审清浊而知部分；视喘息，听音声而知所苦；观权衡规矩而知病所主；按尺寸，观浮沉滑涩而知病所生。以治无过，以诊则不失矣。”这明确论述了望、闻、问、切四诊并用，收集临床资料的原则，强调了诸诊并用的重要性和必要性。后世某些医家过分强调脉诊的重要性，试图以脉诊代替其他诊法的做法，是临证不可取的。《素问·征四失论》曰：“诊病不问其始，忧患饮食之失节、起居之过度，或伤于毒，不先言此，卒持寸口，何病能中?”尖锐批评了以脉诊取代其他诊法的做法。

（4）四诊合参意义：四诊合参在于能够从不同角度收集临床病症资料，为辨病识证提供全面翔实的依据。故清代医家林之瀚在《四诊抉微·自序》中说“望、闻、问、切缺一不可”。因为望、闻、问、切四诊，是调查了解疾病不同的四种诊断方法，各有其独特的作用，不应该相互取代，只能互相结合，取长补短。四诊之间是相互联系、不可分割的，因此在临床运用时，必须将它们有机地结合起来，也就是要“四诊合参”。只有这样才能全面而系统地了解病情，做出正确的判断。如果只强调某中诊法的重要性，而忽略其他诊法的做法都是错误的。

魏晋名医王叔和经过几十年的精心研究，写成了我国第一部完整而系统的脉学专著——《脉经》，使脉学正式成为中医诊断疾病的一门科学。有些医生出现一种偏向，往往夸大脉诊，或夸大脉诊和舌诊，仅通过按脉望舌便判定病情，莽下处方用药，而忽视四诊合参的原则，这是中医学的大忌。因为疾病的发生、发展是复杂多变的，症候有真象也有假象，有的假在脉上，有的假在症上，所以临床上有“舍脉从症”和“舍症从脉”的方法。如果四诊不全，便得不到病人的详细全面的病情资料，辨证就欠缺了准确性，甚至发生错误导致很严重的后果。

只有心中常记四诊合参“望而知之谓之神”“闻而知之谓之圣”“问而知之谓之工”“切而知之谓之巧”的医生才能成为一位合格的中医师。

3. 病证结合

病证结合的原则是要求医生在诊察疾病时，要同时对疾病做出病名和证名的诊断。所谓病，是在致病因素作用下，机体阴阳平衡偏离常态所引起的具有一定发病特点和发展规律的病理过程。所谓证，是对疾病处于某一阶段的病因、病位、病性以及邪正盛衰等情况的病理概括。对疾病做出病名诊断，就能掌握该病的发展规律，对疾病的发展趋势和可能出现的转变做到心中有数，以防不测。而对疾病现阶段的病理变化做出证的诊断，就可以认清疾病现阶段的病理变化本质，为确定治则、处方用药提供依据。故在诊断疾病时，只有做到病证结合，才能够全面地认识疾病，既掌握了疾病的发展规律，又掌握了疾病现阶段的病理变化本质，有效地进行治疗。因此，病证结合是中医诊断疾病的重要原则之一。

以上整体审察、四诊合参、病证结合是中医诊断疾病的三大原则，同样适用于男女生育障碍的诊断，但还要结合男、女生理特点加以综合分析，就会做出更加科学的诊断。

二、诊断依据和诊断标准

因为目前还没有关于男性性功能障碍和男性生育障碍的中医诊断依据和诊断标准，所以在此只能将日常工作中的诊断依据和诊断标准简介如下，供参考。

诊断依据是：中医四诊结果 + 西医检查结果。诊断标准是：中医证型 + 西医诊断。例如，肾阳虚弱型重度精液不液化。具体见第二篇和第三篇各章的相关内容。

第二节　四诊方法

男性生育障碍的中医诊断方法主要是采用中医传统的望、闻、问、切四诊合参。四诊就是医生运用视、听、嗅、触等感觉功能以及与病人或知情者交谈，以便全面了解和系统掌握疾病各种相关信息，以探求致病原因、病变部位、病势转归和病证特点，从而指导临床治疗的方法。四诊的临床内容十分丰富，各有其独特作用，不能相互取代。在临床上必须综合运用，才能全面而系统地了解病情，对病证做出正确的判断。

在四诊过程中，医生必须认真负责，并使病人配合，以取得心理治疗的效果。在诊病时，要求有安静的环境，充足的光线，尽量使病人保持情绪安定，身心放松。医生切忌采用诱导的语言和行为去取得主观片面的疾病信息，要系统、全面地应用四诊，并且要联系季节、气候、居住环境、工作性质、人事变迁、情志变化、体质、民族、家庭等情况，以获得正确的诊断依据。

一、望诊

望诊就是医生运用视觉对人体全身和局部的一切可见征象（如精神状态、面色、皮肤、指甲、舌象等）、排出物（如精液、痰液、大小便等）进行有目的的观察，以了解健康或疾病的状态。由于男性生理和解剖的特点，男科望诊除望全身及舌诊外，观察外生殖器官及精液的量、色、质的变化也非常重要。正如《灵枢·本藏》曰："视其外应，以知其内藏，则知其病矣。"望诊包括望形态、望形体、望毛发、望言语、望精液、望神、望面色、望目、望舌等，其中望舌较为重要。

中医特别注重望舌辨病，所以患者就诊前不要刮舌苔，不要化妆，不要涂指甲油，不吃太冷、太热和容易染色的饮料、食物等。如喝牛奶、豆浆易使舌苔变白腻，吃橄榄、乌梅、杨梅等易使舌苔变黑，吸烟易使舌苔呈黄褐色，喝咖啡、吃橘子和黄色食物易使舌苔变黄等。另外，不宜饭后立即就诊，饭后立即就诊对舌色、舌苔的变化都有影响，因此，就诊最好在饭后 1 小时为宜。

1. 望神

望神就是观察人体生命活动的外在表现，即观察人的精神状态和机能状态。神是生命活动的总称，其概念有广义和狭义之分：广义的神，是指整个人体生命活动的外在表现，可以说神就是生命；狭义的神，乃指人的精神活动，可以说神就是精神。望神应包括这两方面的内容。神是以精气为物质基础的一种机能，是五脏所生之外荣。望神可以了解五脏精气的盛衰和病情轻重与预后。望神应重点观察病人的精神、意识、面目表情、形体动作、反应能力等尤应重视眼神的变化。望神的内容包括得神、失神、假神，此外神气不足、神志异常等也应属于望神的内容。

2. 望色

观察病人的肤色和光泽，它是脏腑气血的外荣。颜色的变化可反映不同脏腑的病证和疾病的不同性质，光泽的变化即肤色的荣润或枯槁，可反映脏腑精气的盛衰。“十二经脉，三百六十五络，其气皆上注于面”，面部气血充盛，且皮肤薄嫩，色泽变化易于显露，故望气色主要指面部的色泽。通过面部色泽的变化，可以帮助了解气血的盛衰和疾病的发展变化。

（1）正常面色：微黄，红润而有光泽。

（2）面色红：为热证。血液充盈皮肤脉络则显红色。血得热则行，脉络充盈，所以热证多见红色。如满面通红，多是实热；若两颧绯红，多为阴虚火旺之虚热。

（3）面色白：为虚寒证或失血。血脉空虚，则面色多白。寒则凝，寒凝经脉，气血不荣或失则脉空虚。若面色苍白而虚浮多气虚，面色苍白而枯槁多为血虚。

（4）面色黄：多为脾虚而水湿不化，或皮肤缺少气血之充养。若面目鲜黄为阳黄，多属湿热；面目暗黄为阴黄，多属寒湿；面色淡黄、枯槁无泽为萎黄，多为脾胃虚弱，营血不足；面色黄胖多为气血虚而内有湿。

（5）面色黑：多属寒证、虚证，常为久病、重病、阳气虚。阳虚则寒，水湿不化，气血凝滞，故多见于肾虚及血瘀证。

（6）面色青：多为寒证、痛证和肝病，为气血不通、脉络阻滞所致。

3. 望形

望外形与五脏相应，五脏强壮则外形强壮，五脏衰弱的外形也相应衰弱。

（1）体形结实：肌肉充实，皮肤润泽，表示体格强壮，正气充盛；形体瘦弱，肌肉瘦削，皮肤枯燥，表示衰弱，正气不足。

（2）形体肥胖：气短无力，多为脾虚有痰湿。

（3）形体消瘦：多为阴虚有火。

4. 望舌

舌诊是中医诊断疾病的重要方法。舌通过经络与五脏相连，因此人体脏腑、气血、津液的虚实，疾病的深浅轻重变化，都有可能客观地反映于舌象，通过舌诊可以了解脏腑的虚实和病邪的性质、轻重与变化。其中舌质的变化主要反映脏腑的虚实和气血的盛衰，而舌苔的变化主要用来判断感受外邪的深浅、轻重，以及胃气的盛衰。

中医将舌划为舌尖、舌中、舌根和舌侧，认为舌尖属心肺，舌中属脾胃，舌根属肾，舌两侧属肝胆。根据舌的不同部位反映不同的脏腑病变在临床上具有一定的参考价值，但不能机械地看，需与其他症状和体征综合加以考虑。

（1）舌质：是指舌的本体，主要观察其色，形，态三方面。正常舌质为色泽淡红，含蓄荣润，胖瘦老嫩适中，运动灵活自如，表示气血充足。

（2）舌色：①舌淡：舌色较正常浅淡，主虚证、寒证，多见于血虚，为阳气衰弱、气血不足之象。色淡而胖嫩为虚寒，胖嫩而边有齿痕为气虚、阳虚。②舌红：舌色较正常深，呈鲜红色，主热证，多为里热实证。舌尖红是心火上炎，舌边红为肝胆有热，红而干为热伤津液或阴虚火旺。③舌绛：舌色深红，为热盛，多为邪热深入营分、血分或阴虚火旺。颜色越深，表明热邪越重。④舌瘀斑：舌上有青紫色之瘀点或斑点，多为内有瘀血蓄积。⑤舌青紫：全舌舌质呈现青紫，或为热极，或为寒证。舌质绛紫色深而干燥为热极，温热病者为病邪传入营分、血分；舌质淡黄紫或青紫而滑润者为阴寒证。

（3）舌形：观察舌质的老嫩、胖瘦、芒刺、裂纹等。①老嫩：老即指舌质纹理粗糙，形色坚敛，多属实证、热证；嫩指舌质纹理细腻，形色浮嫩，多属虚证或虚寒证。②胖瘦：胖指舌体胖大、肿胀，多与水湿停留有关。舌质淡而胖，舌边有齿痕者，多属脾虚或肾阳虚、水湿停留；舌质红而肿胀，多属湿热内蕴或热毒亢盛。瘦指舌体瘦小而薄，多属虚证。舌质淡而舌形瘦者，多为气血不足；舌质红绛而舌形瘦者，多属阴虚内热。③芒刺：舌乳头增生、肥大，突起如刺，多属热邪亢盛。热邪越重，芒刺越大、越多。临床上芒刺多见于舌尖与舌边，舌尖芒刺多属肝胆热盛。④裂纹：舌体上有多种纵行或横行的裂沟或皱纹，多由于黏膜萎缩而形成。裂纹舌可见于少数正常人。舌质红绛而有裂纹者多属热盛，舌质淡而有裂纹者多属气阴不足。

（4）舌态：观察舌体有无震颤、歪斜、痿软、强硬等。①震颤：舌体不自主地颤抖，多属气血两虚或肝风内动。②歪斜：舌体偏歪于一侧，多为中风偏瘫或中风先兆。③痿软：舌体伸卷无力，多因气血俱虚筋脉失养所致。④强硬：舌体不柔和，屈伸不利，甚或不能转动，多属高热伤津，邪热炽盛，或为中风的征兆。

总之，望舌是根据舌质颜色的不同，可以察知脏腑的虚实、气血的盛衰。下面简介几种病症的舌质特点。①实热证：如肝经实热、心火偏旺，舌质红色或赤红色。②虚热证：如阴虚火旺，舌质鲜红。③虚寒证：如肾阳虚命门火衰，舌质淡白色；脾肾阳虚，舌质淡白，舌体胖嫩或边有齿痕。④阻滞证：如肝肾阴虚、阴寒内盛、瘀血阻滞，舌质可见青紫而暗或紫色斑点。

根据以上舌证的特点结合人体全身症状，有助于不孕不育的诊断分型与辨证施治。

5. 望苔

望苔即望舌苔。舌苔是胃之生气所现。章虚谷认为："舌苔由胃中生气以现，而胃气由心脾发生，故无病之人，常有薄苔，是胃中之生气，如地上之微草也，若不毛之地，则土无生气矣。"吴坤安说："舌之有苔，犹地之有苔。地之苔，湿气上泛而生；舌之苔，胃蒸脾湿上潮而生，故曰苔。"现代医家认为舌苔的形成，主要为丝状乳头之分化。丝状乳头之末梢分化成角化树，在角化树分枝的空隙中，常填有脱落的角化上皮、唾液、细菌、食物碎屑及渗出的白细胞等，组成正常的舌苔。正常的舌苔为薄白一层，白苔嫩而不厚，干湿适中，不滑不燥。观察舌苔内容为苔的颜色、厚薄及润燥。

（1）苔色：有白苔、黄苔、灰苔、黑苔等。①白苔是临床上最常见的，其他颜色的苔可以认为是白苔基础上转化而形成的。白苔一般属肺，主表证、寒证，但临床上也有里证、热证而见白苔者。如薄白而润为风寒，薄白而燥为风热，寒湿之里证可见白而厚腻之苔。②黄苔有淡黄、嫩黄、深黄、焦黄等不同。一般说，黄苔的颜色越深，则热邪越重。淡黄为微热，嫩黄热较轻，深黄热较重，焦黄则为热结，黄而干为热伤津，黄而腻则为湿热。③灰黑苔：多主热证，亦有寒湿或虚寒证。舌苔灰黑而干，为热盛伤津；舌苔灰黑而湿润，多属阳虚寒盛。灰黑苔多见于疾病比较严重的阶段。

（2）厚薄：有薄苔、厚苔、少苔、无苔。薄苔多为疾病初起，病邪在表，病情较轻；厚苔多示病邪较盛，并已传里；或有胃肠积滞，或有痰湿。苔愈厚表示邪越盛，病情愈重。但舌苔的形成，反映了胃气的有无，舌苔虽厚，说明胃气尚存的一面，而少苔常表示机体正气不足，无苔则是胃气大虚，缺乏生发之机。舌面上有不规则的舌苔剥脱，剥脱处光滑无苔，称为花剥苔，多属胃的气阴不足，若兼有腻苔则表示痰湿未化而正气已伤。

（3）润燥：反映体内津液的情况。正常舌苔不干不湿，无苔干燥为体内津液已耗，外感病多为燥热伤津，内伤病多为阴虚津液不足；舌苔湿润表明津液未伤，而苔面水分过多伸舌欲下滴，称为滑苔，则示体内有湿停留。

（4）腻苔：苔质细腻如一层混浊光滑的黏液覆盖于舌面，不易擦去，多属痰湿内盛。

（5）腐苔：苔质疏松如豆腐渣，堆于舌面，易于擦去，多为实热蒸化胃中食浊，为胃中宿食化腐的表现。

望舌苔可反映病位的深浅，病变的性质，邪正的消长。舌苔之厚薄，可察邪气之盛衰，苔之消长，显示病邪之进退；舌苔薄者病邪较轻，厚者病邪较重；舌苔有无，为正气强弱之候，苔之颜色，乃邪之寒热之征；苔之润燥，可察津液之多少有无。在男科临床上常见的舌苔有以下几种。

①舌质淡、苔薄白胖嫩：为命门火不足，肾阳虚衰之象。

②舌淡黯或有瘀斑：为瘀血阻滞，败精阻络之征。

③舌质瘦红、少苔或无苔：为肝肾阴虚火旺之象。

④舌尖边赤：为肝经实热，心火偏旺之象。

⑤舌苔白润：为内有寒湿。

⑥苔黄而腻：为内有湿热。

⑦舌面光亮无苔而红：为肝肾阴亏之象。

⑧苔黄者属热；苔白者属寒，苔干燥者为伤津，苔润者为津液未伤或有寒湿。

⑨苔薄微黄：邪热尚轻；苔厚深黄，内热炽盛。苔黄厚而腻，为湿热壅盛；苔黄厚而干，为热盛伤津。

⑩苔灰黑润滑：为阳虚有寒，苔黑干燥，为火炽津枯之象。

总之，望舌苔应与舌色舌质合参，并结合临床其他证候综合分析，有助于不孕不育的诊断分型与辨证施治。

二、闻诊

闻诊是医生通过听觉和嗅觉了解病人的声音和气味两个方面的变化。闻声音即观察病人的语言、呼吸、咳嗽等声音的变化，嗅气味即观察病人的分泌物、排泄物的气味变化，诊察病情，以协助辨别疾病的寒、热、虚、实。所以患者就诊前不要进食气味浓烈的食物，如葱、蒜、柑橘、口香糖等，抽烟、饮酒还会使从口腔中出现特殊气味。常见的闻诊有以下几种。

①口臭：多为肺胃有热，或有龋齿，或口腔不洁。口出酸臭味多是胃有宿食，消化不良。口出腐臭气，多是牙疳，或有内痈。

②大便酸臭：大便酸臭、秽臭为肠中积热，气味腥臭多属寒。

③小便臊臭：小便臊臭多为湿热。

三、问诊

问诊是医生通过询问病人或陪诊者，了解疾病的发生、发展、治疗经过、现在症状及其他与疾病有关的情况，是探求病因之大要，万万不可忽视，也是诊断疾病不可缺少的第一步，为下一步的辨证施治提供有效的参考依据。有人认为：中医看病，不用病家开口，只需察色按脉，病情自然分晓，其实这是片面的认识。因为中医治病强调"四诊合参"，其中问诊所获得的资料，是诊断疾病的最为重要的依据之一。就诊前患者应简明扼要地讲清楚主要不适和发病时间、伴随症状、处理经过及治疗效果等，并如实回答医生的有关询问，如发病前的情况，平时健康状况，月经、生育和家族病史等。

因不孕不育涉及诸多难言之隐，唯有详细问诊，才能了解患者的真实病情，正如明代名医张介宾所说的问诊是"诊病之要领，临证之首务"，说明问诊在四诊中占有重要地位。但是具体问诊时医生应围绕主诉耐心询问，切忌暗示，这样才能获得真实而有价值的临床资料。所以要求医生在问诊时，必须亲切地以交流的形式，有目的、有条理、有重点地询问。历代医学家积累了丰富的问诊经验，如清代名医陈念祖在《医学实在易》中总结出了《十问歌》："一问寒热二问汗，三问头身四问便，五问饮食六问胸，七聋八渴俱当辨，九问旧病十问因，再兼服药参机变，妇人尤必问经期，迟速闭崩皆可见，再添片语告儿科，天花麻疹全占验。"而不孕不育症有其固有的生理及病理特点，问诊内容主要有以下几个方面，现简述如下。

1. 问年龄、职业

因为人类的生育与年龄有一定的关系，《黄帝内经》中有男子"二八，肾气盛，天癸至，精气溢泻；三八，肾气平均；四八，筋骨隆盛，肌肉满壮；五八，肾气衰，发落齿槁；七八，肝气衰，筋不能动，天癸竭，精少，形体皆极；八八，则齿发去"，说明男人的生育年龄在 16 ～ 56 岁之间，60 岁以上则身体虚弱，生育能力极低，而且易出现前列腺增生和更年期综合征，这也是人体衰老的自然现象。

2. 问个人史

个人史包括工作、职业、生活、饮食、嗜好、居住环境、卫生习惯等。如长期接触苯、铅等化学物质易发生慢性中毒；若长期接触大功率的放射线，或高温作业等均可影响睾丸生精而致不育；若生活无规律、暴饮暴食、烟酒无度、经常熬夜、地居潮湿寒冷等原因可导致性功能障碍或不育。

3. 问二便

主要询问大小便的次数、性状、气味等。若大便干燥，或为热结肠道，或为气阴两亏；若大便稀溏，或为脾肾虚弱，或为寒湿内盛。小便量次较多，其病在肾与膀胱，多属虚寒或湿热，也常见于消渴证（即糖尿病，糖尿病患者多有性功能减退）；若小便频数、短赤而急迫者多属下焦湿热；若量多而色清者多属下焦虚寒，肾气不固，膀胱失约；若小便不畅，点滴而出为癃，小便点滴不出为闭，统称癃闭（或是现代西医称之为前列腺增生）。

4. 问病史

询问既往史和现病史，是问诊的主要内容。如是否患过腮腺炎、睾丸炎、前列腺炎、性病，是否做过隐睾或疝气手术、是否有生育史等，包括发病时间、自觉症状、疾病发展过程、治疗方法及对治疗的反应。有无药物有过敏反应等，以往做过的各种检查情况也应详细询问，对中医辨证诊断，亦有很大帮助。

5. 问家族史

了解患者家族有无传染性、遗传性、不孕不育等病史，患者父母是否近亲结婚等，对不孕不育的诊断也有一定的参考价值。

6. 问婚育史

主要询问结婚年龄、结婚时间、妻子年龄、健康状况、月经情况、感情情况、对生育的态度等。患者或其妻子在婚前或婚后是否有过生育或流产史。结婚年龄过早，多有肾气损伤，易致生育障碍。

7. 问房事

夫妇间正常的、适时的性生活是孕育的基础。在临证中，因房事不当而致生育障碍者不乏其人，因此对男性生育障碍患者问房事十分重要。首先要问清性交是否成功、是否正常、是否在阴道内射精、性交频率、性交时间等等。如果性交过频会引起虚损劳伤，影响精子质量而易致不育；如果性交太少，配不上排卵期也不易受孕；另外，在妇女月经没有完全干净时不能性交，否则易造成感染或产生抗精子抗体；其次是性交的姿势、体位及性反应等问题也应问及。一般要求在女方排卵期性交对孕育最为适宜。

8. 问精候

人的生殖功能依赖肾精的充盈，问精候是问诊的重点。

（1）问患者有无遗精、滑精、早泄以及发生次数的多少。

（2）问性交时有无排精，排精时有无疼痛或不适，排精后有无腰腹疼痛等。

（3）问有梦而遗者，多为相火旺盛或心肾不交；无梦而遗者，多为肾虚不固或湿热下注。

（4）若房事较频而精足者，是肾气旺盛之象，反之乃多属肾虚之候。

（5）若精液稀薄，精冷量少者为“精冷”，多属于肾虚精寒。

（6）若精液黄稠或挟血丝，多属湿热扰动精室或阴虚火旺灼伤脉络。

（7）若尿中挟精或排尿后精液流出为肾失固摄之候。

（8）若房事之时无精液排出为“不射精症”。

（9）若房事之初，未交即射精或刚入即射精属于“早泄”。

9. 问寒热

主要问平时是喜寒还是喜热。

（1）若畏寒而喜暖、得热则减，多属肾寒实症。

（2）若畏寒而喜暖、得热稍减，则属于命门火不足，是肾阳虚衰之象。

（3）若五心烦热，口干不欲饮，腰酸乏力，精少黄稠者则为肾阴亏虚之象。

（4）若身热口苦，尿黄精浊，阴囊湿黏多为肝经湿热或湿热下注所致。

（5）若阴囊发凉、潮湿阴冷，则为肾虚精冷或寒湿肝脉所致。

（6）阴囊下垂湿黏而痒，多为下焦湿热之象。

四、脉诊

1. 脉诊的概念

因脉为血府，贯通周身，五脏六腑的气血都要通过血脉周流全身，当机体受到内外因素刺激时，必然影响到气血的周流，随之脉搏发生变化，医者可以通过了解脉位的深浅，搏动的快慢、强弱（有力无力）、节律（齐否）、脉的形态（大小）及血流的流利度等不同表现而测知脏腑、气血的盛衰和邪正消长的情况以及疾病的表里、虚实、寒热。如病变在肌表时，呈现浮脉；病变在脏腑时，呈现沉脉；阴证病候时阳气不足，血行缓慢，呈现迟脉；阳证病候时血流加速，呈现数脉等。脉诊是中医辨证的一个重要依据，前人在长期的实践中积累了丰富的经验，是中医独特的诊法。脉诊，俗称切脉，又称把脉、按脉、持脉、诊脉。

在临诊中也有脉证不符的特殊情况，如阳证反见阴脉，阴证反见阳脉，因此把脉诊作为唯一的诊断方法是非常片面的，必须强调“四诊合参”，才能了解疾病全貌，做出正确诊断。

2. 脉诊的原理

早在公元前 5 世纪，我国就已经出现了脉诊，并一直沿用至今，充分证明了其强大的生命力和科学性。现代脉象研究证实，脉象的形成，主要取决于心脏的功能、血管的机能、血液的质和量。这三方面决定了脉象出现某些形态的改变，即脉动应指的形象，也即脉象。脉象首先可显示这三方面因素的病变，其次可据其推断其他的病变。显然，脉象是有其客观存在因素的。

因为人体的经脉是气血运行的道路，心主血脉，心气能够推动气血沿脉道而环流周身，内至五脏六腑，外达四肢百骸，各脏腑组织皆受气血以滋养，而脏腑的功能活动又影响着气血的滋生和运行，所以凡属脏腑有病，气血盛衰，皆可影响心、血、脉三者，使之产生相应的变化，并从脉象上反映出来。

脉象的产生与心脏的波动，心气的盛衰，脉道的通利和气血的盈亏直接相关。所以，心脏是形成脉象的主要脏器。气血是形成脉象的物质基础，同时，血液循行脉道之中，流布全身，运行不息，除心脏的主导作用外，还必须有各脏器的协调配合：肺朝百脉，肺气敷布，血液方能布散；脾统血，为气血生化之源，血液靠脾气的充养和统摄得以运行；肝藏血，主疏泄以调节血量；肾藏精，精能生血，又能化气，肾气为各脏腑组织功能活动的原动力，故能反映全身脏腑、气血、阴阳的综合信息。当脏腑、气血发生病变后，必然会从脉搏上表现出来，呈现病理脉象，成为诊断疾病的重要依据。

3. 脉诊的部位

大体上有三种，即遍诊法、三部九候法和寸口诊法。寸口诊法是《难经》在《内经》诊“寸口”脉的基础上提出来的诊脉方法，主张只诊“寸口”部位（病人手腕后桡动脉搏动部位）之变化，来测知全身脏腑、经络、阴阳、气血变化之异常。由于这一方法简便易行，故为后世医家普遍采用，且沿用至今。其理论根据有二：其一，是肺朝百脉，脉会太渊。即人体各经脉均会集于肺，而寸口为手太阴肺经的循行部位，其上之太渊穴，是脉会之处，所以有“脉会太渊”之说；其二，是脾胃为各脏腑气血之源，各脏腑气血之盛衰，与脾胃功能之强弱有着密切的关系，而手太阴肺经亦起于中焦脾功能之状况。因此，全身脏腑经络气血之盛衰，都可以从寸口脉上反映出来。

4. 脉诊的方法

《素问·脉要精微论》强调诊脉常平坦，脉诊应在病人安静时进行，即切脉时让病人取坐位或仰卧位，手前臂与其心脏近于同一水平，手掌向上，前臂平放，以使血流通顺。寸口脉分寸、关、尺三部，每部都有浮、中、沉三候，称谓三部九候。对成人切脉，以三指定位，先用中指按在高骨（桡骨茎突）部位的桡动脉定“关”，继续以食指在关前（远心端）定“寸”，然后用无名指在关后（近心端）定“尺”。三指应呈弓形斜按在同一水平，以指腹按触脉体。三指的疏密应以病人的高矮适当调整，如患者身体较高，三指排列可松一些，而病人身体较矮，则三指排列可紧一些，同时要三指排列整齐，否则会影响脉形的准确性。

5. 脉诊的注意事项

切脉时应注意安静的环境，如患者刚经过爬楼或步行等运动，则应先让其休息半小时，然后诊脉。切脉者必须呼吸均匀，态度认真，把注意力集中于指下细心地分辨脉象。每次诊脉时间，不应少于 1 分钟。

6. 影响脉诊的因素

人体大致有 28 种脉象，每一种脉象都是对人体机能的反映，都有所对应的病症范围。脉象是一种生物信息传递现象，是从外部测量到的关于循环系统的一个信号。决定脉象的内源性因素主要是前面提到的心脏的功能、血管的机能、血液的质和量三方面的因素。

另外，脉象还受气候、年龄、性别、体质、劳逸及精神状态等外界因素的影响而发生某些生理变化。年龄越小，脉搏越快。婴儿脉急数，青壮年脉多有力，老人脉稍弦，妇女脉象较男性脉象弱而略快，胖人脉稍沉，瘦人脉稍浮；劳力之后、饮酒、饱食或情绪激动时，脉多快而有力；饥饿时脉来较弱；脑力劳动者脉多弱于体力劳动者等，这些均应与病脉相鉴别。另外，少数人桡动脉走向异常，脉可不显现于寸口，如有的显于寸口的背侧，名曰“反关脉”，有的从尺部斜向手背，名曰“斜飞脉”，这些都不属于病脉。例如一年四季，脉象有春弦、夏洪、秋浮、冬沉的变化，所以外界环境微不足道的变化，在脉象上都可能会出现明显的变化。如果在生理的调节范围内，是正常的脉象；超过生理范围，就是病态的脉象。有了干扰，脉象有时就不准确可靠。在这时，经验显得尤其重要，诊脉技艺高超、经验丰富的中医大夫可以较准确地发现病变，而一般的中医大夫就可能诊断不清，甚至诊断失误。

7. 正常脉象

正常人脉象，又称平脉，常脉。常脉为三部有脉，一息四至（每分钟脉搏 70 ～ 80 次），不浮不沉，不大不小，节律均匀，和缓有力，尺脉沉取应有力，尺脉沉取不绝有力，其特点是有胃、神、根。其中有胃：就是有胃气，脉搏表现和缓，从容，流利。有神：是指脉搏应指有力柔和，节律整齐。有根：主要表现为尺脉沉取不绝。

8. 常见病脉

常见病脉有浮脉、沉脉、迟脉、代脉、数脉、虚脉、实脉、滑脉、洪脉、细脉、弦脉、濡脉、弱脉等。

（1）男女脉：男子脉一般比女子较有力而略迟，而且寸脉盛于尺脉。《难经·十九难》指出："男脉在关上，女脉在关下，是以男子尺脉恒弱，女子尺脉恒盛，是其常也……男得女脉为不足。"由于肾主生精、藏精、排精，所以男性不育症都是各种致病因素直接或间接地累及肾而发病的，故重点论述肾病的脉象。肾病多虚证，所以肾之病脉以沉、微、细、弱为多见。

（2）浮脉：轻按可得，重按则减，为阳，为表，特点为脉搏部位表浅。主病：表证由于外感病邪停留于表时，卫气抗邪，脉气鼓动于外，故脉位浅显。浮而有力为表实，浮而无力为表虚。内伤久病因阴血衰少，阳气不足，虚阳外浮，脉浮大无力为危证。浮而中空为芤，有边无中，如以指著葱之象，主失血；浮而搏指为革，中空外坚，似以手指按鼓皮之状，相比芤脉中更空而外更坚，主阴阳不交；浮而不聚为散，按之散而不聚，来去不明，主失血。

（3）沉脉：轻按不得，重按乃得，为阴，为里。特点为脉搏部位较深，按至肌肉以下。主病：里证。有力为里实，无力为里虚。邪郁于里，气血阻滞阳气不畅，脉沉有力为里实；脏腑虚弱，阳虚气陷，脉气鼓动无力，则脉沉无力。沉而几无为伏，著骨始得，较沉更甚，主邪闭；沉而有力为牢，沉而强直搏指，主内实。

（4）迟脉：脉搏缓慢，一息三至或二至（每分钟脉搏在60次以下）。主病：寒证。有力为实寒，无力为虚寒。寒则凝滞，气血运行缓慢，脉迟而有力为实寒证。阳气虚损，无力运行气血，脉迟而无力，为虚寒证。运动员和重体力劳动者，脉象常迟，属生理状态。结脉：脉来缓慢，有不规律的间歇。主病：阴盛气结，寒痰，瘀血。分析：阴寒内结，脉道气机受阻，故脉来缓慢而时一止。寒痰瘀血，气结不疏，脉气阻滞，故气虚血弱致脉来迟而中止者，则结而无力。

（5）代脉：其脉象特征是脉搏缓慢、时有停跳且没有规律，缓中一止，不能自还而更代，主气绝，亦主经隧有阻，妊妇见之不妨。脉有歇止，止有定数。主病：脏气衰微，如冠心病、风湿性心脏病、甲亢性心脏病等疾病可出现没有规律的脉搏停跳。分析：脏气衰弱，元气不足，使脉气不能衔接。迟而时止为结脉：脉来缓慢，有不规律的间歇。主病：阴盛气结，寒痰，瘀血。分析：阴寒内结，脉道气机受阻，故脉来缓慢而时一止。寒痰瘀血，气结不疏，脉气阻滞，故气虚血弱致脉来迟而中止，则结而无力。

（6）数脉：脉搏急促，一息五至、六至（每分钟脉搏在90次以上）。特点是较正常脉搏至数快，除迟、结、代三脉外其他都可见。主病：热证。有力为实热，无力为虚热。外感热病初起，脏腑热盛，邪热鼓动，血行加速，脉快有力为实热。阳虚火旺，津血不足，虚热内生，脉快而无力为虚热。

（7）虚脉：寸关尺三部脉皆无力。重按空虚。应指松软，是一切无力脉的总称。主病：虚证。多为气血两虚，气血不足，难以鼓动脉搏，故按之空虚。

（8）实脉：寸关尺三部脉皆有力。主病：实证。邪气亢盛而正气充足，正邪相搏，气血充盈脉道，搏动有力。

（9）滑脉：应指圆滑，按之流利，圆滑如按滚珠。主病：痰饮、食积、实热诸证。多见于青壮年气血充实。妊娠妇女滑脉是气血旺盛养胎之现象，均属生理现象。

（10）洪脉：脉大而有力，如波涛汹涌，来盛去衰，来大去长。主病：热盛。内热盛脉道扩张，脉形宽大，因热盛邪灼，气盛血涌，使脉有大起大落。

（11）细脉：脉按之细小如线，起落明显。主病：虚证。多见于阴虚、血虚证。又主湿病。阴血亏虚不能充盈脉道，或湿邪阻压脉道，脉细小。

（12）弦脉：其脉象特征是血管紧张度增高，脉体端直长。挺然指下，如按琴弦，主肝胆病、痛证、痰饮。如肝气郁结，气机不利，肝失疏泄，脉道拘急而显弦脉。病则气乱或痰饮内停，致使气机输转不利，出现弦脉。常见病症如肝气郁结型抑郁、焦虑，高血压等。

（13）濡脉：其脉象特征是脉象细、位置表浅、无力，即浮细无力。当人体患有胃肠性感冒（纳差、恶心、呕吐、腹泻）、急性胃肠炎等使体液减少，气血不足，反映在脉象上就可出现濡脉的特征。

（14）弱脉：弱脉是指沉细软绵似弱脉，轻寻无板重采知，元气耗损精血虚，少年可虑白头矣。其脉象特征是脉来细软而沉、柔弱而滑的脉象。弱脉多见于气血不足的虚证。血虚脉道不充，则脉细；气虚则脉搏乏力，则脉沉软而无力。弱脉须与濡脉相区别，弱脉在脉势上均细软而无力，但弱脉须沉按始得；而濡脉则轻取即有，稍用力则无。弱脉与弦脉为相反的脉象。临床上，弱脉常同涩、细、数等脉兼见。

五、实验室检查诊断

实验室的CASA检查是中医诊断男性生育障碍的重要依据，并以WHO第五版标准为依据。

第三节　辨证方法

辨证，是中医认识和诊断疾病的重要方法。辨证的过程就是将四诊搜集得到的症状、体征、病史等资料，运用中医理论，分析产生这些症状、体征的病因和它们之间的内在联系，判断其病变部位和病变性质，并从整体观念出发，综合分析患者机体正邪斗争的强弱盛衰和病情发展趋势等方面的情况，从而做出明确的诊断。四诊是辨证的前提，辨证是治疗的依据。治疗结果又是检验辨证正确与否的标准，这三者的有机联系，成为中医诊断和治疗疾病的基本规律即辨证论治。中医辨证方法很多，主要有八纲辨证、脏腑辨证、气血辨证、六经辨证、卫气营血辨证、三焦辨证等。其中八纲辨证是各种辨证方法的总纲，是从各种辨证方法的个性中概括出来的共性；脏腑辨证与气血辨证主要是针对内伤杂病的辨证方法；六经辨证、卫气营血辨证和三焦辨证主要是针对外感热病的诊断方法，这些方法常相参运用于临床。我们认为：中医男科应以八纲辨证、脏腑辨证、气血辨证为主要辨证方法。

一、八纲辨证

八纲辨证，是指阴阳、表里、寒热、虚实八类证候，是中医辨证学的基本纲领。也就是将四诊搜集得到的病情资料，运用中医理论加以综合、分析、归纳，并根据人体正气的盈亏、病邪的性质和盛衰，以及疾病所在部位的深浅等情况的概括。疾病的表现尽管复杂，但基本上都可以归纳于这八纲之中。例如疾病的类别可分阴证和阳证，病变的部位可分表证和里证，疾病的性质可分为寒证和热证，邪正的盛衰可分为虚证和实证。其中阴、阳两纲又可概括其他六纲，表证、热证、实证属阳；里证、寒证、虚证属阴，所以阴阳两纲又是八纲中的总纲。八纲反映了病变过程中各种矛盾的几个主要方面，但在临床应用上，它们之间又是相互联系而不可分割的。如辨别表里必须与寒热虚实联系，辨别虚实又必须与表里寒热联系。由于疾病的变化，往往不是单纯的，而是经常出现表里、寒热、虚实交织在一起的错综复杂的情况。同时，在一定的条件下，证候的性质还可以出现不同程度的转变，如表证入里，里证出表；寒证化热，热证转寒；实证转虚，因虚致实等。在疾病发展的一定阶段中，还可能出现与疾病性质相反的表现，如真热假寒、真寒假热，真虚假实、真实假虚等。因此，进行八纲辨证时，不仅要熟练掌握八类证候的各自特点，而且还要特别注意它们之间的相互联系。

二、脏腑辨证

脏腑辨证，是中医辨证方法中的一个重要组成部分。它运用脏腑理论，对四诊所搜集的临床症状和体征进行分析、归纳，以辨明病位在何脏何腑。肾主生殖，与孕育相关；肝主筋，与房事、泄精相关；脾乃后天之本，气血生化之源。故三者病变与不孕不育密切相关，下面将重点介绍三脏辨证。

1. 肾辨证

肾为先天之本，主藏精，主骨生髓，通于脑，又主水液，主纳气，开窍于耳与二阴，其华在发，与膀胱相表里。肾中藏有元阴和元阳，为人身生殖、发育的根本。元阴属水、元阳属火，所以肾有“水火之宅”之说。无论元阴元阳，均宜固秘，不宜耗泄。固秘则能维持生理的正常，一有耗伤，则诸种病变由之而生，如宋代钱乙所说：“肾无实证。”

男科的肾虚主要有“肾阳虚、肾阴虚、肾气虚、肾精亏虚”等类型。

（1）肾阳虚：肾阳虚又称命门火衰，命门火衰是肾阳虚较重的表现。肾阳为一身阳气之根本，有温煦形体，蒸化水液，促进生殖发育之功能。肾阳虚衰，则温煦失职，气化无权。表现为：形寒肢冷、面色㿠白、精神不振、腰膝酸冷、舌淡苔白、脉沉细无力等。

（2）肾气虚：肾气虚是肾阳虚较轻的表现。由于年幼肾气不充，或由于年高肾气衰弱，或由于久病、房劳过度损伤肾气，气不归元，封藏固摄失职。临床表现为：腰膝酸软、小便频数而清、尿后余沥、夜尿多频、舌淡苔白、脉细弱等。

（3）肾阴虚：肾阴虚又称肾水不足，肾阴为一身阴液之根本，而滋润形体脏腑，充养脑髓、骨骼，抑制元阳火动，以维持正常的生长发育与生殖等功能活动，肾阴亏损，形体脏腑失其滋养，则精血骨髓等日益不足。另外，肾阳命火失其制约而亢逆为害。表现为：眩晕耳鸣、视力减退、健忘少寐、腰膝酸软、形体消瘦、咽干舌燥、五心烦热、午后潮热、盗汗颧红、舌红苔少、脉细数等。

（4）肾精亏虚：肾精为生殖发育之本，肾精亏虚是肾阴虚的范畴。多因先天禀赋不足或后天失养或劳倦过度，久病伤肾所致。表现为：头晕耳鸣、腰膝酸软、咽干舌燥、舌红苔少、脉细无力等。

2. 肝辨证

肝藏血，肾藏精，精血相生，乙癸同源。另外肝主疏泄，喜条达。肝经绕前阴，抵少腹。肝主宗筋兴阳事，因此，肝与房事、生殖密切相关。肝病及肾，影响生殖。肝的病证有虚实之分，虚证多见肝阴虚、肝气不足，实证则是气火有余或为湿热所扰，而肝风内动上扰之证属本虚表实之证。男科的肝病主要有“肝血不足、肝阳上亢、肝气郁结、寒滞肝脉、肝胆湿热”等类型。

（1）肝血不足：是导致肝阴虚的主要原因，多因生血不足或失血过多，或久病耗伤肝血所致。肝血不足上不能荣头面，下不能主宗筋。表现为：面色无华、眩晕、夜寐多梦、耳鸣如蝉、眼睛干涩、视物模糊、肢体麻木、筋脉拘急、爪甲不荣、舌淡、脉细等。

（2）肝阳上亢：多因肝肾阴虚，不能制约肝阳或因郁怒焦虑，气郁化火，内耗阴血，阴不能制阳，以致亢逆于上。故本病为阴虚，标病为阳亢，故又称阴虚阳亢或阴虚肝旺。由于肝肾之阴不足，阳气亢逆升腾。表现为：眩晕耳鸣、头痛头胀、面红目赤、失眠多梦、健忘心悸、急躁易怒、腰酸膝软、宗筋伸缩失常或阴纵或阴缩、舌质红绛、苔薄或无苔、脉弦等。

（3）肝气郁结：多因情志郁结，郁怒伤肝，气机不能条达，疏泄功能失常。表现为：情志抑郁、易怒、心烦、胸闷、胸胁、乳房、少腹胀痛，苔薄、脉弦等。

（4）寒滞肝脉：多因感受寒邪、肝经气血凝滞而发病。肝经绕阴器抵少腹，寒滞于经脉，气血凝滞。表现为：形寒肢冷、少腹与睾丸牵引坠胀疼痛或阴囊收缩、受寒则盛、得热则缓、舌苔白滑、脉沉弦或迟等。

（5）肝胆湿热：肝与胆相表里。肝胆感受湿热之邪或嗜酒肥甘，化生湿热或脾胃运化失常，湿浊内生，湿郁化热，湿热蕴结肝胆，致肝胆疏泄失常。表现为：胁肋胀痛、口苦纳呆、呕恶腹胀、大便不畅、小便短赤或身目发黄或寒热往来或阴囊湿疹或睾丸肿胀疼痛，舌苔黄腻、脉弦数等。

3. 脾辨证

脾主运化，统血。脾气主升，脾与胃相表里，脾升胃降，燥湿相济，共同完成水谷的消化、吸收与布输。故脾又为气血之源，后天之本。若脾胃升降失常，脾虚失运，气血生化无源，则肾精稀少影响生育。脾脏病证，以虚证为多，故有“实则阳明，虚则太阴”之说。脾病之虚，常是阴气虚或阴津亏损所致。

男科的脾病主要有“脾气虚、脾阳虚、脾阴虚、湿热蕴脾”等类型。

（1）脾气虚：多因饮食失调、吐泻太过或其他脏腑疾病乘脾犯胃，导致脾胃虚弱。脾气不足运化失常，气血生化无源。表现为：食少纳呆、食后脘腹胀满、大便溏薄、少气懒言、四肢倦怠、面色萎黄、舌淡、苔白、脉缓弱等。

（2）脾阳虚：由脾胃气虚发展而来或过用寒凉药物伤害脾阳所致。脾阳虚则运化无权。表现为：纳减腹胀、脘腹疼痛而喜按喜温、口淡不渴、四肢不温、大便稀溏或肢体浮肿、小便不利、舌质白嫩、苔白滑、脉沉细或迟弱等。

（3）脾阴虚：多因素禀津液不足，或久病伤脾或热伤脾阴所致。脾津亏损，气血生化无源。表现为：饮食不思、便秘难解、尿频而短、面黄肌瘦、阳事不兴、舌红苔薄、脉细数或浮涩等。

（4）湿热蕴脾：此为脾病实证，临床上比较少见，多因感受湿热之邪或饮食不节，酿成湿热，内蕴脾胃所致。湿热之邪蕴结脾胃，受纳运化失职，升降失常。临床表现为：脘腹痞闷、呕恶厌食、大便溏泄、小便短赤或湿热留伏阴中而出现血淋、血尿或痰湿郁结精室、舌苔黄腻、脉濡数等。

三、气血辨证

气血禀脏腑生化，由经络输送，而脏腑、经络的生理活动又需气血充养才能正常进行。脏腑需气血长养而生精、化气、生血，经络赖气血充盈才能流通充盛。血赖气生化、运行和调节，气又靠血滋养、运载。气血相依，精血同源。精血之形、质皆属阴，异名而同类。同样精与气之间也有密切的关系，精为先天之本，精化气，气生精，精气不断地相互转化，维持着正常的生命活动。由于精和气血在生理上密切相关，故在病理上也相互影响。如气虚则精不摄，血虚则精不充，气滞血瘀则精关开阖失司。气血辨证是分析气、血的病理变化。临床上有气病者、血病者，也有气血同病者。

1. 气辨证

男科的气病主要有“气虚、气滞”等类型。

（1）气虚证：常由久病，或年老体弱或饮食失调，或房事不节等因素致元气不足，脏腑功能衰退。由于肾为先天元气之本，而后宗气又源于脾、肺，故临床上所说的气虚证，多指脾、肺、肾气不足而言。气虚的病理反映可涉及全身各个方面，还可导致脏腑功能减退，从而表现一系列脏腑虚弱征象，使人体的生理功能、体力和精力都处于不良状态，容易疲劳，其免疫功能和抵抗力明显低于身体健康人群，现代医学将其归于亚健康范畴。表现为：面色㿠白、头晕目眩、少气懒言、乏力疲倦，甚则晕厥、常出虚汗、动则更甚，舌质淡胖、有齿痕、苔薄白、脉虚弱或沉缓或迟而无力。各脏腑的气虚证各有特点，例如：①心气虚：表现为心悸、气短、胸闷等。②脾气虚：还有中气下陷，兼有纳少、腹胀、便溏等。③肾气虚：表现为身寒肢冷、腰膝酸软或五更泻等。

（2）气滞证：是指人体某一部分或某一脏腑气机阻滞运行不畅而言，常由情志不舒，饮食失调，闪挫外伤引起。表现为不通则痛，故以胸闷、胀痛等为主证，舌质淡、苔滑、脉沉迟等。

气滞是导致性欲减退、阳痿、不射精、精液不液化和顽固性慢性前列腺炎等功能性疾病的主要病因之一。

2. 血辨证

血病主要有“血虚、血瘀、血热”等类型，其中血热在男性生育障碍中比较少见。

（1）血虚证：常由失血过多或脾胃虚弱，生化不足，以及七情过度，暗耗阴血等原因引起。表现为：面色苍白或萎黄、唇色淡白、头晕眼花、心悸失眠、舌质淡、脉细无力等。

（2）血瘀证：凡离开经脉的血液，停留在人体组织内或血液运行受阻，局部有血液瘀积，都属于瘀血。形成血瘀的原因很多，有跌打损伤，各种出血之后，气滞使血流不畅，气虚运血无力，寒邪或热邪侵入血分均可导致疾病和生育障碍。

现代医学认为在人体内循环的是血液与体液，靠心血管系统与淋巴系统在身体里面循环。而中医则认为在体内循环的物质有三种即“气、血、水”，这些循环的物质负责运送人体所需的养分（中医称之为水谷精微）和带走代谢的废物，因此最重要的就是保持流动通畅。一旦流动缓慢停滞，就会产生各种病理现象。如果气的运行发生阻滞就称为“气滞”，血的循环停滞称为“血瘀”，水液停滞就会聚湿成痰称为“痰湿”。出现这些病因时，便会引发各式各样的疾病。其中所谓的“血瘀”，在西医的角度来看，则是因为中性脂肪、糖分或胆固醇含量过剩，造成血液黏稠难以流动，从而可能导致的动脉硬化、高脂血症、高血压、糖尿病等疾病，使血瘀状态也会更加严重，形成恶性循环。临床表现为：疼痛、肿块，出血、有瘀斑，但还可以夹有其他证候，或与其他证候并存，舌质暗或紫或瘀、苔薄、脉沉迟等。

（3）血热证：即血分有热，可分为虚实两类。①饮酒过多，过食辛辣厚味，蕴积胃肠，滋生胃火，而致吐血、呕血、便血，或肺热炽盛而致咯血、衄血，或膀胱热盛而致尿血等，多属实证。②若烦劳过度，房事不节或久病耗伤心肾之阴，阴虚火旺，迫血妄行，而出现咯血、尿血、紫斑等，多属虚证。

3. 气血同病辨证

男科的气血同病主要有“气滞血瘀、气血两虚”等类型。

（1）气滞血瘀证：是指气滞和血瘀同时存在的病理状态。气机运行不畅，以致血液运行障碍，形成气滞与血瘀并存的病理变化。其病因多由情志不遂引起。肝主疏泄而藏血，情志不遂则肝气郁结，疏泄失职。临床表现为：①气滞重者：性情急躁或胸闷气短、喜叹息、两胁、胃、腹胀痛、嗳气、咽部如有异物梗阻、性格内向、忧郁寡欢、心胸狭窄、情绪易波动等，女性有乳房刺痛或胀痛或有痛经等，舌暗、脉弦迟。②血瘀重者：则口唇爪甲紫暗、皮肤青紫斑或粗糙、局部刺痛或绞痛固定不移或可触及肿块、面部色素沉着、眼圈黑、黄褐斑，女性有痛经，经色紫暗夹有血块，或闭经等，舌紫暗或有青紫斑点，舌下静脉瘀血，脉涩沉。

（2）气血两虚证：是指气虚和血虚同时存在的虚弱证候，多因久病不愈，气血两伤所致。临床表现为：少气懒言、乏力自汗、面色苍白或萎黄、心悸失眠，舌淡而嫩、脉细弱等。

第四节 病证诊断

一、证与病诊断

因为中医诊断主要是通过望、闻、问、切四诊根据证候辨证，所以古代中医的诊断在一般情况下只讲“证”，而不讲“病”，如肾阳虚证、肾阴虚证、肝气郁结证、肝经湿热证等。我们认为：现代中医对男性生育障碍的诊断可加西医的诊断即“证＋病”，例如：肾阳虚证（型）中度阳痿、气血两虚证（型）重度少弱精子症等，这样能使中医的诊断描述和分证（型）更加明确、更加科学。

二、异病同证

不同的疾病，可以是同一种证型，其治疗方法也基本相同，这就是中医所讲的“异病同治”。不论是功能性阳痿，还是功能性少弱精子症，或是慢性前列腺炎都有肾阳虚、肾阴虚、脾肾两虚、气血两虚、痰湿、湿热、血瘀、肝郁、气滞、无证等同样的证型。

例如，我们对肾阳虚型功能性阳痿或肾阳虚型功能性少弱精子症或肾阳虚型慢性前列腺炎的治疗基本上都是采用“补肾温阳”等疗法为主，这就是“异病同治”；而西医对功能性阳痿或功能性少弱精子症或慢性前列腺炎则是采用不同的治疗方法，叫作“异病异治”。

三、同病异证

同一种疾病，有不同的证型，其治疗方法也有所不同，这就是中医所讲的“同病异治”。不论是功能性阳痿，还是功能性少弱精子症，或是功能性慢性前列腺炎都有肾阳虚、肾阴虚、脾肾两虚、气血两虚、痰湿、湿热、血瘀、肝郁、气滞等不同的证型。

例如，我们对功能性阳痿要分为“肾阳虚证”和“肝气郁结证”分别治疗，前者主要采用“补肾温阳”等疗法，后者则主要采用“疏肝解郁”等疗法，这就叫作“同病异治”；而西医对功能性阳痿（不分证型）则基本上都是采用“性心理宣教+西地那非（伟哥）”等同一种方法治疗，叫作“同病同治”。

第五节　体质诊断

一、国家体质分类（分型）

根据中华中医药学会2009年4月9日发布的《中医体质分类判定标准》，将人的体质分为：平和质（A型）、气虚质（B型）、阳虚质（C型）、阴虚质（D型）、痰湿质（E型）、湿热质（F型）、血瘀质（G型）、气郁质（H型）、特禀质（I型）九种类型。该标准是由我的中医远程辅导老师北京中医药大学国医大师王琦教授提出，并应用了流行病学、免疫学、分子生物学、遗传学、数理统计学等多学科交叉的方法，经全国中医临床专家、流行病学专家、体质专家多次论证而建立的体质辨识的标准化工具，并在国家973计划“基于因人制宜思想的中医体质理论基础研究”课题中得到进一步完善。通过21948例流行病学调查，该标准具有指导性、普遍性及可参照性，从事中医体质研究的中医临床医生、科研人员及相关管理人员，可将其作为临床实践、判定规范及质量评定的重要参考依据，该标准曾在多家“治未病”中心及中医药科研单位以及26个省、市、自治区（包括香港特别行政区、台湾地区等）试用。《中医体质分类判定标准》是我国第一部指导和规范中医体质研究及应用的文件，旨在为体质辨识及与中医体质相关疾病的防治、养生保健、健康管理提供依据，使体质分类科学化、规范化。现将《中医体质分类判定标准》简介如下。

1. 平和质（A型）

（1）总体特征：阴阳气血调和，以体态适中、面色红润、精力充沛等为主要特征。

（2）形体特征：体形匀称健壮。常见表现：面色、肤色润泽，头发稠密有光泽，目光有神，鼻色明润，嗅觉通利，唇色红润，不易疲劳，精力充沛，耐受寒热，睡眠良好，胃纳佳，二便正常，舌色淡红，苔薄白，脉和缓有力。

（3）心理特征：性格随和开朗。

（4）发病倾向：平素患病较少。

（5）对外界环境适应能力：对自然环境和社会环境适应能力较强。

2. 气虚质（B 型）

（1）总体特征：元气不足，以疲乏、气短、自汗等气虚表现为主要特征。

（2）形体特征：肌肉松软不实。常见表现：平素语音低弱，气短懒言，容易疲乏，精神不振，易出汗，舌淡红，舌边有齿痕，脉弱。

（3）心理特征：性格内向，不喜冒险。

（4）发病倾向：易患感冒、内脏下垂等病，病后康复缓慢。

（5）对外界环境适应能力：不耐受风、寒、暑、湿邪。

3. 阳虚质（C 型）

（1）总体特征：阳气不足，以畏寒怕冷、手足不温等虚寒表现为主要特征。

（2）形体特征：肌肉松软不实。常见表现：平素畏冷，手足不温，喜热饮食，精神不振，舌淡胖嫩，脉沉迟。

（3）心理特征：性格多沉静、内向。

（4）发病倾向：易患痰饮、肿胀、泄泻等病，感邪易从寒化。

（5）对外界环境适应能力：耐夏不耐冬，易感风、寒、湿邪。

4. 阴虚质（D 型）

（1）总体特征：阴液亏少，以口燥咽干、手足心热等虚热表现为主要特征。

（2）形体特征：体形偏瘦。常见表现：手足心热，口燥咽干，鼻微干，喜冷饮，大便干燥，舌红少津，脉细数。

（3）心理特征：性情急躁，外向好动，活泼。

（4）发病倾向：易患虚劳、失精、不寐等病，感邪易从热化。

（5）对外界环境适应能力：耐冬不耐夏，不耐受暑、热、燥邪。

5. 痰湿质（E 型）

（1）总体特征：痰湿凝聚，以形体肥胖、腹部肥满、口黏苔腻等为主要特征。

（2）形体特征：体形肥胖，腹部肥满松软。常见表现：面部皮肤油脂较多，多汗且黏，胸闷，痰多，口黏腻或甜，喜食肥甘甜黏，苔腻，脉滑。

（3）心理特征：性格偏温和、稳重，多善于忍耐。

（4）发病倾向：易患消渴、中风、胸痹等病。

（5）对外界环境适应能力：对梅雨季节及湿重环境适应能力差。

6. 湿热质（F 型）

（1）总体特征：湿热内蕴，以面垢油光、口苦、苔黄腻等湿热表现为主要特征。

（2）形体特征：形体中等或偏瘦。常见表现：面垢油光，易生痤疮，口苦口干，身重困倦，大便黏滞不畅或燥结，小便短黄，男性易阴囊潮湿，女性易带下增多，舌质偏红，苔黄腻，脉滑数。

（3）心理特征：容易心烦急躁。

（4）发病倾向：易患疮疖、黄疸、热淋等病。

（5）对外界环境适应能力：对夏末秋初湿热气候，湿重或气温偏高环境较难适应。

7. 血瘀质（G 型）

（1）总体特征：血行不畅，以肤色晦黯、舌质紫黯等血瘀表现为主要特征。

（2）形体特征：胖瘦均见。常见表现：肤色晦黯，色素沉着，容易出现瘀斑，口唇黯淡，舌黯或有瘀点，舌下络脉紫黯或增粗，脉涩。

（3）心理特征：易烦，健忘。

（4）发病倾向：易患癥瘕及痛证、血证等。

（5）对外界环境适应能力：不耐受寒邪。

8. 气郁质（H 型）

（1）总体特征：气机郁滞，以神情抑郁、忧虑脆弱等气郁表现为主要特征。

（2）形体特征：形体瘦者为多。常见表现：神情抑郁，情感脆弱，烦闷不乐，舌淡红，苔薄白，脉弦。

（3）心理特征：性格内向不稳定、敏感多虑。

（4）发病倾向：易患脏躁、梅核气、百合病及郁证等。

（5）对外界环境适应能力：对精神刺激适应能力较差，不适应阴雨天气。

9. 特禀质（I 型）

（1）总体特征：先天失常，以生理缺陷、过敏反应等为主要特征。

（2）形体特征：过敏体质者一般无特殊，先天禀赋异常者或有畸形，或有生理缺陷。常见表现：过敏体质者常见哮喘、风团、咽痒、鼻塞、喷嚏等，患遗传性疾病者有垂直遗传、先天性、家族性特征，患胎传性疾病者具有母体影响胎儿个体生长发育及相关疾病特征。

（3）心理特征：随禀质不同情况各异。

（4）发病倾向：过敏体质者易患哮喘、荨麻疹、花粉症及药物过敏等，遗传性疾病如血友病、先天愚型等，胎传性疾病如五迟（立迟、行迟、发迟、齿迟和语迟）、五软（头软、项软、手足软、肌肉软、口软）、解颅、胎惊等。

（5）对外界环境适应能力：适应能力差，如过敏体质者对易致过敏季节适应能力差，易引发宿疾。

据统计，其中比较健康的平和体质在人群中仅占 32.75%，其他 8 种偏颇体质占到了 67.25%，属于亚健康体质。

中医体质研究课题组的专家指出：体质是可以调整的。体质既禀成于先天，亦关系于后天。体质的稳定性由相似的遗传背景形成，年龄、性别等因素也可使体质表现出一定的稳定性。然而，体质的稳定性是相对的，个体在生长壮老的生命过程中，由于受环境、精神、营养、锻炼、疾病等内外环境中诸多因素的影响，会使体质发生变化。体质具有相对的稳定性，同时具有动态的可变性，这种特征是体质可调的基础。药物及有关治疗方法可纠正机体阴阳、气血、津液失衡，是体质可调的实践基础。重视不同体质对疾病与证候的内在联系及对方药等治疗应答反应的差异是实施个体化诊疗、贯彻“因人制宜”思想的具体实践，根据不同体质类型或状态，或益气，或补阴，或温阳，或利湿，或开郁，或疏肝，以调整机体的阴阳动静、失衡倾向，体现“以人为本”“治病求本”的治疗原则；及早发现、干预体质的偏颇状态，进行病因预防、临床前期预防、临床预防，实现调质拒邪、调质防病及调质防变，以实践中医“治未病”。如阳虚体质怕冷的人，在饮食上，可多食牛肉、羊肉、韭菜、生姜等温阳之品，少食梨、西瓜、荸荠等生冷寒凉食物，少饮绿茶，还可食当归生姜羊肉汤等，进行个体化健康管理。

二、证型分类

由于目前还没有查到公认的关于男性功能性性功能障碍和功能性生育障碍的中医证型分类方法和标准，所以在此只能将我们日常工作中的证型分类方法和标准简介如下。

我们主要是根据北京中医药大学国医大师王琦教授提出的“中医体质学”中的“九体医学”理论和以上八纲辨证、脏腑辨证、气血辨证等中医学原理以及现代人们的生活习惯和疾病谱的变化，将男性功能性性功能障碍和功能性生育障碍的临床证候分为虚证和实证，共9种常见病态体质证型，被称为“新安刘氏男性生育障碍九证分类法”。①虚证：主要有“肾阳虚弱、肾阴亏虚、心脾两虚、脾肾两虚、气血两虚”等。②实证：主要有“肝郁气滞、肾虚血瘀、痰湿蕴阻、湿热下注”等。

另外，还有少数是寒热虚实夹杂的复合病证，在此难以全面表达清楚，故在临证时还要认真进行“辨体、辨病、辨证”分析分类分证（型）。

1. 虚证型

虚证，是一种常见的人体病态体质证候，是由于人体正气虚弱或不足，脏腑机能下降而出现的一系列病理变化所表现的虚证型证候的总称。其特点是：体质虚弱、全身乏力、头晕目眩、面色萎黄、语声低慢、呼吸短促、动则汗出，舌质淡、苔薄白、脉细弱等。我们认为男科常见的虚证有以下五种类型。

（1）肾阳虚弱型：相当于阳虚质（C型）。

（2）肾阴亏虚型：相当于阴虚质（D型）。

（3）心脾两虚型：相当于气虚质（B型）。

（4）脾肾两虚型：相当于阳虚质（C型）。

（5）气血两虚型：相当于气虚质（B型）和阴虚质（D型）。

2. 实证型

实证，是一种常见的人体病态体质证候，是由于人体受到外邪侵袭，或因内邪痰火、血瘀、虫积、食积、水湿等而引起人体脏腑机能下降而出现的一系列病理变化所表现的实证型证候的总称。其特点是：面赤、气粗、痰壅、喘满、痞块、肿胀、腹痛、拒按、便秘、溲赤，舌质红、苔厚腻、脉实有力等。

《素问·通评虚实论》曰：“邪气盛则实，精气夺则虚。”实证有表实、里实、实热、实寒之分。若实于心则脉盛，实于肺则皮热，实于脾则腹胀，实于肾则前后不通，实于肝则瞀闷。清陈修园著《医学实在易》曰：“伤寒汗、吐、下诸法，皆所以攻其实也。若用防风通圣散、两解表里之实，方法颇纯，可与仲景法互用。”我们认为男科常见的实证有以下四种类型。

（1）肝郁气滞型：相当于气郁质（H 型）。

（2）肾虚血瘀型：相当于血瘀质（G 型）。

（3）痰湿蕴阻型：相当于痰湿质（E 型）。

（4）湿热下注型：相当于湿热质（F 型）。

第八章 提高治愈率

第一节 不育原因

因为生育障碍的病因比较复杂，有些是男方的原因，有些是女方的原因，有些是男女双方的原因。目前，还有 30% 左右的生育障碍患者查不出明确的西医学病因而成为世界医学难题。很多患者花费了几年或十几年的宝贵时间和大量经济费用仍未妊娠成功，主要存在以下几个方面的原因。

一、患方问题

1. 患者问题

（1）没有做到男女同诊同治。

（2）没有信心坚持正规治疗。

（3）没有时间坚持正规治疗。

（4）没有经济能力坚持正规治疗。

（5）经常道听途说，走过很多弯路。

（6）没有采用中西医结合的正规治疗。

（7）没有进行全面检查，没有查清病因。

（8）没有找到真正的不孕不育专科的好医师。

2. 长辈问题

（1）经常道听途说，催促子女病急乱投医。

（2）经常催问子女，增加患者精神心理压力。

（3）不给经济支持，使患者不能坚持有效治疗。

（4）经常指桑骂槐，挖苦打击，增加患者精神心理压力。

二、医方问题

1. 技术问题

（1）治标不治本：因为男性生育障碍是有多种因素和疾病而引起的复杂的综合性病症，是一个复杂的生殖系统工程，是世界医学难题。国内外西医对功能性生育障碍的治疗主要靠四大素即激素、抗生素、维生素、微量元素等。其妊娠率只有15%左右，所以国外西医发明了人工授精和试管婴儿技术。人工授精的妊娠率只有30%左右，试管婴儿的妊娠率也只有40%左右，其中还有18%左右的孕妇要发生流产。

为什么试管婴儿技术的成功率也很低？因为试管婴儿技术的原理是"小苗带土移栽"，是一种机械性的强制性的移植技术。不能治愈患者自身体质等因素引起的"正气不足"和精神紧张、精神焦虑、精神抑郁等因素引起的"阳虚宫寒或肝气郁结或气滞血瘀"等严重影响孕育功能的病证。这些病证会影响移植囊胚的成活和生长发育而造成流产。要提高试管婴儿技术的成功率必须在进行试管婴儿技术治疗前采用中医的辨证施治，慢慢调理，为受孕打好体质方面的物质基础，我们称之为"管前治疗"。所以采取中西医结合治疗可以取长补短、缩短疗程、提高疗效、减少费用。

（2）医生不专业：在基层很多不孕不育专科、泌尿外科、男性科、妇科或中医门诊的医生没有专门进修学习过生殖医学专业，也没有专职从事过生殖障碍专业的临床工作，也没有或很少发表过生殖障碍专业方面的论文，只是懂一点生殖障碍的基本常识，只是按照常规的流水作业式的检查、诊断、治疗，或进行不对症的过度检查、过度治疗，所以治愈率很低。

2. 方法问题

（1）男女治疗分离：治疗男性生育障碍的专科医生不懂女性生育障碍的诊治；治疗女性生育障碍的专科医生不懂男性生育障碍的诊治。

（2）中西医治疗分离：中医不懂西医；西医又不懂中医。他们之间甚至还有相互贬低或相互排挤的情况。

（3）药物心理治疗分离：每个专科门诊每天都有很多病人就诊，每个医生每天都要诊治几十人次，所以他们每次都是匆匆忙忙地看病，根本没有时间进行精神心理治疗或认真分析病情寻找病因，所以治愈率很低。

因为存在以上患者和医生多方面的问题，造成患者久治不愈，使患者感到治病的疲惫和烦恼，失去了治疗的信心，或盲目进行试管婴儿治疗。

三、疾病问题

大约有20%左右的生育障碍人群确实患有不易治愈的严重疾病，例如在男性生育障碍方面主要是各种器质性疾病引起的无精子症或顽固性重度少弱精子症等疾病，在女性生育障碍方面主要是各种器质性疾病引起的子宫病变或输卵管不通等疾病。这些患者可以采用人工辅助生殖技术治疗。

第二节 就医方法

一、寻找好医生

1. 好医生的医术标准

男性生育障碍虽然是一种常见病，但并不是一般的普通医生都会治疗的常见病，而是全世界的医学难题，所以真正的全能的德才兼备的生育障碍专科的好医师是很少的，他（她）们必须具备以下条件。

（1）要有治愈生育障碍患者50例以上的成功经验。

（2）要有公开发表生育障碍专业论文3篇以上的经验。

（3）要有专职从事生育障碍临床诊治工作3年以上的经验。

（4）要有生育障碍专科中西医融会贯通的知识、技能和临床经验。

（5）要有经常参加全国中医和西医生育障碍专业培训和学术交流3次以上的经验。

总之，我们对生育障碍专科医师的要求是：不看学历看能力。只要具备了中医、西医、男科、女科四大技能，能够达到安全、有效、快速、简便、经济的治疗效果，真正做到“使患者少花钱治好病”就是我们理想的好医生。

2. 好医生的医德标准

（1）爱岗敬业，中西医结合。医生首先要热爱本专业工作，而且还要有浓厚的兴趣，并有立志为本专业奋斗终生的意愿。不但要努力学习、刻苦钻研中西医方面的理论知识，而且要理论联系实际，提高临证分析、解决问题的实际工作能力。团结中西医，互相取长补短，共同攻克世界医学难题，为人类健康繁衍贡献微薄之力。

（2）以仁为本，精益求精。要坚持“以仁为本，精益求精，全心全意为人民服务”的医疗宗旨。发扬新安医学“乐善好施，重义轻利”的传统美德和“简、便、验、廉”的特色。要做到急病人之所急，想病人之所想，热情接待每一位患者，耐心仔细地对待每一位病人，讲解清楚每一个问题，使患者了解自己的病因、了解自己的病情、了解自己的治疗原理，要帮助患者树立战胜疾病的信心，要尽量使患者少花钱治好病。

（3）严守患者隐私。在诊治生育障碍的过程中，我们专科医师务必要严肃认真，重视患者的心理和思想情绪，加强心理治疗，并严守患者的个人隐私。力争做一位人民的好医生！为人类的生殖健康和健康长寿做出最大的努力！

二、改进就医方法

1. 统一思想，同时检查

因为生育障碍是一种特殊的疾病，大多数患者身体都没有明显的不适或有轻度的不适，所以很多男性患者都不重视，存着侥幸心理，总是认为自己没病不去医院检查治疗，结果造成久治不孕甚至吵架或离婚的病例是举不胜举。为了缩短疗程，减少费用，提高疗效，我们要求生育障碍夫妇要做到统一思想、统一认识；同时咨询、同时检查；有病早治，无病放心。

2. 先咨询，后看病

首先，患者应该先去公办或民办医院生育障碍专科医师处咨询，了解生育障碍基本常识、检查程序、检查范围、治疗方法、见效时间、治愈率和治疗费用等问题。不看医院大小、不看广告宣传、不看是否专家，只看医生回答问题是否专业？是否科学？是否合理？是否让你信任？一定要经过比较后再做出选择，只有这样才能少走弯路，少花钱，治好病。

千万不能道听途说，病急乱投医。要积极广泛寻找德才兼备的生育障碍专科的好医生。在咨询的过程中要与医生交朋友，要以诚心换真心。比如可以问医生：您是中医？还是西医？或是中西医结合？您从事生育障碍专业工作多少年了？您已经治愈多少病人？我的主要原因是什么？像我这样的病例您是否治愈过？通过这样无拘无束的交流就能观察到某位医生的医德和技术情况了。

总之，一定要想方设法寻找到：即精通中医、又精通西医，即精通男性不育、又精通女性不孕的德才兼备的真正的全能的生育障碍专科的好医师，或有治愈承诺的专科医生进行认真治疗，还必须坚持治疗到妊娠成功（即保胎治疗到安全分娩)！但是这样的全能的好医生是很少的，必须慢慢地去寻找！

3. 先检查后治疗

一定要先检查后治疗，只有查清病因，才能对症治疗。在没有查清病因之前，千万不要随便看中医、服中药，更不能自己随便买药服。去医院检查前 5 ～ 7 天不能性生活。

如果在正规的生育障碍专科已坚持治疗三个月以上还没有好转，就应该要求医生拓宽思路，寻找原因，更改治疗方案或再次积极广泛寻找德才兼备的好医生。但千万不要道听途说，千万不要轻听某某医院或某某诊所或某某医生疗效怎么怎么好，一定要亲自去那里实地考察和咨询上述内容后才能接受他们的诊治。

4. 夫妇要同诊同治

不论是男性还是女性，不论以前是否有受孕或生育史都要做到同诊同治。以前能受孕并不等于现在或将来都能孕育。因为以前男女双方年纪较轻，其他各方面的功能都较强，性的冲动和性的兴奋性都很高，而且没有任何烦恼、没有任何压力、没有任何感染等不良因素的影响，特别是女方，其“大门没有开过”，生殖内环境是“一片净土”，这时候受孕是很容易的。以后随着年龄的增长、人体的衰老、工作的疲劳、生活的压力、空气饮食等污染、性生活的增多、生殖系统的感染等因素都会使男方精子质量进一步下降，使女方的生殖功能和生殖内环境受到影响而致生育障碍，所以要求生育障碍夫妇必须做到同诊同治。

5. 夫妇要相互支持

男女双方不论以前是否有无受孕或生育史，或不论现在是男方还是女方的原因，都要相互支持相互鼓励，才能增强信心。只有同诊同治才能达到缩短疗程、提高疗效、减少费用之目的，而且要做到以下四个不能：不能相互埋怨、不能道听途说、不能乱投医、不能有侥幸心理。

总之，不要轻听某些同事、同学、朋友或老年人的“经验”和“建议”，比如某某祖传医生效果好、某某退休医生效果好、某某单方效果好、某某地方便宜等等。一定要去实地先考察后看病。更不能抱着试试看或慢慢等的侥幸心理。因为时间不等人，年龄不等人。年纪越大越难治，特别是女方年龄超过 30 岁其生殖功能就开始逐渐下降，超过 35 岁其生殖功能就开始显著下降，超过 40 岁其生殖功能将下降到 5% 以下。

6. 不能隐瞒病史

患者对医生不能隐瞒病史，更不能报假姓名、假年龄、假职业和假地址等等。受孕以后一定及时告诉医生，医生会科学指导您孕期的注意事项、科学保胎、防止流产和怎样培养一个健康聪明的孩子等问题！

7. 改变不良习惯

（1）改变不良饮食习惯：患者饮食要以清淡素食为主，忌生冷、油腻等饮食，并且还要做到少吃、少睡、多运动。

（2）改变不良生活习惯：患者要尽量做到不吸烟、不喝酒、不疲劳、不熬夜，注意休息、保持心情舒畅、培养好夫妻感情、提高对性的兴趣，同时又要节制性生活、注意养精。

（3）改变思想观念：患者要改变思想观念、认真做好本职工作、不攀比、保持心理平衡、保持心情舒畅、减少思想顾虑、坚持规范治疗。

（4）妻子要支持和鼓励：患者妻子的支持、鼓励、宽容、理解是治疗成功的关键。

（5）要听从医生的疏导和治疗：医生的暗示和疏导能使患者树立信心，而且还要仔细辨证、认真分析、随证加减、合理用药、慢慢调理，千万不可急于求成。

三、搞好医患关系

1. 尊重医生的劳动

不孕不育是世界医学难题，如果按照一般的常规治疗的妊娠率仅20%左右，所以国外的西医发明了人工授精和试管婴儿治疗技术，其妊娠率分别是30%和40%左右，其中试管婴儿的流产率较高，约达18%左右。另外，试管婴儿治疗不但费用高，而且对身体也有一定的伤害，特别是对卵巢的伤害更大，如果三次试管婴儿治疗都未成功，一般医院不建议患者再做试管婴儿治疗。

医生要想办法治愈一对生育障碍，创造一个人类新生命，其价值是一百万、一千万也买不到的无价之宝，所以，患者首先要尊重医生的劳动，医生才能认真帮助患者想办法，或利用休息时间去帮助患者查找资料认真研究，或向上一级专家老师们请教，寻找更适合患者病情的更有效的治疗方案。由此可见，搞好医患关系也是成功的关键。

2. 相互尊敬、相互信任

医患之间首先要相互尊敬、相互信任、相互合作。医患之间只有以诚相待，以友相处，以诚心换真心，经过热情而详细的交流，才能更好地了解病情，明确诊断，对症治疗，才能少花钱治好病！作为患者一旦怀孕，一定要向医生报喜，尊敬医生的劳动，并再次寻求医生的帮助，为优生优育和保胎治疗进一步指导，为诞生一个健康聪明的小宝宝而努力。

3. 坚持治疗

（1）如果无效：若经过 1 ～ 2 次的复诊治疗尚未见效或略有降低，尽量不要随便更换医生。应该配合医生重新分析病情，寻找病因，更换治疗方案。如果经过 3 个疗程以上的中西医结合的科学、规范的治疗仍无效果，可以考虑去医科大学附属医院或省级大医院进一步检查治疗。

（2）如果有效：就要坚持治疗到妊娠 5 个月以上，所以千万不能中途停治或随便更换医生。如果中途更换医生，又要重新检查，重新分析，从头治疗，浪费时间，浪费经济。

第三节　治疗要求

因为男性功能性生育障碍是一种复杂的含有隐私性质的慢性疾病，其特点是“病程长，疗效慢”，所以很多患者很难坚持治疗。我们要求医患双方尽量做到：“男女同时诊治 + 中西医学并举 + 鼓励坚持治疗”，其中“鼓励”和“坚持”是成功的关键。

一、男女同时诊治

我们要求生育障碍夫妇做到“同时检查同时治疗”，以达到“无病放心有病早治、缩短疗程减少费用”之目的。

二、中西医学并举

因为中西医各有所长，相互结合可以取长补短。大多数功能性生育障碍只要坚持中西医结合的科学、规范的治疗都是能够治愈的。

三、坚持全程治疗

目前，国内外西医对男性生育障碍的各种病症还没有固定的特效疗法，而且“病程长，疗效慢”。所以要求患者不要道听途说，不要随便更换医生，一定要坚持中西医结合的科学的全程治疗。

因为多数男人的工作忙、压力大，他们往往没有时间、没有信心坚持治疗，所以我们要求患者的妻子不能给患者增加任何精神心理压力，绝对不能有埋怨、指责、后悔或消极等思想情绪，而应该给予更多的关心、爱护、支持、鼓励，并配合患者积极参与坚持中西医结合的科学的全程治疗，患者妻子的宽容、理解、支持、鼓励和真爱是治疗成功的重要因素。

第九章　西医特色疗法

第一节　常规疗法

临床常规治疗包括：病因治疗、性心理宣教治疗、营养素治疗（主要是补充维生素和微量元素）和生活治疗（主要是纠正不良生活习惯）等。

一、病因治疗

主要是对原发性疾病的治疗。如泌尿生殖系统感染、慢性前列腺炎、内分泌功能异常的内科治疗以及精索静脉曲张或隐睾等疾病的外科治疗。具体见第二篇和第三篇各章“治愈病例简介”中的相关内容。

二、性心理宣教治疗

1. 性基本知识宣教

性基本知识宣教主要包括：性与生殖的基本知识、克服偏见、改善夫妻性关系、讲究性爱艺术、坚定信心、积极治疗等内容。

2. 性心理健康宣教

性心理健康宣教治疗即性心理咨询指导疗法，是医生利用语言向患者宣传、指教有关性和生殖方面的知识去影响或改变患者的感受、认识、情感、态度和性感集中训练等，减轻或消除使患者痛苦的各种情绪、行为以及躯体症状，以达到恢复健康的目的。这种治疗往往需要坚持六个月以上，使患者慢慢纠正和消除各种思想顾虑和性心理障碍，恢复正常的性生活。所以性心理宣教治疗主要用于男女功能性性功能障碍或是以心理因素为主要原因的生育障碍，具体方法有以下几种。

（1）言语心理疗法：言语心理疗法就是指医生通过言语影响患者的认识和情感等心理活动，以达到治疗疾病的目的，尤其是男科有些疾病如阳痿、早泄、不射精等与心理情绪有直接的关系。但是，这里所说的言语不是生活中的语言交际过程，它是在一定的医学理论指导下，由受过一定专业训练的医生运用的性心理治疗技术，属于言语心理疗法的范畴。

（2）暗示疗法：是对患者由于情绪心理因素引起的身心疾病的疗法，有时会起到意想不到的效果。例如有的阳痿病患者，是由于一时性心理紧张，思想压力较大而导致阳痿不举，完不成性生活。这时医生用鼓励的言语，如果他有健壮的身体或有良好的晨勃或有良好的手淫勃起功能，则可暗示他的性功能很棒，是一个真正的男子汉，完全能够完成正常的性生活。患者往往容易接受暗示，他们可因暗示而发病，往往也可因接受暗示而治愈。

（3）个别心理疗法：个别心理疗法是医生对患者进行单独的言语心理疗法的治疗过程，即“一对一”的一种心理治疗方法。这种心理疗法主要针对患者的特殊心理矛盾，特别的隐私和深层次的精神心理问题。所以要多次进行个别言语心理治疗，逐步解除患者的特别的隐私和深层次的精神心理问题，从而达到治愈疾病的目的。

（4）家庭宣教疗法：是家庭主要人员如父母或妻子对病人进行言语、暗示、心理等治疗的方法。特别是自己爱人的心理疗法对某种疾病，如阳痿、早泄等患者，疗效就特别显著。“丈夫患阳痿，妻子是良医。”妻子是家庭中的主要成员，通过语言疏通家庭关系，通过体贴关怀，宽容理解、积极鼓励、指导生活方式，以改善病人的生活环境，促进病人康复，这个过程称为家庭治疗。性功能障碍、生育障碍等很多疾病在医生治疗的同时往往需要家庭治疗的配合，可以明显地提高疗效，缩短疗程。

三、营养素治疗

主要用于无精子和少弱精子及死精子症的治疗。常用的有维生素 A、维生素 E、ATP、辅酶 Q_{10}及锌、硒等微量元素制剂等，对改善精子质量有辅助作用。

四、生活治疗

主要是注意休息、避免疲劳、控制房事、戒烟少酒、加强营养，改变不良生活习惯等。

第二节　特色疗法

主要有性行为矫正治疗、性感集中训练、激素、抗生素、抗抑郁、性启动，或加手术，或加人工助孕等。

一、性行为矫正治疗

主要用于功能性性功能障碍的治疗。使患者改变自己不正确的认识和行为，从而促使患者获得康复。如有些男性从初中就开始频繁的手淫，不仅使思想产生焦虑和恐惧心理，而且还使身体有发生这样或那样的男科疾病。而行为矫正疗法就是通过医生在中西医学理论指导下，帮助患者改变自己的一些不良的行为进而促使身体康复。行为矫正疗法要求患者不仅要关心自身疾病的治疗，而且能很好地按医生制定的行为矫正方案完成治疗任务。

二、性感集中训练治疗

主要用于功能性性功能障碍的治疗。性感集中训练，这是 Masters - Johnson 夫妇于 20 世纪 70 年代倡导的性治疗方法，本质上是一种性心理行为治疗。据他们的研究发现这种疗法对心理性 ED 的疗效较高。因为，多数 ED 患者具有性交恐惧的心理因素，这是一种性焦虑。越是害怕性行为失败，性交时情绪越紧张，这就破坏了性的自然过程，形成了病理性条件反射。

1. 夫妻密切配合

性治疗的关键在于恢复患者性行为的自然性，强调夫妇之间感情的交流和密切合作。因此，性治疗时必须夫妇双方共同参与。首先在性治疗前的咨询过程中，建立医生与患者之间良好的人际关系，并有针对性地传授性知识，使患者掌握原先不熟悉的性知识，克服各种不必要的精神顾虑，让患者双方懂得正常的性生理知识，克服各种不必要的精神顾虑。使患者夫妇都能够充分地认识到以下问题。①发生性问题不应责怪任何一方。②当有性困难时，配偶也有一定的关系。③性功能障碍是常见的，但并不意味着都有精神异常。④性并不是男性对女性单一的要求和行为，而是共同参与的行为。⑤性不仅是性交，而是夫妻感情的重要组成部分，也是繁衍后代和传承生命的重要活动，所以必须认真对待，充满信心，坚持治疗。

2. 治疗程序

第一步：主要是密切的情感性语言交流。抑制任何性活动，减轻性交焦虑，确定具体的恢复性活动的计划。

第二步：将性问题公开化，特别是将性焦虑公开化。医生向患者及其配偶说明这种焦虑很普通，且违反了性的自然过程，只要能使整个性反应过程自然而然地发生就可以克服，使患者及其配偶树立信心。

第三步：也是最重要的一步，进行性感集中训练。Masters－Johnson 研究所主张每天进行一次，持续 2 周的集中训练方案，使夫妇双方专心致志地接受治疗。这样能使患者夫妇有一个特殊的治疗环境，度过一个治疗“假期”。能使他们排除一切干扰，如小孩的吵闹、工作的劳累，集中精力于双方的思想、情感交流，这对治疗效果很有帮助。

3. 治疗方法

性感集中训练目的在于使患者在性行为时将注意力集中于性的感觉上，使患者充分体验性行为的舒适而愉快的感受。因此，在性感集中训练过程中告诫患者，不要过多地考虑其他问题，不要过多地谈话而影响感受。逐步从语言交流过渡到非语言交流。在轻松、愉快、融洽的气氛中互相安抚、调情，包括尽情亲吻、拥抱，逐步发展到抚弄生殖器。通常经过一段节欲休整后，患者的精力已经恢复，加上解除思想紧张情绪，全身心地体会性生活的感受，很可能会出现阴茎勃起。但必须十分强调指出的是，此时不要急于性交，否则很可能会使焦虑再次出现，勃起马上消失。当性感集中训练建立了勃起反应，且勃起坚硬，女方应有意识地停止抚摸阴茎，以待勃起消退。再次抚摸阴茎时，会再次勃起。当男方建立了正常的勃起反射，能反复勃起时，采用女上位，由女方将阴茎送入阴道，不由男方决定插入阴道的时间，这样可减轻男方的压力，往往就会使性交成功。

4. 注意事项

（1）不能急于求成：在整个治疗过程中，夫妇双方都要记住，虽然在训练中对性活动的害怕可以减少，但决不会完全消除。因此，每个患者都会偶然出现勃起反应缓慢甚至没有反应。此时，并不意味训练的失败，也不必过分紧张。因为，他在性活动期间仍然不知不觉地站到旁观者的立场上。当性感集中训练到互相抚摸的阶段时，应把自己的注意力集中到爱人身体的某一部位上去。如果他能在与妻子的性活动过程中忘掉自己，这就能除去性交的压力，唤起自发的性行为而产生勃起反应。性感集中训练前医生应向患者讲明性感集中训练的目的、方法和计划。具体的方法根据不同的疾病有不同的要求，一般要求性感集中训练要坚持 3 ～ 6 个月以上。有的患者可自然恢复正常。

（2）医生要强烈暗示：在以上宣教治疗时，医生要强烈地暗示患者是能治愈的，而且已经治愈了很多类似的病症，以增强患者对治疗的信心。

（3）妻子要积极鼓励：妻子的关爱、宽容、理解、鼓励是性心理宣教治疗成功的关键。

我们要尽可能地把性感集中训练和性心理治疗有机地结合起来，同时还要结合适当的抗焦虑药物治疗，通过这样有机的结合，可使患者的治疗获得满意的效果。

三、激素治疗

主要用于无精子症和重度少精子症的生精治疗。常用的有克罗米芬、溴隐亭、睾酮、HCG 等。具体疗法见第三篇第三章第六节“西医特色疗法”中的相关内容。

四、抗生素治疗

主要用于感染性疾病的治疗。若查明伴有泌尿生殖系感染如支原体感染或伴有慢性前列腺炎等，则应采用药敏试验选择有效的抗生素治疗，或采用广谱或联合使用有效的抗生素治疗。具体见第二篇第五章第六节“西医特色疗法”和第三篇第三章第六节“西医特色疗法”中的相关内容。

五、抗抑郁治疗

主要用于伴有明显或不明显的精神抑郁或精神焦虑患者。特别是对顽固性功能性性功能障碍和顽固性功能性慢性前列腺炎等患者适当加用抗抑郁和调整性神经功能治疗效果较好。具体见第二篇第一章第六节“西医特色疗法”中的相关内容。

六、性启动治疗

主要用于功能性性欲减退（启动增欲）和功能性阳痿（启动助勃）的治疗。有服药启动疗法和观片启动疗法。具体见第二篇第二章第六节“西医特色疗法”中的相关内容。

七、手术治疗

对于一些器质性疾病如隐睾、鞘膜积液、精索静脉曲张等必须加用手术治疗。

八、人工助孕治疗

主要适用于经一年以上的科学规范治疗无效的无精子和重度精液量减少症以及重度少弱精子症患者。常用方法有：夫精人工授精（AIH）、供精人工授精（AID）、试管婴儿（IVF 或 ICSI）等，具体见第四篇“试管前中后特色疗法”中的相关内容。

第十章　中医特色疗法

第一节　治疗原则和治疗方法

一、治疗原则

我们以明代新安名医汪机“固本培元”理论和现代北京中医药大学国医大师王琦教授的“九体医学”理论为依据，结合现代疾病谱的变化提出了以“扶正祛邪 + 调和气血 + 固本培元”为主的治疗总则。

二、治疗方法

1. 常规疗法

主要是：心理疏导治疗、生活治疗（主要是改变不良生活习惯和调整饮食习惯）、改变思想观念等。

（1）心理疏导治疗：情志失调是导致男性功能性性功能障碍的重要原因之一。《丹溪心法》曰：“气血冲和，万病不生，一有怫郁，诸病生焉。故人身诸病，多生于郁。”对于男科而言，如忧思过度，而易导致气郁、气结，久而瘀滞，就会引发各种疾病。正如《灵枢・本神》云：“怵惕思虑者则伤神，神伤则恐惧流淫而不止。”所以有些男性功能性性功能障碍患者常常表现有比较明显的精神情志症状，由于疾病反复难愈而加重了精神负担，产生焦虑、烦躁、紧张等情绪，反过来又成为加重情志失调的不良刺激，互为因果，形成恶性循环而加重病情。我们采用心理疏导特色疗法就要达到使患者减少思想顾虑、坚持规范治疗，提高治疗效果的目的。

（2）生活治疗：主要是改变不良生活习惯。如规范作息时间、避免疲劳、注意休息、饮食清淡、生活规律。

（3）改变思想观念：①长辈和夫妻之间要统一思想、统一认识，要积极、支持、鼓励患者坚持中西医结合的科学治疗，坚持夫妇同诊同治。②不要相互责怪、不要道听途说、不要轻信广告、不要经常更换专科医生。

2. 特色疗法

临床上以“扶正祛邪＋调和气血＋固本培元”为治疗总则，以“九证疗法”为纲，进行“辨体、辨病、辨证”分析治疗，达到“阴阳平衡、气血调和、病证自愈”的目的。常用的特色疗法还有“补攻通疗法、补肾固本疗法、调和气血疗法、平衡疗法”等。

（1）九证疗法：根据“新安刘氏男性九证分类法”，提出了相应的“男性九证疗法”，被称为“新安刘氏男性九证疗法”。它是“因证而法、因人而方”的特色疗法。主要有：“补肾温阳、滋阴补肾、培补心脾、补肾健脾、补气养血、疏肝解郁、补肾化瘀、燥湿化痰、清利湿热”等九种疗法，能使人体“阴阳平衡、气血调和”，使体质、脏腑、经络、情志等各个方面的功能恢复正常，病证自愈。

另外，还有少数是寒热虚实夹杂的复合病证，在此难以全面表达清楚，故在临证时还要认真进行“辨体、辨病、辨证”分析治疗。

（2）补攻通疗法：是以“九证疗法”为纲，进行“辨体、辨病、辨证”分析后采用的具体特色疗法。在临证时主要根据证型的不同，围绕“心、肝、脾、肾”四脏，把握好“精、气、神”三者的关系进行治疗。其中，虚证：主要采用以“补”为君，以“攻”为臣，以“通”为佐的“补、攻、通”三结合的特色疗法。实证：主要采用以“攻”为君，以“补”为臣，以“通”为佐的“攻、补、通”三结合的特色疗法，达到“阴阳平衡、气血调和、病证自愈”的目的。

（3）补肾固本疗法：即采用“补肾温阳或补肾填精或补肾健脾”等特色疗法达到“固本培元”的目的。“固本培元”理论是明代嘉靖年间新安名医汪机将易学、理学、阴阳学、太极学、元气学和营卫学融合在一起而提出了“固本培元学说”，其核心思想就是“扶助正气”，提高抗病能力。如《黄帝内经》曰：“肾藏精，主生殖。”故肾虚是男性生育障碍的主要病因，特别是阳痿、早泄和少弱精子症更是以肾阳虚为多见，所以补肾温阳和补肾填精及补肾健脾是我们常用的补肾固本疗法。

（4）调和气血疗法：主要是强调在“补肾固本”的同时还要加用“健脾渗湿、燥湿化痰、化瘀通络、疏肝理气、清利湿热”等特色疗法，使“补而不滞、阴阳平衡、气血调和”。达到“净化生殖内环境”的目的，给“小蝌蚪”样的精子等人体生命细胞创造一个清洁、流动、氧气和营养充足的生存内环境，使它们能健康生长发育、提高生命活动能力，使“病证自愈”。

（5）平衡疗法：根据男性生育障碍“正邪失衡”的病机，提出“平衡疗法”，并以“虚者补之、实者泻之、寒者热之、热者寒之”为治疗原则。达到了“调节生殖轴功能、净化生殖内环境、改善亚健康体质、提高性功能、提高精液质量、提高受孕率”等目的。

三、服药方法

1. 性功能障碍

性功能障碍主要包括：功能性性欲减退、功能性阳痿、功能性早泄、功能性不射精和功能性慢性前列腺炎等疾病。服药方法是：每日1剂，每剂中药总量在120～160g左右，煎汤2次，每次煎药时间在20～30分钟左右，每次服用汤药在200mL左右，早晚各服1次。服药10～15天复诊1次，根据病情改善情况加减中药配方和中药剂量。

2. 精液质量异常

精液质量障碍主要包括：功能性精液量减少、功能性精液不液化、功能性真性无精子症、功能性少弱精子症等疾病。服药方法是：每日1剂，每剂中药总量在80～120g左右，煎汤2次，每次煎药时间在20～30分钟左右，每次服用汤药在100mL左右，早晚各服1次。服药10～15天复诊1次，根据病情改善情况加减中药配方和中药剂量。

3. 试管前中后

试管前中后治疗主要是：女方的治疗，分别称为管前治疗、管中治疗、管后治疗。服药方法是：每日1剂，每剂中药总量在80～120g左右，煎汤2次，每次煎药时间在20～30分钟左右，每次服用汤药管前、中治疗在200mL左右管后治疗在100mL左右（妊娠恶阻严重者可以分几次慢慢服用），早晚各服1次。服药5～6天复诊1次，根据病情改善情况加减中药配方和中药剂量。

四、注意事项

1. 患者及家属方面

（1）要求患者家属和女方都要支持、鼓励配合治疗。

（2）患者要改变不良生活习惯，注意休息，减少思想顾虑，坚持规范治疗。

（3）患者要忌生冷、寒凉、油腻等饮食、免受寒湿，多食仔公鸡、鱼虾、海产品以及干果类食物。

2. 医生用药方面

（1）要求医生：严格遵守“十八反、十九畏”的用药原则。

（2）对过敏体质者：要慎用鹿角胶、龟板胶、紫河车等动物性中药。

（3）在临床工作中：要慎用细辛、朱砂、木通类中药，以防其毒副作用。

（4）在使用炙胆星、法半夏时，不可同时使用桂、附类补肾温阳药进行温通治疗。

（5）活血破积类中药：如桃仁、红花、丹参、枳实等易伤“正气”，故不可重用或久用。

（6）在使用五灵脂、蒲黄时，不可同时使用人参、党参等诸参类药进行补气温阳治疗。

（7）在使用龟板胶、熟地黄、玄参、麦冬等滋阴补肾中药时，易滞脾碍胃，可酌情加入陈皮、砂仁等以理气而醒脾胃，防止进补妨运之弊。

（8）在感冒发烧时：应停服参、茸、桂、附、小茴香、吴茱萸、干姜等温阳类中药。这类中药易耗液伤阴，故不可重用或久用，否则易出现温阳过盛伤肝阴之弊。

五、十八反、十九畏

中药十八反、十九畏是指有些中药不能合用，否则会产生各种毒副作用。在金元时期，就已将其概括编成了口诀，我们必须牢记在心中。

1. 中药十八反

本草明言十八反，半蒌贝蔹及攻乌；藻戟遂芫俱战草，诸参辛芍叛藜芦。

2. 中药十九畏

硫黄原是火中精，朴硝一见便相争；水银莫与砒霜见，狼毒最怕密陀僧；巴豆性烈最为上，偏与牵牛不顺情；丁香莫与郁金见，牙硝难合京三棱；川乌草乌不顺犀，人参最怕五灵脂；官桂善能调冷气，若逢石脂便相欺；大凡修合看顺逆，炮爁炙煿莫相依。

六、服中药饮食禁忌

（1）饮食禁忌简称忌食，也就是通常所说的忌口。在古代文献上有常山忌葱；地黄、何首乌忌葱、蒜、萝卜，薄荷忌鳖肉；茯苓忌醋；鳖甲忌苋菜以及蜜忌葱等记载。这说明服用某些药时不可同吃某些食物。

（2）在服中药期间，凡属生冷、粘腻、腥臭等不易消化及有特殊刺激性的食物，都应根据需要予以避免。

（3）高烧患者不但要忌温辛类补肾温阳中药，而且还应忌油。

（4）在服用人参类药物时忌服萝卜类食物。

第二节　虚证特色疗法

虚证，是一种常见的人体虚弱型病态体质证候，是由于人体正气虚弱或不足导致脏腑和精气神机能下降而出现的一系列病理变化所表现的虚证型证候的总称。其特点是：身体虚弱、面色苍白、呼吸短促、四肢乏力、头晕目眩、动则汗出、语声低微等。其常见证型有：气虚、阳虚、阴虚、血虚等，其治疗总则是：以“补”为君，以“攻”为臣，以“通”为佐的“补、攻、通”的特色微调疗法。

一、气虚型病证

1. 病因病机

气虚，是阳虚的范畴，是阳虚较轻的表现，是一种常见的人体阳气虚弱型病态体质证候，相当于B型质。由于多种内外致病因素如先天不足、营养不良、年老虚弱、久病未愈或大手术后及疲劳过度等导致人体的“气”不足，是导致人体脏腑和精气神及性与生殖功能下降而出现的一系列病理变化所表现的气虚型证候的总称。

所谓气，是人体最基本的物质，由肾中的精气、脾胃吸收运化水谷之气和肺吸入的清气共同结合而成。气虚包括元气、宗气、卫气的虚损，以及气的推动、温煦、防御、固摄和气化功能的减退，从而导致机体的某些功能活动和抗病能力下降而出现各种病症。

中医学认为，气的根本在肾而统于肺脾。在表则护卫皮毛，充实腠理，使人有抗邪能力；在内则导行血脉，升降阴阳，周流一身，故有“气行则血行”的理论。不论是外感六淫，还是内伤七情均能影响“气”的强弱和功能而发生病证，故中医学有“百病皆生于气”的说法。其机制是：气充则强、气少则虚，气顺则平，气逆则病。气分不和可影响血分，尤其是气机障碍能引起水湿痰浊等凝滞而致血虚、血滞、血瘀等病证，故治血病或水湿疾病，常有气分药结合使用。

肾气虚对男性可致阳痿、早泄、少弱精子而不育。

2. 临床表现

（1）病情：久婚不育、性功能障碍或精子浓度或精子活力较低。

（2）主症：面色黄白、身倦乏力、气短懒言、易自汗等。

（3）舌脉：舌质淡胖或有齿痕、苔薄白，脉弱无力。

3. 特色治疗

我们主要采用“补中益气 + 化瘀通络”的特色创新疗法。具体见第二篇和第三篇各章“治愈病例简介”中的相关内容。

4. 常用配方

补中益气汤 + 四物汤等加减治疗。

5. 常用药物

（1）补中益气汤：由人参、白术、黄芪、当归、陈皮、升麻、柴胡、甘草组成。

（2）四物汤：由熟地黄、当归、炒白芍、川芎组成。

6. 随证加减

（1）气虚腹胀：加广木香等。

（2）伴有血虚：加东阿阿胶、紫河车等。

（3）伴有血瘀：加紫丹参、川牛膝等。

（4）精子密度低：加炒菟丝子、枸杞子、覆盆子等。

（5）精子活力低：加淫羊藿、炙黄芪等。

7. 注意事项

（1）注意休息，避免疲劳

（2）忌生冷、寒凉、油腻等饮食、免受寒湿。

二、阳虚型病证

1. 病因病机

阳虚，即肾阳虚，是一种常见的人体肾阳虚弱型病态体质证候，相当于 C 型质。由于多种内外致病因素导致人体的“阳”不足，是导致人体脏腑和精气神及性与生殖功能下降而出现的一系列病理变化所表现的阳虚型证候的总称。《素问·调经论篇》曰：“阳虚则外寒”，故阳虚则机体功能减退，容易出现虚寒的证象。

中医学认为“肾为先天之本，肾藏精，主生殖。”肾是人体生命的先天根本，关系着人类的生存和繁衍。肾气盈亏除了与肾脏及其相关的脏腑组织健康相关，也代表人体的健康、性能力、生育力和生命力的旺弱。肾阳虚的病因与身心过劳、过度手淫或房事过频、营养不良或慢性疾病等有关，肾阳虚可致男性阳痿、早泄、少弱精子和女性宫寒不孕等病证。肾阳虚是长期积累成疾，切不可急于求成而用大补之剂，而是应用整体观念、辨证施治、慢慢调理。肾阳虚重者称“命门火衰”，《景岳全书》云：“命门为元气之根”，故肾阳（命门火）是产生性欲和勃起功能以及精子活动的动力。

我们认为：肾阳虚与现代医学的神经内分泌免疫系统（NEIS）有关，肾阳虚在下丘脑－垂体－靶腺（肾上腺皮质、甲状腺、性腺、胸腺）轴均有不同环节、不同程度的功能紊乱或功能下降，且主要的发病环节在下丘脑（或更高级中枢）的调节功能紊乱或下降。老年人生理改变和肾阳虚证甚为相似，所以长期的严重的肾阳虚也意味着一定程度上的未老先衰。

2. 临床表现

（1）病情：久婚不育、性功能障碍或精子浓度或精子活力较低。

（2）主证：畏寒肢冷、面色㿠白、腰膝酸软、全身乏力或不思性室或阳器不勃，大便稀软、尿频而清。

（3）舌脉：舌淡胖、苔薄白，脉沉弱。

3. 特色治疗

我们主要采用“补肾温阳＋化瘀通络”的特色创新疗法。具体见第二篇和第三篇各章“治愈病例简介”中的相关内容。

4. 常用配方

金匮肾气丸（或右归丸）＋四物汤等加减治疗。

5. 常用药物

（1）金匮肾气丸：由熟地黄、山药、山萸肉、茯苓、泽泻、牡丹皮、肉桂、炙附片组成。

（2）右归丸：由熟地黄、炙附片、肉桂、山药、山萸肉、菟丝子、鹿角胶、枸杞子、当归、炒杜仲组成。

（3）四物汤：由熟地黄、当归、炒白芍、川芎组成。

6. 随证加减

（1）阳痿或不坚：加黄狗肾、阳起石等。

（2）精子浓度低：加覆盆子、车前子、蛇床子等。

（3）精子活力低：加淫羊藿、炙黄芪、紫丹参等。

7. 注意事项

（1）注意休息，避免疲劳。

（2）忌生冷、寒凉饮食，免受寒湿。

三、阴虚型病证

1. 病因病机

阴虚，即肾阴虚，是一种常见的人体肾阴虚弱型病态体质证候，相当于D型质。由于多种内外致病因素导致人体的阴液不足，不能滋润脏腑，不能制阳而使阴阳失去平衡，导致脏腑和精气神及性与生殖功能下降而出现的一系列病理变化所表现的阴虚型证候的总称。

肾阴虚，多由久病耗伤，或禀赋不足，或房劳过度，或过服温燥劫阴之品所致。《素问·金匮真言论》云："夫精者，身之本也"。肾阴虚重者称"肾精亏虚"，肾精是生殖之本，亦是产生性欲和精子的物质基础。故肾阴虚可致男性阳痿、早泄、精液不液化、少弱精子不育等病证。可表现为腰膝酸痛、头晕耳鸣、失眠多梦、五心烦热、潮热盗汗、遗精早泄，咽干颧红，舌红少津无苔，脉细数等。

2. 临床表现

（1）病情：久婚不育、性功能障碍或精子浓度或精子活力较低。

（2）主证：形体偏瘦、头晕耳鸣、腰膝酸软、失眠多梦、色素沉着、黄褐斑或蝴蝶斑、咽干舌燥或五心烦热或午后潮热颧红或盗汗等。

（3）舌脉：舌红少苔或无苔，脉细数。

3. 特色治疗

我们主要采用"滋阴补肾＋化瘀通络"的特色创新疗法。具体见第二篇和第三篇各章"治愈病例简介"中的相关内容。

4. 常用配方

知柏地黄丸（或左归丸）＋四物汤等加减治疗。

5. 常用药物

（1）知柏地黄丸：由熟地黄、山药、山萸肉、茯苓、泽泻、牡丹皮、知母、炒黄柏组成。

（2）左归丸：由熟地黄、山药、山萸肉、菟丝子、枸杞子、鹿角胶、龟板胶、川牛膝。

（3）四物汤：由熟地黄、当归、炒白芍、川芎组成。

6. 随证加减

（1）阴虚火旺：加生地、玄参、地骨皮等。

（2）腰酸乏力：加杜仲、川续断、桑寄生等。

（3）精子浓度低：加菟丝子、枸杞子、覆盆子等。

（4）精子活力低：加桂枝、炒枳壳等。

（5）精液不液化：加玄参、地骨皮、皂角刺等。

7. 注意事项

（1）注意休息，避免疲劳。

（2）忌生冷、寒凉饮食，免受寒湿。

第三节　实证特色疗法

实证，是一种常见的人体病态体质证候，是由于人体受到外邪侵袭，或因内邪痰火、气滞、血瘀、虫积、食积、水湿等导致人体脏腑机能下降而出现的一系列病理变化所表现的实证型证候的总称。其特点是：面赤、气粗、痰壅、痞块、肿胀、腹痛、拒按、便秘、溲赤、舌苔厚腻、脉实大有力等。

中医经典著作《素问·通评虚实论》曰："邪气盛则实，精气夺则虚。"实证有表实、里实、实热、寒实之分。若实于心则脉盛，实于肺则皮热，实于脾则腹胀，实于肾则前后不通，实于肝则瞀闷。清陈修园著《医学实在易》曰："伤寒汗、吐、下诸法，皆所以攻其实也。若用防风通圣散、两解表里之实，方法颇纯，可与仲景法互用。"

我们认为：实证主要有肝郁、血瘀、痰湿、湿热等常见证型，总的治则是以"攻"为君、"通"为臣、"补"为佐的"攻、通、补"的特色微调疗法。临证多是“虚中夹实”或“虚实并存”，必须辨明详情，才能对症下药、药到病除。

一、肝郁型病证

1. 病因病机

肝气郁结是一种常见的肝气郁结型病态体质证候，相当于 H 型质。由于性格忧郁脆弱或内伤七情而导致肝气郁结或气机不畅、脏腑机能下降，导致脏腑和精气神及性与生殖功能下降而出现的一系列病理变化所表现的肝郁型证候的总称。

元代名医朱丹溪著《丹溪心法·六郁》曰：“气血冲和，万病不生，一有怫郁，诸病生焉。故人身诸病，多生于郁。”现代中医学认为：人体的各种生理活动，以气为动力，能推动脏腑气化，输布津液，宣畅血脉，消化水谷。若情志过极，忧思郁怒，首害气机。

明代新安名医徐春圃著《古今医统大全·郁证门》曰：“郁为七情不舒，遂成郁结，既郁之久，变病多端。”本证虽以气郁邪实为主，但病延日久则易由实转虚，或因气郁化火伤阴而导致阴虚火旺、心肾阴虚之证；或因脾伤气血生化不足，心神失养，而导致心脾两虚之证。如《类证治裁·郁证》曰：“七情内起之郁，始而伤气，继必及血，终乃成劳。”

气郁即肝气郁结，是导致男性阳痿、不射精、精液不液化、少弱精子等重要因素。中医理论认为：“肝主疏泄、藏血、开窍于目、其华在爪。”肝主疏泄，“疏”即疏通；“泄”即发泄、升发。肝主疏泄，泛指肝脏疏通、宣泄、条达升发的生理功能，是指肝脏对全身阴阳气血调节的作用机制。因肝喜条达而恶抑郁，所以暴怒及思虑不解等情志刺激，最易影响肝的疏泄功能而引起肝气郁结。肝气郁结的临床表现，以心情抑郁和肝经循行部位胀闷、疼痛为主。如胸胁、少腹胀闷、窜痛，善叹息等。足厥阴肝经起于足大趾，循腿内后侧上行，绕阴器，至少腹，布胁肋，上连目系，会于巅顶。肝气郁结使气机不得条达疏泄，若气病及血，可导致气滞血瘀等证。若日久不愈，可致气郁化火成为肝火肝上炎；若肝郁影响胃的和降，可兼见胃脘胀满，攻撑作痛，胸闷嗳气等症（即肝气犯胃）；若肝郁及脾，影响脾的运化功能，引起纳呆腹胀，便溏不爽，或腹痛欲泻，泻后痛减等症。

2. 临床表现

（1）病情：久婚不育、性功能障碍或精子浓度和精子活力较低。

（2）主证：闷闷不乐，多愁善感，胸满胁痛，食欲不振，喜叹气，容易心慌，经常失眠，或有不同程度的抑郁症、神经官能症等。

（3）舌脉：舌质紫暗或有瘀点或舌下静脉曲张、舌苔薄，脉细涩或结代。

3. 特色治疗

我们主要采用“疏肝解郁＋理气通络”的特色创新疗法。具体见第二篇和第三篇各章“治愈病例简介”中的相关内容。

总之，“疏肝解郁＋理气通络”是本证的治疗总则。正如清代名医费伯雄撰《医方论·越鞠丸》方解中曰：“凡郁病必先气病，气得疏通，郁于何有？”对于实证，首当理气开郁，并应根据是否兼有血瘀、痰结、湿滞、食积等而分别采用活血、降火、祛痰、化湿、消食等法。虚证则应根据损及的脏腑及气血阴精亏虚的不同情况而补之，或养心安神，或补益心脾，或滋养肝肾。对于虚实夹杂者，则又当视虚实的偏重而虚实兼顾。清代康熙年间新安名医叶天士著《临证指南医案·郁》所载的病例，均属情志之郁，治则涉及疏肝理气、苦辛通降、平肝熄风、清心泻火、健脾和胃、活血通络、化痰涤饮、益气养阴等法，用药清新灵活，颇多启发。

4. 常用配方

逍遥散，或柴胡疏肝散，或开郁种玉汤，或达郁汤＋四物汤等加减治疗。

5. 常用药物

（1）逍遥散：由柴胡、当归、炒白芍、炒白术、茯苓、炙甘草、薄荷、生姜组成。

（2）柴胡疏肝散：由柴胡、陈皮、川芎、炒枳壳、炒白芍、炙甘草、炙香附组成。

（3）开郁种玉汤：由炒白芍、炙香附、当归、炒白术、牡丹皮、茯苓、天花粉组成。

（4）达郁汤：由柴胡、升麻、川芎、香附、白蒺藜、桑白皮、橘叶组成。

（5）四物汤：由熟地黄、当归、炒白芍、川芎组成。

6. 随证加减

（1）气滞明显：加炙香附、广郁金、炒枳壳等。

（2）食滞腹胀：加炙鸡内金、炒莱菔子、焦神曲等。

（3）血瘀明显：加紫丹参、赤芍、泽兰等。

（4）有梅核气：加法半夏、厚朴、茯苓、苏梗等。

（5）精液不液化：加皂角刺、王不留行子等。

（6）精子浓度低：加炒菟丝子、枸杞子、覆盆子等。

（7）精子活力低：加桂枝、炙附片、紫丹参等。

（8）腰酸不坚：加淫羊藿、杜仲、黄狗肾等。

7. 注意事项

忘记过去，减少烦恼、减少精神刺激，保持精神愉快，培养乐观的情绪。精神愉快则气血和畅，营卫流通，有利于气滞血瘀的改善。反之，苦闷、忧郁则可加重气滞血瘀倾向。

二、血瘀型病证

1. 病因病机

血瘀是一种常见的血瘀型病态体质证候，相当于G型质。由于离开经脉的血液不能及时排出和消散，而停留于体内，或血液运行不畅，淤积于经脉或脏腑组织器官之内，使人体脏腑机能下降而出现的一系列血瘀型病理变化所表现的血瘀型证候的总称。肾虚血瘀是导致男性阳痿、不射精、精液不液化、少弱精子等不育的重要因素。

2. 临床表现

（1）病情：久婚不育、性功能障碍或精子浓度、活力较低。

（2）主证：在临床上，血瘀主要有气虚血瘀、气滞血瘀和肾虚血瘀三种类型，但以后两者为多见。

①气虚血瘀：是指由气虚而引起的血瘀或气虚和血瘀同时存在的病理状态。是气虚运血无力而致血行瘀滞所表现的证候，其特点是虚中夹实为主。气虚的主要临床表现是：以面色淡白，身倦乏力，气少懒言等为主；血瘀的主要临床表现是：因气虚运血无力，血行缓慢，终致瘀阻络脉，故面色晦滞，血行瘀阻，不通则痛，故疼痛如刺，拒按不移等为主。

②气滞血瘀：是指人体气机郁滞而致血行瘀阻所出现的病理状态和证候的总称。中医学认为“气行则血行，气滞则血瘀”。多由情志不舒，或外邪侵袭引起肝气久郁不解所致。若气滞于脾则胃纳减少，胀满疼痛；气滞于肝则肝气横逆，胁痛易怒；气滞于肺则肺气不清，痰多喘咳；气滞于经络则该经循行路线相关部位疼痛或运动障碍，或相应的症状。

③肾虚血瘀：肾虚血瘀理论是一种创新的中医病因病机理论，是李积敏先生

在二十世纪八十年代初正式提出。他在《肾虚血瘀论》中提到：“久病及肾，久病则虚……虚者肾虚也……百虚皆以脏腑之虚为要，脏腑之虚则以肾虚为本。本者，其根本也……久病则瘀，瘀者血瘀也……脏腑虚弱，气血运行无力，则瘀滞丛生，瘀滞成则怪病生”，他认为：久病则虚，虚则气血运行不畅，气血运行不畅则易产生瘀滞；瘀滞形成，则阻碍机体气血生新不顺，则机体虚弱更甚；虚实夹杂，虚瘀相兼，病机错综复杂，给辨证及治疗带来了一定的难度。李积敏先生的“肾虚血瘀”学说，是从“虚”“瘀”着手来研究揭示中医疑难病的一般病机规律。《素问·调经论》曰：“病久入深，营卫之行涩，经络时疏故不通。”此即久病可致瘀的理论渊源。至清代，叶天士明确指出：“初气结在经，久则血伤入络”。近代有学者对有关疑难杂症患者进行血液流变学测量，发现与正常组织有明显差异，经活血化瘀治疗后，血液流变学异常的情况得到改善，病情好转或痊愈。因此，血瘀是疑难病的重要病理因素之一。中医学有“久病及肾”“久病致虚”的理论。久病正衰，最易成瘀，瘀象夹杂，可致怪病、疑难病。在治疗上，李积敏先生创立了“益肾祛瘀”疗法，对多种“肾虚血瘀”疑难病症均取得了较好的疗效。“肾虚血瘀”病机理论得到许多专家学者赞赏及认可，并广泛地被临床医师所接受，积极应用于临床，取得了满意的效果。李积敏先生创立的“肾虚血瘀”病因病机理论和“益肾祛瘀”疗法与我们提出的“肾虚痰阻血瘀”病因病机理论和“净化气血”治疗理论以及“补肾温阳＋化瘀通络”特色疗法基本相类似。不同的是“益肾祛瘀”疗法，主要是治疗慢性盆腔炎、闭经、崩漏、不孕症、子宫内膜异位症、子宫肌瘤、外阴白色病变、卵巢肿瘤、乳腺增生症、女性尖锐湿疣等器质性实证型妇科疑难疾病，而我们提出的“补肾温阳＋化瘀通络”特色疗法，主要是治疗男性性功能障碍、慢性前列腺炎、精液量减少、精液不液化、无精子症、少弱精子症等功能性疾病造成的男性功能性生育障碍症。

（3）舌脉：气虚血瘀舌质淡，气滞血瘀舌质紫暗，脉沉涩。

3. 特色治疗

我们主要采用“补肾温阳＋化瘀通络”的特色创新疗法。具体见第二篇和第三篇各章“治愈病例简介”中的相关内容，但临证时要分清是气虚血瘀还是气滞血瘀或是肾虚血瘀进行分证治疗。

4. 常用配方

（1）气虚血瘀：四君子汤＋四物汤＋紫丹参等加减治疗。

（2）气滞血瘀：逍遥散＋血府逐瘀汤等加减治疗。

（3）肾虚血瘀：金匮肾气丸＋四物汤＋紫丹参等加减治疗。

5. 常用药物

（1）四君子汤：由人参、炒白术、茯苓、炙甘草组成。

（2）血府逐瘀汤：由桃仁、红花、生地、当归、赤芍、川芎、川牛膝、炒枳壳、柴胡、炙甘草、桔梗组成。

（3）逍遥散：由柴胡、当归、炒白芍、炒白术、茯苓、炙甘草、薄荷、生姜组成。

（4）金匮肾气丸：由熟地黄、山药、山萸肉、茯苓、泽泻、牡丹皮、肉桂、炙附片组成。

（5）四物汤：由熟地黄、当归、炒白芍、川芎组成。

6. 随证加减

（1）肝气郁结：加服逍遥丸、越鞠丸等中成药。

（2）勃而不坚：加桂枝、炙附片、淫羊藿等。

（3）精子浓度低：加炒菟丝子、枸杞子、覆盆子等。

（4）精子活力低：加紫丹参、川牛膝、炙黄芪等。

（5）精液不液化：加皂角刺、紫丹参等。

7. 注意事项

忌生冷、肥甘饮食。

三、痰湿型病证

1. 病因病机

痰湿是一种常见的痰湿内蕴型病态体质证候，相当于E型质。由于饮食不当或外界湿邪使人体脏腑机能下降而导致人体的阴阳、气血、津液运化失调，导致脏腑和精气神及性与生殖功能下降而出现的一系列病理变化所表现的痰湿型证候的总称。

这里的“痰”并非西医概念中的痰，而是指人体津液的异常积留，是病理性的产物，可以是“湿”引起。湿分为内湿和外湿，外湿指空气潮湿、环境潮湿，如淋雨、居处潮湿等都会侵犯人体而致病；内湿是指消化系统运作功能失调所致。中医学认为：脾有“运化水湿”的功能，若体虚消化功能不良或暴饮暴食，吃过多油腻、甜食，则脾就不能正常运化而使“水湿内停”而形成内湿。另外，脾虚体质的人也易招来外湿的入侵，外湿也常因阻脾胃使湿从内而生，所以两者是既独立又有关联互生关系。

2. 临床表现

（1）病情：久婚不育、性功能障碍或精子浓度或精子活力较低。

（2）主证：体形偏胖，身重不爽，容易困倦，懒动嗜睡，喜食肥甘甜粘饮食，腹部肥满松软，面部皮肤油脂较多，不想喝水，容易出汗或胸闷痰多，面色淡黄，大便正常或不实，小便不多。

（3）舌脉：舌体胖或有齿印，舌苔白腻，脉濡而滑。

3. 特色治疗

我们主要采用"燥湿化痰 + 化瘀通络"的特色创新疗法。具体见第二篇和第三篇各章"治愈病例简介"中的相关内容。

4. 常用配方

苍附导痰丸 + 四物汤等加减治疗。

5. 常用药物

（1）苍附导痰丸：由炙苍术、炙香附、炒枳壳、陈皮、茯苓、法半夏、炙南星、炙甘草组成。

（2）四物汤：由熟地黄、当归、炒白芍、川芎组成。

6. 随证加减

（1）痰湿较重：加炒白术、薏苡仁等。

（2）精子浓度低：加炒菟丝子、覆盆子、车前子等。

（3）精子活力低：加仙灵脾、炙黄芪、紫丹参等。

7. 注意事项

忌生冷、寒凉、肥甘饮食，避寒湿。

四、湿热型病证

1. 病因病机

湿热是一种常见的湿热型病态体质证候，相当于F型质。由于饮食不当或外界湿邪化热而使人体脏腑机能下降而导致人体的阴阳、气血、津液运化失调，导致脏腑和精气神及性与生殖功能下降而出现的一系列病理变化所表现的湿热型证候的总称。

所谓湿热，是湿邪化热所致的一种证候，或是热与湿同时存在，或因夏秋季节天热湿重，湿与热合并入侵人体，或因湿久留不除而化热。在此主要简介湿热下注的诊治。

2. 临床表现

（1）病情：久婚不育、性功能障碍或精子浓度或精子活力较低。

（2）主症：身重乏力，腰膝酸软，下腹、会阴、肛周等部位经常坠胀不适，排尿有灼热感或刺痛，精液量少，或精液不液化。

（3）舌脉：舌质红、苔黄，脉数。

3. 特色治疗

我们主要采用“清热利湿 + 化瘀通络”的特色创新疗法。具体见第二篇和第三篇各章“治愈病例简介”中的相关内容。

4. 常用配方

程氏萆薢分清饮等加减治疗。

5. 常用药物

程氏萆薢分清饮：由川萆薢、车前子、茯苓、莲子心、石菖蒲、炒黄柏、紫丹参、炒白术组成。

6. 随证加减

（1）体肥湿重：加炙苍术、炙厚朴、炒枳壳等。

（2）脾胃暑湿：加藿香、佩兰、砂仁等。

（3）下焦热重：重用炒黄柏，加车前草等。

（4）勃而不坚：加阳起石、海狗肾等。

（5）精液不液化：加炒白术、皂角刺、炒枳壳等。

（6）精子浓度低：加炒菟丝子、覆盆子、车前子等。

（7）精子活力低：加桂枝、炙附片、仙灵脾等。

7. 注意事项

（1）改变不良生活习惯，坚持规范治疗。

（2）忌生冷、寒凉、肥甘饮食，避寒湿。

第四节　其他证型特色疗法

我们在临床中还会遇到如脾肾两虚、心脾两虚、气血两虚等虚证或肝经湿热、惊恐伤肾、寒滞肝脉等实证或虚实夹杂或证不明显的各种病证，所以不能死搬硬套以上几种常见的典型的证型对号入座式的治疗，而是要根据病史和证候认真分析、辨证施治、选择配方、合理用药。具体见第二篇和第三篇各章“治愈病例简介”中的相关内容。

第五节　中成药简易疗法

部分患者由于多种原因难于坚持服用汤剂，需要中成药治疗，或用中成药巩固疗效。

一、中成药简介

中成药是在中医理论指导下，以中药材为原料，按规定的处方和标准制成，具有一定规格的剂型，可直接用于防治疾病的制剂。中成药的处方是根据中医理论，针对某种病证或症状制定的，因此使用时要依据中医理论辨证选药，或辨病辨证结合选药。中成药的历史悠久，应用广泛，大量研究和临床实践表明，在合理使用的情况下，中成药的安全性是较高的。但如何辨证选药，或辨病辨证结合选药、服药、用法、用量、疗程、禁忌证、合并用药等诸多问题，还需要专科医师的指导，切勿自购长期服用。

二、中成药不良反应

中成药使用中出现不良反应的主要原因包括：①中药自身的药理作用或所含毒性成分引起的不良反应。②特异性体质对某些药物的不耐受、过敏等。③方药证候不符，如辨证不当或适应证把握不准。④长期或超剂量用药，特别是含有毒性中药材的中成药。⑤不适当的中药或中西药的联合应用等情况。

三、中成药选用方法

主要是依据我们的“九证疗法”为纲，再进行“辨体、辨病、辨证”认真分析，病证结合，合理选药。

1. 虚证特色疗法

(1) 气虚型病证：①主要证候：心悸气短、头晕眼花、自汗畏风、便溏尿频。舌质淡，脉弱。②主要表现：精神疲软、久婚不育，或阳痿早泄、遗精滑精，或性欲低下，或精子活力降低等。③常用中成药：补中益气丸、人参归脾丸等。

（2）阳虚型病证：①主要证候：多数形体偏胖、腰膝酸软、畏寒肢冷、精神不振、头晕目眩。舌质淡、舌体胖、舌边有齿痕，苔白滑，脉沉弱。②主要表现：久婚不育，或性欲低下、勃起而不坚，或阳痿早泄，或遗精滑精，或精子密度和精子活力降低等。③常用药物：金匮肾气丸、三肾丸、右归丸、龟龄集、五子衍宗丸、疏肝益阳胶囊、复方玄驹胶囊、生精胶囊、巴戟胶囊、温阳通络散（作者的特色配方）等。

（3）阴虚型病证：①主要证候：多数形体偏瘦、头晕耳鸣、腰膝酸软、失眠多梦、色素沉着，或黄褐斑、蝴蝶斑，或咽干舌燥、五心烦热，或午后潮热颧红、盗汗，或自觉内热、喜冷饮、大便干结。舌红少苔或无苔，脉细数。②主要表现：久婚不育、烦躁多动、性欲亢进，或早泄或精液黏稠不化，或精子活力降低等。③常用药物：六味地黄丸、知柏地黄丸、左归丸、大补阴丸等。

（4）气血两虚型病证：①主要证候：头晕眼花、心悸不眠、面色不华、气短无力。舌质淡，苔薄白，脉细弱。②主要表现：久婚不育，或性欲低下，或勃而不坚，或阳痿早泄，或遗精滑精，或精子密度和精子活力降低等。③常用药物：当归补血丸、八珍颗粒、人参养荣丸、全鹿丸、固本通络散（作者的特色配方）等。

2. 实证特色疗法

（1）痰湿型病证：①主要证候：多数体形偏胖、身重无力、容易困倦、懒动嗜睡、喜食肥甘甜黏饮食、腹部肥满松软、面部皮肤油脂较多、不想喝水、容易出汗，或胸闷痰多，或面色淡黄、大便正常或不实、小便不多。舌体胖或有齿印，舌苔白腻，脉濡而滑。②主要表现：久婚不育，或性功能障碍，或精液黏稠不化，或精子密度和精子活力降低。③常用药物：苍附导痰丸，燥湿通络散（作者的特色配方）等。

（2）湿热下注型病证：①主要证候：身重乏力，腰膝酸软，下腹、会阴、肛周等部位经常坠胀不适。舌质红、苔黄，脉数。②主要表现：排尿有灼热感或刺痛，精液量稀少。③常用药物：龙胆泻肝丸、八正胶囊等。

（3）肝郁型病证：①主要证候：情志不舒、多愁善感、胸满胁痛，或食欲不振、喜叹气，或容易心慌、经常失眠，或有不同程度的抑郁症、神经官能症等。舌质紫暗或有瘀点或舌下静脉曲张，舌苔薄，脉细涩或结代。②主要表现：

少腹、乳房、睾丸胀痛不适，或不射精，或久婚不育、性功能障碍，或精子浓度和精子活力降低。③常用药物：逍遥丸、柴胡疏肝丸、疏肝通络散（作者的特色配方）等。

（4）血瘀型病证：①主要证候：面色晦滞、血行瘀阻。舌紫暗，或舌面瘀斑，脉沉涩。②主要表现：久婚不育，或性功能障碍，或精索静脉曲张，或伴有慢性前列腺炎，或精子浓度和精子活力降低等。③常用药物：复方丹参片、桂枝茯苓丸、血府逐瘀胶囊、化瘀通络散（作者的特色配方）等。

总之，如何辨证选药，或辨病辨证结合选药、服药、用法、用量、疗程、禁忌证、合并用药等诸多问题，还需要专科医师的指导，切勿自购长期自服。

第十一章 疗效评估方法

第一节 既往疗效评估缺陷

男性生育障碍的病因很复杂，病情程度也不相同，各种疗法的效果亦不理想，而且没有统一的疗效评估方法和评估标准，特别是在少弱精子症的疗效统计中还存在以下问题。

一、没有注明三个统一

在既往疗效评估中，很多没有注明三个统一。即没有详细介绍患者在治疗前、后是否采用统一的禁欲时间、统一的取精方法、统一的检验方法，所以与实际疗效误差较大。

二、没有注明提升率计算方法

在既往疗效评估中，很多没有注明提升率计算方法，很多统计方法也不够科学和规范，所以与实际疗效误差较大。

三、疗程和复查时间太长

在既往疗效评估中，大多数中医或西医或中西医结合治疗男性不育都是三个月为一个疗程，每一个疗程结束再复查精液。如果疗效不好，还要继续治疗约三个疗程，共计九个月。因为疗程和复查时间太长，多数病人难以坚持治疗。

第二节 疗效评估方法

因为我们还没有查到 WHO 或国家或其他专家关于少弱精子症的疗效评估方法和评估标准，所以在此只能将我们在日常工作中研究使用的疗效评估方法和评估标准简介如下。

一、对取精和检验要求

见本篇第五章第五节“精液检查要求”中的相关内容。

二、疗效评估方法

有关疗效评估方法和评估标准以及疗效统计方法已刊登在《中国男科学杂志》上，受到全国广大同仁的赞同，并被很多医院和同仁们所引用。

1. 评估依据

以治后患者自觉症状改善程度或实验室检查结果作为疗效评估依据。

2. 评估方法

为了客观地量化功能性少弱精子症的疗效，我们设计了功能性少弱精子症疗效评估简表，将治疗结果分为：“治愈、显效、有效、无效”四种类型进行科学评估，其特点是：简明实用。具体见本篇第五章第六节表1－3。

3. 评估标准

不同病症有不同的标准，具体见第二篇和第三篇各章“疗效评估标准”的相关内容。

第三节　疗效统计方法

一、精子提升率计算方法

1. 精子浓度提升率

精子浓度提升率＝（治后精子浓度－治前精子浓度）÷治前精子浓度×100%。例如：治前精子浓度为13.05×10^6/mL，治后精子浓度为18.50×10^6/mL，代入公式为：（18.50－13.05）÷13.05×100%＝41.76%，评估结果：有效（精子浓度提升率>30%）。

2. 精子活力提升率

精了活力（PR或PR＋NP）提升率＝(治后精子活力－治前精子活力)÷治前精子活力×100%。例如治前精子活力（PR或PR＋NP）为11.23%，治后精子活力（PR或PR＋NP）为23.56%，代入公式为：(23.56－11.23)÷11.23×100%＝109.80%。评估结果：显效（精子活力提升率>60%）。

二、疗效计算方法

1. 总有效率＝治愈率＋显效率＋有效率。
2. 治愈率＝治后妊娠率＋治后正常率。
3. 治后妊娠率＝治后妊娠例数÷治前病例总数×100%。
4. 治后正常率＝治后正常例数÷治前病例总数×100%。
5. 显效率＝治后显效病例数÷治前病例总数×100%。
6. 有效率＝治后有效病例数÷治前病例总数×100%。

例如：治前病例总数为1987例，治后有效病例数为1356例，代入公式为：1356÷1987×100%＝68.24%。评估结果：有效率为68.24%。

三、疗效统计方法

将治疗组和对照组数据分别采用SPSS 13.0软件包处理。以均数±标准差（$\bar{x}\pm S$）表示，采用t检验和x^2检验，进行统计学处理，并画成三线表格表示。

具体见本篇第五章第六节表1－1，1－2，1－3。

第十二章　诊疗资料管理

现将病历资料管理方法简介如下，供大家参考，以求得到更完善的补充。

第一节　诊疗情况记录

我们对每次来我科检查和治疗的每个男性生育障碍或每对生育障碍夫妇都要填写《诊疗情况记录表》，便于评估病情，具体见下表。

黄山市人民医院不育专科诊疗情况记录表

总号	序号	姓名	性别	年龄	地址	电话	诊断	初诊	二诊	三诊	四诊	五诊	六诊	七诊	八诊	九诊	十诊	结果

第二节　治疗结果记录

我们对每次治疗后的结果都要填写《治疗结果记录表》，便于评估疗效，具体内容如下。

一、一般情况：

地址________________电话____________身份证号______________。
姓名_______性别_____年龄___文化_______职业_______民族_____。
婚否_____性生活_______不育时间_______不育原因______________。
治疗史____。

二、体格检查：

体重___kg，身高___cm，体格发育_______，第二性征_____________，体型（肥胖、中等、瘦弱）。阴茎长度_______cm，睾丸容积（mL）左_______右_______，附睾情况左_________右_________。精索静脉曲张左_________右_________。前列腺_______，既往疾病或手术史_____________________。

三、症状和舌苔：

1. 畏寒肢冷，腰膝酸软。2. 咽干，盗汗，大便秘结。3. 全身乏力，阴囊湿黏，大便稀软。4. 舌质淡或红，舌苔薄白或黄腻。5. 无自觉症状。

四、辅助检查：

血、尿常规，前列腺液常规，肝、肾功能，血糖，血脂，内分泌激素，精液电脑分析，精液果糖，精液支原体培养，精液中白细胞计数，抗精子抗体，B超，性病全套，病毒五项（TORCH）等。

五、适应证：

1. 原发性或继发性：①少精子症（轻度 $<15\times10^6$/mL、中度 $<10\times10^6$/mL、重度 $<5\times10^6$/mL）；②弱精子症（PR + NP 轻度 <40%、中度 <20%、重度 PR 为零）；③精液不液化（轻度 >60、中度 >120、重度 >180 分钟）。

2. 中医分型：肾阳虚弱、肾阴亏虚、心脾两虚、脾肾两虚、气血两虚、肝郁气滞、肾虚血瘀、痰湿蕴阻、湿热下注、其他证型等。

六、疗效评估记录：

（西药：　　　　　　　　　　　　　中药：　　　　　　　　　　　　　）

项目	治前/时间	治疗 15 天	治疗 30 天	治疗 2 个月	治疗 3 个月	治疗 6 个月	疗效评估
液化时间（分钟）							
精液量（mL）							
精子浓度							
精子活率（%）							
PR 精子（%）							
NP 精子（%）							
畸形精子（%）							
副作用							

记录人：　　　　　　记录时间：　　　　　　患者签名（指印）：　　　　　　时间：

第三节　病案资料管理

我们对每次来我科检查和治疗的每对生育障碍夫妇的各种辅助检查报告单和中药处方都要复印粘贴、装袋存档、编号，统一保管。并将每次检查、治疗内容和时间都要进行详细的记录，便于疗效分析和经验总结。例如：2015（年）－6183（总编号）－136（当年序号）。病例资料档案袋封面内容如下。

安 徽 省 黄 山 市 人 民 医 院

（不育专科病例资料档案袋）

男性姓名______________________________

女性姓名______________________________

患者住址______________________________

患者电话______________________________

诊断名称______________________________

初诊时间______________________________

就诊号码______________________________

总编号______________________________

当年编号______________________________

治疗结果______________________________

第二篇

性功能障碍特色疗法

本篇主要介绍采用现代中西医结合的特色疗法治疗功能性性欲减退、阳痿、早泄、不射精和前列腺炎综合征共5大病症的临床经验和心得体会以及概念、观点、疗法等内容。在检查诊断方面主要采用现代科学仪器设备进行全面检查协助诊断。在西医治疗方面主要采用现代“心理治疗+性感集中训练+抗抑郁治疗”等。在中医治疗方面主要以我们提出的“九证疗法”为纲，进行“辨体、辨病、辨证”分析治疗。

第一章 性欲减退

第一节 性欲减退的概念

性欲减退是指成年男性长期对性的兴趣或对性的活动降低或丧失，甚至拒绝异性或配偶的性欲要求。偶尔一次或几次拒绝异性或配偶的性欲要求不能称为性欲减退。如果是中老年随着年龄的增长，性欲有所下降，是生理功能衰退的必然趋势，一般不认为是病态。

性欲减退，是一种较常见的男性性功能障碍，由于重度性欲减退不能与妻子进行正常的性生活而影响夫妻感情和生育，所以性欲减退也是男性生育障碍的重要原因之一。

我们在长期的临床工作中发现性欲减退与功能性因素有关，所以我们将重点介绍功能性性欲减退的病因、诊断、分类、分度、分证以及各种证型的中西医结合的特色疗法和疗效评估方法及标准。

第二节 西医病因病机

一、发病原因

功能性性欲减退的病因和发病机理比较复杂，至今还不完全清楚，但我们认为：功能性性欲减退的发病原因与性欲神经系统功能抑制、精神心理因素、体质因素、疲劳因素、疾病因素、药物因素、不良生活习惯等功能性致病因素有关。具体病因可参考第一篇第三章第一节“性功能障碍的病因病机”中的相关内容。

二、发病机理

以上各种功能性致病因素→功能性性欲减退→精神心理障碍（三者互为因

果，影响了性欲神经系统功能协调行动）→下丘脑—垂体—性欲轴的功能障碍（或称性欲神经系统功能障碍）→功能性性欲减退（加重了病情）→久治不愈（再次加重了病情）→部分患者失去了治疗信心→顽固性功能性性欲减退。

第三节　中医病因病机

一、古代中医病因病机

性欲减退是现代西医学诊断名称，历代中医对此并无专论，只有“阴冷”一词略有记载，散见于古医籍之中。例如明代新安御医徐春甫著《古今医统大全》曰：“精盛则思室，血盛则怀胎。”也就是说：男子以精为主，女子以血为主。只有男女精血充盈，交合适时，才能孕育成胎，繁衍后代。其中“精”应该就是“肾精”，其中“思室”应该就是“性欲”。

二、现代中医病因病机

我们根据现代人们的生活习惯和疾病谱的变化，把功能性性欲减退的病因病机分为以下6种常见病态体质类型进行分析讨论。

1. 肾阳虚弱型性欲减退

（1）主要病因：①内因主要是先天不足，或情志郁闷，或平素体虚。②外因主要是房室劳伤、过度手淫，或饮食不节，或外感寒湿，或手术或大病损伤元气等。

（2）主要病机：以上内外之邪可致肾阳虚弱使肾阴阳失衡。肾中藏有元阴和元阳，是人体生殖、发育的根本，故肾的阴阳平衡则能维持人体生理功能的正常。若有耗伤，则诸病由之而生。因为肾阳为一身阳气之根本，具有温煦生殖和全身生理功能的作用，若肾阳虚则全身生理功能下降而致夜不思室、腰膝酸软、畏寒肢凉等。

2. 肾阴亏虚型性欲减退

（1）主要病因：①内因主要是先天不足、体质虚弱。②外因主要是长期房劳过度、过度手淫，或久病耗阴，或外感燥火，或过服温燥劫阴之品如人参、鹿茸、附子、肉桂等，使真阴之液暗耗。

（2）主要病机：以上内外之邪可致肾阴亏虚使肾阴阳失衡。肾阴亏虚是指肾阴不足，又称“肾精亏虚”。《素问·金匮真言论》云：“夫精者，身之本也。”故肾精是生殖之本，亦是产生性欲的物质基础，肾阴亏虚可致男性性欲减退。即“精盛则思室”，反之“精亏不思性”，并出现腰膝酸软，或燥热、盗汗、虚汗等。

3. 心脾两虚型性欲减退

（1）主要病因：①内因主要是平素体虚、思虑太过、心脾受损。②外因主要是饮食所伤或外感寒湿伤脾。

（2）主要病机：以上内外之邪可致心脾两虚。如《灵枢·邪客》曰：“心者，五脏六腑之大主也，精神之所舍也。”因心主神明，忧思疑虑太过则伤心，心神受伤则灵机紊乱，出现精神抑郁、精神焦虑而夜不思室、体倦乏力、心悸健忘、失眠多梦、大便稀软等。

4. 肝郁气滞型性欲减退

（1）主要病因：①内因主要是先天性格内向、抑郁或多虑。②外因主要是长期受到喜、怒、忧、思、悲、恐、惊等七情内伤，或久病入络。

（2）主要病机：以上内外之邪可致肝气郁结，或肝郁气滞，继而发展为气滞血瘀。肝主疏泄，“疏”即疏通；“泄”即发泄、升发。肝性喜条达而恶抑郁，所以暴怒及思虑不解等不良情志易影响肝的疏泄功能。又因肝经绕阴器行走，所以肝郁气滞可致夜不思室、失眠多虑、心烦郁闷等。

5. 痰湿蕴阻型性欲减退

（1）主要病因：①内因主要是先天不足、脾胃虚弱等。②外因主要是平素饮食不节、嗜食肥甘厚腻，或外感寒湿伤脾。

（2）主要病机：以上内外之邪可致痰湿蕴阻。“痰湿”即湿聚成痰也。所谓湿，即水湿，有外湿和内湿之分。因脾有运化水湿的功能，若先天禀赋不足或脾胃虚弱或是长期嗜食肥甘厚腻损伤脾胃功能，可致湿从内生即内湿。外湿是由于气候潮湿或涉水淋雨或居室潮湿，使外来水湿入侵人体而引起湿从外入。以上内外之湿邪可致脾胃失健，湿邪内聚，久之成痰。另外，若躯脂满溢（肥胖多阳虚）或素有脾肾阳虚，阳虚则不能化气行水而致水湿内停，亦可湿聚成痰。久之痰浊入络，蕴阻气机，气滞血瘀而致夜不思室、体胖乏力、易出虚汗、大便稀软等。

6. 惊恐伤肾型性欲减退

（1）主要病因：①内因主要是先天胆怯，多疑善虑。②外因主要是突受恐惊伤肾所致。

（2）主要病机：本证多见于突遭不测，或在性事之中突遇惊恐之事，以致恐则气下，阳事不振，此即张景岳所谓“阳旺之时，忽有惊恐，则阳道立痿，亦其验也。”故惊恐伤肾易致夜不思室、心悸失眠、多梦易惊、全身乏力、精神焦虑等。

第四节　西医诊断

一、诊断依据

诊断依据是：病史＋症状＋体检＋辅检，其中病史是主要诊断依据，但还要重点了解以下情况。

1. 病史简况

（1）患者家族中是否患有明显或不明显的精神抑郁、精神焦虑或多疑恐惧、性格异常等精神心理障碍。

（2）患者对妻子或对其他女性是否有性要求及程度（无、有、强烈）。

（3）是否有长期过度的手淫史或长期观看淫秽影视等。

（4）是否有入室受惊、失恋、失业等精神挫折、精神压力等精神心理疾病史。

（5）是否有长期服用如抗精神病类等药物病史。

（6）是否有其他外伤或其他疾病史。

2. 临床表现

除了患者自诉患有“性欲减退”以外，大多数患者都无其他明显的临床症状。但通过医患语言交流等可以发现患者是否患有精神抑郁或性格异常或精神心理障碍等问题。

3. 体检和辅检

基本同第一篇第五章病史和检查的相关内容。

4. 特殊辅检

目前对性欲减退还没有什么特殊辅助检查方法。

二、诊断标准

WHO 的诊断标准是：成年男性对性的兴趣减退或致性交频率不足。

三、诊断分类

目前还没有查到 WHO 或国家或其他专家关于男性性欲减退的诊断分类方法和标准。

四、诊断分度

目前还没有查到 WHO 或国家或其他专家关于男性性欲减退的诊断分度方法和标准。为了客观量化男性功能性性欲减退的病情程度，便于临床研究和疗效评估，在此只能将我们在日常工作中的诊断分度方法和标准简介如下。具体内容见表 2－1 男性功能性性欲减退病情问卷评估简表，将其病情分为轻度、中度、重度三种类型，其特点是：简明实用。

（1）性欲正常：经常主动要求性生活。

（2）轻度减退：很少主动要求性生活。

（3）中度减退：无主动要求性生活。

（4）重度减退：拒绝女方要求性生活。

表 2－1 男性功能性性欲减退病情评估简表（刘茂松标准）

病情	性欲正常	轻度减退	中度减退	重度减退
评估标准	经常主动要求	很少主动要求	无主动要求	拒绝要求

五、鉴别诊断

功能性性欲减退主要与功能性阳痿、早泄，阳痿伴早泄、遗精等性功能障碍相鉴别，该五种病因病机虽然多以肾虚为主，而且可互为因果而加重病情，但其临床表现却不尽相同，治疗重点也各有特点。

1. 功能性性欲减退

患者以性欲减退为主，勃起功能基本正常。

2. 功能性阳痿

患者以勃起功能减退为主，性欲基本正常。

3. 功能性早泄

患者以早泄为主，性欲和勃起功能都基本正常。

4. 功能性阳痿伴早泄

患者以勃而不坚伴射精过早或流精为主，性欲基本正常。

5. 功能性遗精

患者经常在睡眠中发生“精液自遗”现象，性欲、勃起功能、射精功能都基本正常。

第五节　中医诊断

一、诊断依据

我们的诊断依据是：中医四诊结果＋西医检查结果。

二、诊断标准

我们的诊断标准是：中医证型＋西医诊断。如肾阳虚弱型功能性重度性欲减退。

三、诊断分证

根据我们提出的“九证分类法”，将男性功能性性欲减退（夜不思室）分为虚证和实证二大类，共六种常见病态体质证型，被称为“新安刘氏性欲减退证型分类法”。

1. 虚证

主要有“肾阳虚弱、肾阴亏虚、心脾两虚、惊恐伤肾”等证型。

2. 实证

主要有“肝郁气滞、痰湿蕴阻”等证型。

另外，还有少数是寒热虚实夹杂的复合病证，在此难以全面表达清楚，故在临证时还要认真进行“辨体、辨病、辨证”分析分类（证型）。

第六节　西医特色疗法

一、常规疗法

主要是“性心理宣教治疗＋性感集中训练治疗＋病因治疗＋生活治疗”等。

二、特色疗法

主要是“服药助勃增欲治疗+观片助勃增欲治疗+抗抑郁治疗+人工助孕治疗”等。

1. 服药助勃增欲治疗

适用于顽固性功能性性欲减退的治疗。其治疗原理是：通过性启动治疗使患者立即看到自己良好的勃起功能，打断精神心理因素与性欲减退互为因果的恶性循环，快速建立起正常的勃起反射而产生性欲要求，树立坚持治疗的信心，有利于性欲的早日康复。

（1）常用药物：主要是西地那非（sildenafil，商品名：万艾可，俗称：伟哥）片剂。服药后可以促发阴茎强烈勃起而产生性欲要求，有利于功能性性欲减退的康复。

（2）服药方法：首次推荐剂量为50mg（1/2片）。以有效的最小剂量为治疗剂量，这样可以减少或降低其毒副作用（具体见本篇第二章“阳痿的西地那非疗法”）。一般在口服使用4～6次后，即开始逐渐减少服用量而慢慢停服，并继续以中药巩固治疗。

2. 观片启动增欲治疗

主要是给患者观看“性感集中训练”等科教片，以便激发患者的性欲和勃起功能。

3. 抗抑郁治疗

主要用于伴有明显或不明显的精神抑郁或精神焦虑或顽固性功能性性欲减退。

（1）常用药物：常用的有三环抗抑郁药、四环抗抑郁药、选择性5-羟色胺再摄取阻滞剂及单胺氧化酶抑制剂。还有较新推出的新型抗抑郁药，如瑞美隆、万拉法新等。我们在男性性功能障碍领域常用的主要有以下几种：多虑平、氯丙咪嗪（氯咪帕明）、黛力新（氟哌噻吨美利曲辛片）、艾司唑仑（舒乐安定）、劳拉西泮（罗拉、氯羟安定）、谷维素等。

（2）适应证：适用于功能性性欲减退伴有不明显或不同程度的精神抑郁或焦虑等患者。

（3）禁忌证：患有严重的心、肝、肾疾病以及青光眼患者禁用或慎用。

（4）作用机理：目前尚不太清楚，可能与其同时抑制5-羟色胺、去甲肾上腺素和多巴胺再摄取有关。

（5）副作用：毒副作用主要表现在自主神经系统和心血管系统方面。

①自主神经系统的副作用：因药物有抗胆碱作用，故常见口干、视物模糊、瞳孔扩大、便秘、排尿困难和体位性低血压。这类副作用一般并不影响治疗，且在治疗过程中能逐渐适应。但因常在疗程早期，治疗效应尚未呈现时已经出现，部分病人因此而不愿服药，中断治疗。在老年人或少数敏感病人中，有可能导致尿潴留，肠麻痹和使青光眼病状加重。有些敏感的患者可能会出现明显的嗜睡、疲乏、头晕、甚至卧床不起等副作用，所以在治疗前就要对病人说清楚可能会出现的这些副作用，而且嘱其在服药期间不要从事登高等危险作业、不要开汽车、不要骑摩托车、电瓶车等。如果是轻度副作用一般患者都是可以耐受的，服用一段时间后可逐渐适应，如果出现较重的副作用而影响工作或劳动就应减量服用，并要求患者一定要坚持服药治疗一个月以上，加服中药可提高疗效，降低副作用。

②心血管方面的副作用：常见者为心动过速，心电图 ST－T 段的非特异性改变，严重者则可发生传导阻滞或心律紊乱。其他可能发生的副作用，有头昏、嗜睡、细微震颤，偶见癫痫发作、药疹和粒细胞减少。过量服用可导致急性中毒，表现为谵妄、昏睡或昏迷，可能伴有严重的心脏并发症。由于本类药物主要用于治疗抑郁症，而抑郁症患者常有消极意念，可能服药自杀，故一次开药不能太多，而且药物必须由患者家庭其他人妥善保管和掌握，治疗过程中应严密观察。

（6）服药方法：以最小剂量开始，逐渐增加剂量，以有效的最小剂量为治疗剂量，这样可以减少或降低毒副作用。我们一般首次推荐剂量为：如氯米帕明（氯丙咪嗪片），每晚 1 次，每次 12.50mg（1/2 片），或加多虑平片，每日早晨 1 次，每次 12.50mg（1/2 片），再加谷维素片，每日 3 次，每次 20mg（2 片）。如果上述药物的副作用较大，还可以将氯米帕明片再减少剂量至（1/3 片），加用艾司唑仑片（舒乐安定片），每晚 1 次，每次 1mg（1 片）。如果治疗效果和副作用都不大，1 ～ 2 周后可逐渐增加剂量。

4. 人工助孕治疗

适用于年龄较大、经一年以上的科学规范治疗无效的重度性欲减退患者。主要有夫精人工授精（AIH）和试管婴儿（IVF 或 ICSI）疗法。

第七节　中医特色疗法

一、常规疗法

主要是“心理疏导 + 改变思想观念 + 改变不良生活习惯”等。

二、特色疗法

主要以“补肾温阳 + 补益心脾”为总则，再以我们的“九证疗法”为纲，进行“辨体、辨病、辨证”分析治疗，具体见本章第九节和第十节中的相关内容。

三、中成药疗法

具体可参考第一篇第十章第五节“中成药简易疗法”中的相关内容。

第八节　疗效评估方法

因为我们还没有查到 WHO 或国家或其他专家关于性欲减退的疗效评估方法和评估标准，所以在此只能将我们在日常工作中研究使用的疗效评估方法和评估标准简介如下。

一、疗效评估方法

1. 评估依据

以患者和患者妻子诉说的病情改善情况或加适当的辅助检查结果作为疗效评估依据。

2. 评估方法

为了客观地量化功能性性欲减退的疗效，我们设计了表 2－2 功能性性欲减退疗效评估简表，将治疗结果分为：治愈、显效、有效、无效四种类型进行科学评估。

3. 评估标准

（1）治愈：性欲恢复正常，经常主动要求性生活。

（2）显效：性欲明显提高，从拒绝性生活或不主动要求性生活到有时主动要求性生活，但频率不高。

（3）有效：性欲略有提高，从拒绝性生活到不拒绝性生活或从不主动要求性生活到有时主动要求性生活，但要求并不强烈。

（4）无效：性欲基本无改善。

表 2－2　功能性性欲减退疗效评估简表（刘茂松标准）

治疗结果	治愈	显效	有效	无效
评估标准	经常主动要求	偶尔主动要求	不拒绝性生活	性欲无改善

二、疗效统计方法

基本同第一篇第十一章“疗效评估方法”中的疗效统计方法。

第九节　虚证型治愈病例简介

一、肾阳虚弱型重度性欲减退

1. 病例

（1）概况：李某，36 岁，本科学历，干部，黄山市人。于 2011 年 5 月 12 日来我科咨询。

（2）主诉：无性欲 4 年。

（3）现病史：患者工作压力较大，心情不佳，寡言少语，失眠多梦。初婚时性欲就不高，其妻子生了女孩后，几乎无主动性要求，而且还经常拒绝妻子的性要求。在屯溪、杭州、上海等地经中西医治疗 3 年多，花费了几万元，仍无效果，心理压力很大。

（4）既往史：既往无泌尿生殖系统感染、外伤、手术等病史。

（5）家族史：其家族中无精神或性格异常病史。

2. 检查简况

经男科体检和相关辅助检查未发现明显阳性体征。

3. 中医证候

（1）全身症状：夜不思性、畏寒肢冷、腰酸阴凉、全身乏力。

（2）局部症状：阳器痿软不举。

（3）舌脉之证：舌质淡、苔薄白、脉细弱。

4. 临床诊断

（1）西医诊断：继发性功能性重度性欲减退。

（2）中医诊断：肾阳虚弱型重度性欲减退。

5. 西医特色治疗

（1）抗抑郁治疗：因为该患者的精神抑郁和性神经功能障碍并不明显，所以要减少抗抑郁等精神药物剂量。①多虑平片，每日早晨 1 次，每次 12. 50mg（1/2 片）；②氯米帕明片，每晚 1 次，每次 12. 50mg（1/2 片）。

（2）助勃增欲治疗：西地那非片（商品名：万艾可；俗称：伟哥），每周 1 次，每次 50mg（1/2 片），服药 30 ～ 60 分钟后开始进行性感集中训练治疗（主要是双方相互拥抱、相互抚摸等性刺激活动），待男方阴茎强烈勃起时，要求女方主动采用女上位进行性交活动。

6. 中医特色治疗

（1）治疗原则：补肾温阳 + 疏肝增欲。

（2）常用配方：补肾温阳增欲汤加减。

（3）常用药物：鹿角片、淫羊藿、炙附片、肉桂、生地、山药、山萸肉、茯苓、泽泻、牡丹皮、柴胡、炒白芍、川芎等。

7. 配方分析

（1）补肾温阳增欲汤：是我们特色治疗“肾阳虚弱型重度性欲减退”的有效验方。

①功效：补肾温阳、疏肝增欲。

②主治：肾阳虚弱型重度性欲减退。

③方源：东汉金匮肾气丸 + 清代达郁汤 + 现代刘茂松经验。

④组成：金匮肾气丸 + 达郁汤 + 鹿角片、淫羊藿等。

⑤方解：方中的鹿角片乃血肉之精，系梅花鹿之督脉所发，气旺血充，故能补督脉、益精血，温补肾中元阳，兴男子阳事为君；金匮肾气丸 + 淫羊藿等补肾、温阳、增欲，辅助鹿角片兴阳增欲助勃为臣；达郁汤疏肝解郁、宁神定志、增欲助勃为佐。全方共奏：补肾温阳、疏肝增欲之功。

（2）金匮肾气丸（又称桂附地黄丸、八味地黄丸、八味丸、肾气丸等）：是东汉医圣张仲景治疗“脾肾虚寒、肾阳不足、命门火衰”等肾阳虚弱的经典名方。

①功效：补肾温阳。

②主治：脾肾虚寒、命门火衰等阳虚之证。

③组成：熟地黄、山药、山萸肉、茯苓、泽泻、牡丹皮、附子、肉桂。

④方解：方中熟地黄滋补肾水；山萸肉滋补肝肾之阴；山药健脾润五脏，这三者为三补之药，具有益阴摄阳之效；茯苓渗脾湿；泽泻泻浊坚阴；牡丹皮泻相火，这三者为三泻之药，具有降火利水，泄肾中虚火，即平泻阴阳之余，使补而不腻。此为六味地黄丸之配方，此方为三补三泻，滋阴配阳，“壮水之主，以制阳光”；炙附片、桂枝温补肾阳，以治命门火衰。本方的配伍特点是：水火并补，阴阳协调，肾气自健，不治而愈。明代戴元礼认为“附子得桂则补命门”。肾阳虚证严重者即命门火衰，所以附子必须配肉桂效果更佳，故本方中炙附片配桂枝主治肾阳虚弱之命门火衰，以补水中之火。

⑤方源：本方源于东汉医圣张仲景所著的《伤寒杂病论》。

（3）达郁汤：是清代乾隆年间名医沈金鳌治疗“抑郁伤肝诸证”的经典名方。

①功效：疏解肝郁、清泄肝火。

②主治：肝郁不伸、阳痿不起。

③组成：升麻、柴胡、川芎、香附、桑白皮、白蒺藜、橘叶等。

④方解：方中逍遥散疏肝达郁为君；然气郁者多从热化，丹溪所谓“气有余便是火也”，故又以栀、丹、滁菊清泄肝火为臣；佐以青橘叶清芬疏气，以助柴薄之达郁。此为清肝泄火，疏郁宣之良方。

方中的升麻升发清阳，柴胡疏肝开郁，川芎活血行气，香附理气解郁，白蒺藜平肝祛风，桑白皮清泄肺热，橘叶行气和胃。全方用疏肝行气之药，服之可使肝气疏泄，诸郁消除。“达”，有畅达之意。《素问·六元正纪大论》中“木郁达之”言肝属木，性喜条达、升发，肝气郁结致病，便是“木郁”。用本方正合《内经》旨意，使木郁畅达，故名“达郁汤”。

⑤方源：本方源于清代《杂病源流犀烛》。

8. 配方加减

（1）若暴怒气盛：加炙香附、醋炒青皮，暂为平气以伐肝。

（2）若出现虚火：停用鹿茸片、肉桂、炙附片等温肾壮阳类药物，另加用玄参、麦冬等滋阴降火类药物。

9. 治疗小结

（1）治疗半个月后：患者的证候有明显好转。按以上方案适当加减中西药配方及用量，再连续治疗三个月。

（2）治疗三个月后：病情基本痊愈。

10. 疗效评估

（1）自觉症状：基本消失，经常有主动性要求、性生活基本正常。

（2）评估结果：治愈。

11. 现代研究简况

（1）鹿茸：具有性激素样等药理作用，能促进子宫发育、抗疲劳、改善睡眠、提高机体免疫功能、延缓衰老等功效。因鹿角是鹿茸老化的部分，所以鹿角片的作用比鹿茸较弱。

（2）金匮肾气丸：关于金匮肾气丸的现代研究主要有以下几个方面。

①药理研究：金匮肾气丸可提高 SOD，有改善垂体－肾上腺皮质功能等药理作用；可延缓衰老、恢复精力；可改善脂代谢、增强神经－体液调解；能抗白内障、降低血糖、提高巨噬细胞吞噬功能、对动脉粥样硬化改善有良好功效。

②临床应用：现代医学将金匮肾气丸广泛地应用于：肾阳虚弱型慢性腰腿痛、慢性前列腺炎、前列腺增生、老年性阴道炎、老年性尿失禁、男性乳房发育症、复发性口腔溃疡、男女不孕不育等证。

③国外研究：日本汉方医学研究发现，长期服用金匮肾气丸，不仅可提高老年人的自身免疫功能，还可改善糖尿病或因衰老引起的视力减退（老花眼），故被称为“抗衰老妙方”。一般建议半年为一个疗程，若没有肾阳虚弱的人群最好不要长期服用。

（3）达郁汤：加减化裁后可广泛地应用于男科、女科、肝胆、胃肠、抑郁以及所有慢性疾病而证属失志抑郁、情志不畅或心神不宁者。其舌脉特点是：舌质暗、苔薄黄、脉弦滞。临证加减：暴怒气盛者，加制香附，醋炒青皮，暂为平气以伐肝；肠鸣飧泄者，加乌梅炭，白僵蚕，以升达肠气以泄肝；疝气肿痛者，加小茴香，炒橘核，炒香荔枝核，以疏肝泄气以止痛；若因于湿热食滞，腹中痛甚者，加越鞠丸，疏畅六郁以定痛。

二、肾阴亏虚型重度性欲减退

1. 病例

（1）概况：汪先生，29 岁，本科学历，歙县人，现在意大利安克那市工作，已婚未育。2012 年 3 月 10 日，其妻子和岳父岳母慕名带他们来我科就诊。

（2）主诉：婚后 4 年未育。

（3）现病史：患者在国外创业，工作压力较大，精神抑郁，失眠多梦。初婚时性欲就不高，婚后几乎无主动性要求，而且还经常拒绝妻子的性要求。曾在歙县、上海、意大利等地经中西医治疗 3 年多，花费了几万元，仍无效果，精神心理压力更大了。

（4）既往史：既往无泌尿生殖系统感染、外伤、手术等病史。

（5）家族史：其家族中有轻度精神异常病史。其妻子有月经不调、经量少、卵泡发育不良等病症。

2. 检查简况

（1）体格检查：经男科方面的体格检查未发现明显阳性体征。

（2）精液检查：①精液量 1.5mL；pH 值 7.4；果糖 1.2g/mL；液化时间 30 分钟；精子浓度 23.50×10^6/mL；精子活率 36.65%；精子活力 PR 11.20%，NP 10.61%。②精液支原体培养（－）。③精浆抗精子抗体（AsAb）（－）。④精液白细胞检查 $0.5 < 1.0 \times 10^6$/mL。

（3）辅助检查：其他辅助检查均在正常范围。

3. 中医证候

（1）全身症状：夜不思性、腰膝酸软、口干乏力、头晕耳鸣。

（2）局部症状：阳器痿软不举。

（3）舌脉之证：舌质红、苔薄、脉细弱。

4. 临床诊断

（1）西医诊断：原发性功能性重度性欲减退。

（2）中医诊断：肾阴亏虚型重度性欲减退。

5. 西医特色治疗

基本同本节治愈病例简介一“肾阳虚弱型重度性欲减退”的西医疗法。

6. 中医特色治疗

（1）治疗原则：滋阴补肾＋疏肝增欲。

（2）常用配方：滋阴补肾增欲汤加减。

（3）常用药物：淫羊藿、熟地黄、山药、山萸肉、茯苓、泽泻、牡丹皮、柴胡、川芎、广郁金、茯神等。

7. 配方分析

（1）滋阴补肾增欲汤：是我们特色治疗“肾阴亏虚型重度性欲减退”的有效验方。

①功效：滋阴补肾、疏肝增欲。

②主治：肾阴亏虚型重度性欲减退。

③组成：六味地黄丸＋达郁汤＋淫羊藿、广郁金、茯神等。

④方解：方中淫羊藿等温补肾中元阳，兴男子阳事为君；六味地黄丸滋阴补肾、固本培元，治因为臣；达郁汤＋广郁金等疏肝解郁、宁神定志、增欲助勃为佐；茯神等以加强宁心安神为使。全方共奏：滋阴补肾、疏肝增欲之功。

⑤方源：宋代六味地黄丸＋清代达郁汤＋现代刘茂松经验。

（2）六味地黄丸：是宋代太医儿科专家钱乙治疗“肾阴虚”的经典名方。

①功效：滋补肾阴。

②主治：肾阴虚诸证。

③组成：熟地黄、山药、山萸肉、茯苓、泽泻、牡丹皮。

④方解：本方是由熟地黄、山药、山萸肉、茯苓、泽泻、牡丹皮组成。方中重用熟地黄滋阴补肾、填精益髓为君药；山萸肉补养肝肾，并能涩精；山药补益脾阴，亦能固精共为臣药。三药相配，滋养肝脾肾，称为“三补”。但熟地黄的用量是山萸肉与山药两味之和，故以补肾阴为主，补其不足以治本。配伍泽泻利湿泄浊并防熟地黄之滋腻恋邪；牡丹皮清泄相火并制山萸肉之温涩；茯苓淡渗脾湿并助山药之健运。三药为“三泻”，渗湿浊清虚热，平其偏胜以治标，均为佐药。六味合用，三补三泻，其中补药用量重于“泻药”，是以补为主；肝脾肾三阴并补，以补肾阴为主。现在常应用于所有肾阴虚证表现的男科疾病。

⑤方源：本方源于宋代太医钱乙和弟子阎孝忠所著的《小儿药证直诀》。

（3）达郁汤：是治疗“抑郁伤肝诸证”（如肝郁不伸、阴痿不起）的经典名方。具体简介见本节治愈病例一“肾阳虚弱型重度性欲减退”的相关内容。

8. 配方加减

（1）若有肾阳虚弱：加巴戟天等。

（2）若有气滞血瘀：加紫丹参、炒枳壳等。

（3）若有胃脘胀闷：加杵砂仁、陈皮、广木香等。

（4）若有口干尿黄：加石斛、知母、炒黄柏等。

（5）若有心烦盗汗：加柏子仁、酸枣仁、生黄芪等。

（6）若有眼目干涩：加枸杞、菊花等以滋阴养肝明目。

9. 治疗小结

（1）治疗半个月后：患者的证候有明显好转。按以上方案适当加减中西药配方及用量，再连续治疗三个月后复查结果：①精液量 3.0mL；液化时间 20 分钟；精子浓度 39.25×10^6/mL；精子活率 65.30%；精子活力 PR 25.10%，NP 26.75%。②其他项目均正常。

（2）男方治疗同时：对其妻子进行调经、促排卵、健黄体等治疗。

（3）治疗三个月后：其妻子已受孕，我们还给予孕期保健方面的知识宣教。

10. 疗效评估

（1）自觉症状：基本消失，经常有主动性要求，性生活基本正常。

（2）妊娠情况：其妻已孕。

（3）评估结果：治愈。

11. 现代研究简况

现代医学研究证实六味地黄丸有多种疗效，所以直到今天，仍被广泛地运用于临床，成为滋补肝肾、养生保健的千年良药。

据报道：六味地黄丸治疗的病症涉及 130 余种。最常见的是用于治疗亚健康状态、提高免疫力、延缓衰老，所以很多人把它当作保健药品在长期服用。作为治疗药品，它在高血压、糖尿病、更年期综合征等疾病的治疗和辅助治疗中也取得了良好的效果。

（1）适应证：主要有以下几个方面。

①内科疾病：肺结核、支气管哮喘、原发性高血压、肾性高血压、慢性肾炎、前列腺疾病、肿瘤、白细胞减少证、血小板减少性紫癜、早期食管上皮细胞增生证、肾阴亏损性糖尿病、甲状腺功能亢进、神经衰弱以及老年性痴呆、顽固性失眠、一氧化碳中毒性精神病、手术后顽固性呃逆、痿软（格林巴里综合征）等伴有阴虚证候者。

②外科疾病：骨结核、男子乳房发育、食道癌手术后复发、脱发、皮肤皲裂、小便不利等）等伴有阴虚证候者。

③妇科疾病：更年期综合征、黄褐斑、功能性子宫出血等伴有阴虚证候者。

④儿科疾病：小儿发育不良、抽动－秽语综合征等伴有阴虚证候者。

⑤眼科疾病：中心性视网膜脉络膜炎、青光眼、老年性黄斑盘状变性、外伤性角膜溃疡、睫状体炎、慢性葡萄膜炎等伴有阴虚证候者。

⑥五官科疾病：复发性口腔溃疡、慢性咽喉炎、慢性扁桃体炎、喉痹等伴有阴虚证候者。

⑦肿瘤科：对伴有阴虚证候的肿瘤患者，使用六味地黄丸还可增强放疗、化疗效果，减少放疗、化疗的毒副反应。

（2）禁忌证：主要有以下几个方面。

①阳虚，诊断要点：畏寒肢冷、腰膝酸软。

②脾虚，诊断要点：纳差、便稀、消化不良。

③亚健康人群，如果没有明显肾阴虚证候，不宜长期服用。

④湿热，诊断要点：舌苔黄腻，胃肠胀闷，大便不成形或稀软。

三、心脾两虚型重度性欲减退

1. 病例

（1）概况：张某，男，23岁，初中文化，农民工，祁门县人，未婚。于2013年4月27日来我科就诊。

（2）主诉：无性欲7年。

（3）病史：患者性格内向，外貌及身材较俊，自17岁起就不断有女孩主动向他靠拢，但因其受到家庭贫困的精神压抑一直不敢接受女孩们的爱情（害怕要花钱），亦无性的要求。几位女友都称他为“冷血动物”而分手。因此，他出现了烦恼、焦虑、失眠等病症。曾在杭州、南京等地断续治疗六年无效，使他失去了生活的勇气，他躲在山里的老家整天都不出门，不吃饭，日渐消瘦。

（4）既往史：既往无泌尿生殖系统感染、外伤等病史。

（5）家族史：其家族中有轻度精神异常病史。

2. 检查简况

经男科体检和相关辅助检查未发现明显阳性体征。

3. 中医证候

（1）全身症状：面色萎黄、体倦食少、夜不思室、心悸健忘，失眠多梦。

（2）局部症状：阳器痿软不举。

（3）舌脉之证：舌质淡、苔薄白、脉虚弱。

4. 临床诊断

（1）西医诊断：原发性功能性重度性欲减退。

（2）中医诊断：心脾两虚型重度性欲减退。

5. 西医特色治疗

因为该患者尚未结婚，故不做“性感集中训练治疗”。另外，该患者的精神抑郁和性神经功能障碍比较严重，所以要加大抗抑郁等精神药物剂量。

（1）氯米帕明片，每日二次，每次25mg（1片）口服。

（2）多虑平片，每日二次，每次25mg（1片）口服。

6. 中医特色治疗

（1）治疗原则：培补心脾＋疏肝增欲。

（2）常用配方：培补心脾增欲汤加减。

（3）常用药物：党参、炙甘草、炙黄芪、当归、龙眼肉、炒白术、茯苓、酸枣仁、广木香、炙远志、鹿角片、淫羊藿、广郁金、柴胡等。

7. 配方分析

（1）培补心脾增欲汤：是我们特色治疗“心脾两虚型重度性欲减退”的有效验方。

①功效：培补心脾、疏肝增欲。

②主治：心脾两虚型重度性欲减退。

③方源：宋代人参归脾汤＋现代刘茂松经验。

④组成：人参归脾丸＋鹿角片、淫羊藿、广郁金、柴胡等。

⑤方解：人参归脾丸源于宋代《济生方》，原名归脾汤。以后因方中以人参为主要药物，同时又增加了当归、远志二药，为了服用方便和大量生产而改汤剂为丸剂，故改此名。

方中党参（因本方已有鹿角片、淫羊藿、炙黄芪等温阳药物，所以将党参易人参以降低其温性）、炙黄芪、炒白术补元气、健脾胃为君；酸枣仁、龙眼肉、当归补血养血、养心安神为臣；炙远志交通心肾、镇静安神为佐；鹿角片、淫羊藿等补肾温阳，广郁金、柴胡疏肝通络、兴阳增欲为使。全方共奏：培补心脾、疏肝增欲之功。

（2）人参归脾丸：是宋代名医严用和治疗心脾两虚的经典名方。

①功效：健脾益气、补血养心。

②主治：思虑过多、劳伤心脾、健忘怔忡之证。

③组成：人参、白术、茯苓、炙甘草、炙黄芪、当归、广木香、龙眼肉、酸枣仁、远志。

④方解：方中参、芪、术、甘等补脾益气以生血，使气旺而血生；当归、龙眼肉甘温补血养心；酸枣仁、远志宁心安神；木香辛香而散，理气醒脾，与大量益气健脾药配伍，即能恢复中焦运化之功，又能防止大量益气补血药滋腻碍胃，使补而不滞，滋而不腻；再用姜、枣调和脾胃，以资化源。故能心脾兼顾，气血双补。全方共奏健脾益气，补血养心之功。

⑤方源：本方源于宋代《济生方》又名《严氏济生方》，是南宋名医严用和所撰。

8. 配方加减

若脾虚便溏：加厚朴、苍术、生薏仁等。

9. 治疗小结

（1）治疗半个月后：患者的证候有明显好转。因他要去浙江打工，没有时间来治疗，故要求我们帮他配制三个月的中药胶囊带去服用，以巩固疗效。

（2）治疗三个月后：病情基本痊愈。

10. 疗效评估

（1）自觉症状：基本消失，经常有主动性要求。

（2）评估结果：治愈。

11. 历代研究简况

（1）人参归脾丸简介。

本方原载宋代严用和《济生方》中的归脾汤，原方中无当归、远志。它是治疗思虑过度，劳伤心脾，气血两虚之良方。

（2）人参归脾丸的发展概况。

①元代：危亦林著《世医得效方》对此方主治的病证有所增加，在原方主治的基础上又增加了脾不统血之吐血、下血之证。

②明代：薛己著《校注妇人良方》在归脾汤原来的组成中又增加了当归、远志两味，使养血宁神之效尤彰。薛己在《内科摘要》中增补了本方治疗惊悸、盗汗、嗜卧少食、月经不调、赤白带下等症而沿用至今。

③清代：新安名医汪昂在《医方集解》中更扩充其治疗范围，用于惊悸、盗汗、食少、妇人经带、肠风崩漏等症。

④现代：医家们将其加减化裁后广泛地应用于心脾气血两虚及脾不统血诸

证。如神经衰弱、性功能障碍、不孕不育、心脏病、慢性胃炎、慢性胃肠炎、功能性消化不良、胃及十二指肠溃疡出血、功能性子宫出血、月经不调、再生障碍性贫血、血小板减少性紫癜等各科疾病而属心脾气血两虚或脾不统血等疾病。其舌脉特点是：舌质淡、脉细弱。现为服用方便，将汤剂改为丸剂。

人参归脾丸是历代医家通过临床实践而逐步完善起来的经典名方。具体见《中华人民共和国卫生部药品标准》中药成方制剂（第四册）。

（3）人参归脾丸的配伍特点。

①心脾同治，重点在脾，使脾旺则气血生化有源，方名归脾，意在于此。

②气血并补，但重在补气，意即气为血之帅，气旺血自生，血足则心有所养。

③补气养血药中佐以木香理气醒脾，补而不滞。故张璐说："此方滋养心脾，鼓动少火，妙以木香调畅诸气。世以木香性燥不用，服之多致痞闷，或泄泻，减食者，以其纯阴无阳，不能输化药力故耳。"

（4）人参归脾丸的动物实验情况。

①人参归脾汤具有激活老龄动物脑内功能低下的胆碱能神经作用，能改善学习和记忆能力，能增强免疫，调节中枢神经功能，增进造血功能，有强壮作用。此外，还有抗休克、镇静、降血压、改善脂质代谢等作用。

②人参归脾汤具有抗抑郁作用，观察对慢性不可预见性模型大鼠血清皮质酮、雌激素（E_2）水平的影响，初步探讨其防治抑郁症的可能机制。

③人参归脾汤具有改善骨髓微循环，增加骨髓造血组织，促进多能干细胞进多能增殖分化和幼稚中性粒细胞发育成熟，延长中性粒细胞寿命等作用。还有促进白蛋白合成，增加血红蛋白量，补充多种维生素和微量元素等作用。

（5）现代药理研究证明本方中的各种药物具有以下作用。

①人参：有增强免疫力、抗溃疡、抗炎作用，能缓解平滑肌痉挛，调节平滑肌运动。

②白术：有抗胃溃疡、抗菌、缓和胃肠蠕动以及强壮作用。

③茯苓：能增强免疫功能，降低胃液分泌。

④山药：对实验大鼠脾虚模型有预防和治疗作用、有助消化作用。

⑤黄芪：能提高机体抗病力、增强心肌收缩、广泛抗菌。

⑥木香：有抗溃疡、促进胃排空、双向调节肠管活动、抗病原微生物的作用。

⑦当归：多糖有较好的促进造血功能的作用。

⑧陈皮：对胃肠道有温和的刺激作用，能促进消化液分泌，排除肠内积气。

⑨酸枣仁：有镇静、增强免疫功能作用。

⑩远志：有镇静、抗菌作用。

（6）人参归脾丸的用法和用量。

本丸在饭前服用或进食同时服用为宜，温开水送服，便于药力发挥作用。其疗程应视病情而定，一般脾虚的病人服用到脾虚症状消失就行了，不宜长期使用。

四、惊恐伤肾型重度性欲减退

1. 病例

（1）概况：陈某，25岁，初中文化，农民工，歙县人，未婚。于2013年9月10日在其母亲的陪同下来我科咨询。

（2）主诉：无性欲2年余。

（3）现病史：患者2年前在杭州打工与女友同居性交中突然有人敲门而急忙中断性交。此后，患者就无性欲要求，还经常拒绝女友的性要求。曾在杭州多家医院经中西医治疗无效。

（4）既往史：既往无泌尿生殖系统感染、外伤、手术等病史。

（5）家族史：其家族中有中度精神抑郁病史。

2. 检查简况

经男科体检和相关辅助检查未发现明显阳性体征。

3. 中医证候

（1）全身症状：夜不思室、有焦虑、失眠易惊。

（2）局部症状：阳器痿软不举。

（3）舌脉之证：舌质暗、苔薄白、脉弦。

4. 临床诊断

（1）西医诊断：继发性功能性重度性欲减退。

（2）中医诊断：惊恐伤肾型重度性欲减退。

5. 西医特色治疗

因为该患者的精神抑郁和性神经功能障碍比较严重，所以要加大抗抑郁等精神药物剂量。

（1）服氯米帕明片，每日三次，每次25mg（1片）。

（2）多虑平片，每日三次，每次25mg（1片）。

（3）舒乐安定片，每晚1次，每次100mg（1片）。

6. 中医特色治疗

（1）治疗原则：宁神定志＋疏肝增欲。

（2）常用方剂：妙香宁神增欲汤加减。

（3）常用药物：人参、益智仁、茯神、朱茯苓、炙远志、炙甘草、桂枝、煅龙骨、煅牡蛎、炒白芍、大枣、淫羊藿、炙香附、广郁金、炒枳壳等。

7. 配方分析

（1）妙香宁神增欲汤：是我们特色治疗“惊恐伤肾型重度性欲减退”的有效验方。

①功效：宁神定志、疏肝增欲。

②主治：惊恐伤肾型重度性欲减退。

③来源：东汉桂枝龙骨牡蛎汤＋清代妙香散＋现代刘茂松经验。

④组成：妙香散＋桂枝龙骨牡蛎汤＋淫羊藿、炙香附、广郁金、炒枳壳等。

⑤方解：本方以妙香散壮胆宁神、安定心神治因为君；以桂枝龙骨牡蛎汤宁心神、疏肝火以辅助妙香散安定心神、增加性欲之功；淫羊藿等以温补肾之元阳，增强性欲之要药为该方中之臣；炙香附、广郁金、牡蛎等能疏肝郁、宁心神为佐；炒枳壳等疏经通络、增强性欲为使。全方共奏：宁神定志、疏肝增欲之功。

（2）桂枝龙骨牡蛎汤：是东汉医圣张仲景治疗“肝郁化火、心神不宁”的经典名方。

①功效：疏肝郁、敛相火、宁心神、和阴阳、固精气。

②主治：肝气郁结、相火妄动、心神不宁和虚劳阴阳两虚之证。

③组成：桂枝、煅龙骨、煅牡蛎、炒白芍、炙甘草、干姜、大枣。

④方解：方中桂枝宁心神、敛阴和营、补肾温阳；煅龙骨、煅牡蛎潜阳入阴、敛相火、宁心神、固精气；炒白芍、大枣柔肝疏郁、养血滋阴；甘草、煨姜健脾和胃、调和气血。全方共奏：宁心神、疏肝郁、敛相火、和阴阳、固精气之功。

⑤方源：本方源于东汉《伤寒杂病论》。具体见本章第九节虚证型治愈病例简介一“肾阳虚弱型重度性欲减退”中配方分析的相关内容。

（3）妙香散：是清代康熙年间新安名医叶天士治疗“心神受伤、心神不宁”

的经典名方。

①功效：益气强心、安定神志。

②主治：惊恐伤肾、心神不宁之证。

③组成：人参、煅龙骨、益智仁、茯神、朱茯苓、炙远志、炙甘草。

④方解：方中人参、朱茯苓、炙甘草益气强心；茯神、炙远志等安定神志；益智仁镇静心神。

⑤方源：本方源于清初《临证指南医案》。

8. 配方加减

基本同本节治愈病例二“肾阴亏虚型重度性欲减退”中配方加减的相关内容。

9. 治疗小结

（1）治疗半个月后：患者的证候有明显好转。按以上方案适当加减中西药配方及用量，再连续治疗三个月。

（2）治疗三个月后：病情基本痊愈。

10. 疗效评估

（1）自觉症状：基本消失，经常有主动性要求。

（2）评估结果：治愈。

11. 现代研究简况

（1）妙香散：虽然被中医临床有效使用至今约300余年，但由于该类病证相对较少，所以现代医学对其研究并不多。随着社会的发展，今后将会加强对其现代动物实验研究以及扩大临床病例的规模。

（2）桂枝龙骨牡蛎汤：关于桂枝龙骨牡蛎汤的现代研究主要有以下几个方面。

①药理研究：具有镇静等药理作用。龙骨含碳酸钙、硫酸钙的成分，能促进血液凝固，降低骨骼肌兴奋，达到镇静、止血的作用。

②临床应用：现代医学将其加减化裁后广泛地应用于：治疗癔病、失眠、先兆流产、久泻、更年期综合征、盗汗、小儿支气管炎等属上述惊恐伤肾、心神不宁证。例如，加当归、全虫治疗癔病；加川断、杜仲、枸杞子治疗神经衰弱；加炙附片、紫云英、干姜治疗不孕症；加姜半夏、陈皮治疗小儿支气管炎；加减治疗更年期综合征、肺炎、小儿心脏病、不射精等疾病均取得良好效果。

第十节　实证型治愈病例简介

一、肝郁气滞型重度性欲减退

1. 病例

（1）概况：黄先生，34 岁，大专文化，职员，歙县人，已婚已育。于 2011 年 2 月 26 日来我科就诊。

（2）主诉：无性欲 3 年余。

（3）现病史：患者由于工作、家庭、社会等压力太大而导致白天精神抑郁，晚上失眠多梦，夜不思室，经常拒绝妻子的性要求。曾在歙县、杭州、上海等地经中西医治疗 2 年多，花费了几万元，仍无效果，精神压力更大了。

（4）既往史：既往无泌尿生殖系统感染、外伤、手术等病史。

（5）家族史：其家族中无精神或性格异常病史。

2. 检查简况

经男科体检和相关辅助检查未发现明显阳性体征。

3. 中医证候

（1）全身症状：夜不思室、面色晦暗、心烦郁闷、常叹息。

（2）局部症状：痿软不举。

（3）舌脉之证：舌质紫暗、苔薄黄、脉弦滞。

4. 临床诊断

（1）西医诊断：继发性功能性重度性欲减退。

（2）中医诊断：肝郁气滞型重度性欲减退。

5. 西医特色治疗

基本同本章第九节虚证型治愈病例“肾阳虚弱型重度性欲减退”的西医疗法。

6. 中医特色治疗

（1）治疗原则：开郁行滞 + 疏肝增欲。

（2）常用配方：疏肝行滞增欲汤加减。

（3）常用药物：淫羊藿、柴胡、枳壳、白芍、甘草、川芎、香附、白术、当归、茯苓、牡丹皮、天花粉、紫丹参、川牛膝、广郁金、薄荷等。

7. 配方分析

（1）疏肝行滞增欲汤：是我们特色治疗“肝郁气滞型重度性欲减退”的有效验方。

①功效：开郁行滞、疏肝增欲。

②主治：肝郁气滞型重度性欲减退。

③方源：明代柴胡疏肝散＋清代开郁种玉汤＋现代刘茂松经验。

④组成：柴胡疏肝散＋开郁种玉汤＋淫羊藿、紫丹参、川牛膝、广郁金等。

⑤方解：方中柴胡疏肝散疏肝行滞、通络增欲为君；开郁种玉汤疏肝开郁、柔肝缓急增欲为臣；淫羊藿温肾助阳，增强性欲为佐；紫丹参、川牛膝等活血化瘀，行滞增欲为使。全方共奏：开郁行滞、疏肝增欲之功。

（2）柴胡疏肝散：是明代名医张景岳治疗“肝郁气滞”的经典名方。

①功效：疏肝解郁、利气止痛。

②主治：肝郁气滞之证。

③组成：四逆散（柴胡、炒枳壳、炒白芍、炙甘草）＋陈皮、川芎、炙香附。

④方解：方中白芍、柴胡相伍一散一收，助柴胡疏肝，两药相反相成共为主药，枳壳、柴胡同用一升一降，加强疏肝理气之功以达郁邪为君；白芍、甘草配伍缓急止痛，疏肝理气以和胃为臣；川芎行气开郁活血止痛为佐；香附、陈皮理气和胃止痛为使。诸药合用辛以散结，苦以通降，气滞郁结方可解除，故服后肝气条达，血脉通畅，痛止而诸症皆除。

⑤方源：本方源于明代名医张景岳所著《景岳全书》。由柴胡、枳壳、香附、川芎、陈皮、白芍、甘草组成。主治“胁肋疼痛寒热往来”。本方是张景岳在汉代医圣张仲景《伤寒论》四逆散（柴胡、炒枳壳、炒白芍、炙甘草）的基础上加陈皮、川芎、炙香附化裁而成。

《景岳全书》刊于1624年，记录了张景岳毕生治病经验和中医学术成果的综合性著作。全书共64卷，100多万字。张景岳（1563—1640年），名介宾，字会卿，别号通一子，明代杰出医学家。祖籍四川绵竹，明末时迁浙江会稽（今浙江绍兴）。

（3）开郁种玉汤：是明末清初名医傅青主治疗“女性肝郁不孕”的经典名方。

①功效：疏肝开郁、调经种子。

②主治：妇人肝郁不孕。

③组成：炒白芍、炒白术、当归、炙香附、茯苓、牡丹皮、天花粉等。

④方解：方中炙香附等能疏肝、解闷、开郁；当归补血、活血、和血；炒白芍柔肝缓急；炒白术、茯苓等健脾护肝；牡丹皮、天花粉等清肝郁之热，并防止炙香附等温热之弊。

⑤方源：本方源于清初《傅山男女科》。

8. 配方加减

（1）若少寐多梦：加柏子仁、酸枣仁、炙远志等。

（2）若肝郁化火：去柴胡、炙香附等，加玄参、地骨皮等。

9. 治疗小结

（1）治疗半个月后：患者的证候有明显好转。按以上方案适当加减中西药配方及用量，再连续治疗三个月。

（2）治疗三个月后：病情基本痊愈。

10. 疗效评估

（1）自觉症状：基本消失，经常有主动性要求，性生活基本正常。

（2）评估结果：治愈。

11. 现代研究简况

（1）柴胡疏肝散：关于柴胡疏肝散的现代研究主要有以下两个方面。

①药理研究：a. 镇痛作用。柴胡及香附的提取物能提高小鼠疼痛阈值，具有明显镇痛作用。b. 抗炎作用。柴胡、陈皮、香附、甘草均有抗炎作用。柴胡、陈皮及其所含成分对多种原因引起的血管通透性增加有抑制作用，柴胡还有抗肉芽肿的作用。香附、甘草及其所含成分能抑制角叉菜胶等致炎物质所致的大鼠足趾肿。c. 解痉作用。枳壳、陈皮、白芍、甘草对胃肠平滑肌均有抑制作用，能解除平滑肌痉挛。d. 护肝利胆作用。柴胡、甘草对四氯化碳等所致的实验性肝损伤有明显的保护作用，可使肝细胞的变化和坏死明显减轻，陈皮、柴胡尚有利胆作用，可增加胆汁排出量及胆汁内固体物质的排泄量。e. 增加脑、肝血流和心搏出量。柴胡疏肝散对家兔脑、肝阻抗血流图和心阻抗微分图的影响实验表明，柴胡疏肝散可使脑血管充盈度增加，搏动性血液供应增加，有利于改善脑循环，增加肝动脉血流量，改善肝脏血液循环，改善心肌收缩力，增加心搏出量。

②临床应用：现代医学已将柴胡疏肝散广泛地应用于治疗多种“肝郁气滞”

型病症，相当于现代西医的“抑郁症”，它是一种很常见的情志因素或称情感精神障碍（分为轻、中、重三种）。我们认为：心、肝、脾等脏腑功能失调是其发病的主要因素，故在治疗上需要疏肝解郁、调和气血、调整脏腑功能失调。另据报道：几乎所有自身免疫紊乱性疾病都可追溯到情志因素。因此，情志变化对免疫功能有着十分明显的影响，而柴胡疏肝散则可以“舒肝行滞、调节情志”。所以现代医学将柴胡疏肝散加减化裁后广泛地应用于：男科、女科、心脑、血管、肝胆、胃肠、抑郁、失眠以及所有慢性疾病而证属肝郁气滞证者。这充分体现了中医学“异病同治”理论的科学性。

（2）开郁种玉汤：具有明显提高肝郁证动物模型受孕率的作用。我们认为：该方中炙香附等具有良好的疏肝解闷（开郁）等功效；当归能补血、活血、和血；炒白芍（需重用）柔肝缓急；炒白术、茯苓等健脾护肝；牡丹皮、天花粉等清肝郁之热，并防止炙香附等温热之弊。故将其加减用于肝气郁结所致之性欲减退、阳痿、早泄、不射精、少精子、弱精子、月经不调、排卵障碍等男女不育症效果良好。

二、痰湿蕴阻型重度性欲减退

1. 病例

（1）概况：许某，35 岁，中专文化，绩溪县人，已婚未育。于 2012 年 3 月 15 日来我科就诊。

（2）主诉：无性欲 3 年余。

（3）现病史：患者平素有嗜食大荤菜肴、吸烟、酗酒等不良生活习惯。白天寡言少语，晚上夜不思室，经常拒绝妻子的性要求。曾在宣州、芜湖、南京、上海等多家医院治疗无效，失去了治疗信心。

（4）既往史：既往无泌尿生殖系统感染、外伤、手术等病史。

（5）家族史：其家族中有中度精神异常病史。其妻子有月经不调、经量少、卵泡发育不良等病症。

2. 检查简况

（1）体格检查：经男科方面的体格检查未发现明显阳性体征。

（2）精液检查：①精液量 1.3mL；pH 值 7.4；果糖 1.0g/mL；液化时间 35 分钟；精子浓度 23.60×10^6/mL；精子活率 42.15%；精子活力 PR 11.20%，NP 15.81%。②精液支原体培养（－）。③精浆抗精子抗体（AsAb）（－）。④精液

白细胞检查 $0.5 < 1.0 \times 10^6$/mL。

（3）辅助检查：其他辅助检查均在正常范围。

3. 中医证候

（1）全身症状：体胖乏力、易出虚汗、大便稀软、精神抑郁、夜不思室。

（2）局部症状：痿软不举。

（3）舌脉之证：舌质淡、苔厚腻，脉弦滑。

4. 临床诊断

（1）西医诊断：原发性功能性重度性欲减退。

（2）中医诊断：痰湿蕴阻型重度性欲减退。

5. 西医特色治疗

基本同本章第九节虚证型治愈病例简介一“肾阳虚弱型重度性欲减退”的西医疗法。

6. 中医特色治疗

（1）治疗原则：燥湿化痰＋温通增欲。

（2）常用方剂：燥湿化痰增欲汤加减。

（3）常用药物：炙苍术、法半夏、炙香附、炒枳壳、陈皮、茯苓、炙胆星、杵桃仁、紫丹参、赤芍、川芎、柴胡、炙远志、石菖蒲、淫羊藿等。

7. 配方分析

（1）燥湿化痰增欲汤：是我们特色治疗“痰湿蕴阻型重度性欲减退”的有效验方。

①功效：燥湿化痰、温通增欲。

②主治：痰湿蕴阻型重度性欲减退。

③方源：清代苍附导痰丸＋近代化痰解郁汤＋现代刘茂松经验。

④组成：苍附导痰丸＋化痰解郁汤＋淫羊藿等。

⑤方解：本方以苍附导痰丸进行燥湿化痰，理气通络治因增欲为君；以化痰解郁汤化痰散结、疏肝解郁，辅助理气通络治因增欲为臣；淫羊藿等温肾壮阳、以助化湿、提高性欲为佐。全方共奏燥湿化痰、温通增欲之功。

（2）苍附导痰丸：是清代康熙年间新安名医叶天士治疗“妇人痰湿阻滞”的经典名方。

①功效：燥湿化痰、理气通络。

②主治：原方主治妇人形肥痰盛经闭无子或形肥多痰气虚经迟不孕。

③组成：炙苍术、炙香附、炒枳壳、陈皮、茯苓、炙胆星、炙甘草。

④方解：方中炙苍术、炙胆星、炙香附、茯苓等燥湿化痰效果较好；炒枳壳、陈皮、炙甘草等能疏肝和脾、理气通络。全方共奏：燥湿化痰，理气通络之功。

⑤方源：本方源于清初《叶氏女科证治》，又名《叶天士女科证治秘方》共五卷，是清代康熙年间新安名医叶天士所著。1817 年曾以《竹林女科》之名刊行，并有翻刻本。1913 年上海鸿文书局将此书改叶氏之名石印，又有多种复印本。内容以妇产科治疗方剂为主，并无多少妇科生理病理的论述。

（3）化痰解郁汤：是近代名医朱曾柏教授治疗“痰气郁证”的经典名方。

①功能：理气化痰、疏肝解郁。

②主治：痰气郁结、肝气不舒、脾胃不和之痰郁证。

③组成：桃仁、赤芍、柴胡、大腹皮、陈皮、青皮、炒苏子、炙香附、炙远志、石菖蒲。

④方解：化痰解郁汤是朱曾柏教授根据清代王清任的癫狂梦醒汤加减而成。方中以桃仁为君药，其味苦、性平，苦泄逐瘀、甘缓益肝、生血，入心肝血分，善泻血滞、祛瘀，故能活血祛瘀；赤芍味苦，性微寒，归肝经，苦寒入肝经而清肝火，泄血分郁热，故能清热凉血化瘀；柴胡味苦、辛，性微寒，归肝、胆经，辛行苦泄，性善条达肝气，舒肝解郁，赤芍与柴胡相配伍，共起宣畅气血，升阳散结，疏肝解郁之功效；大腹皮味辛，性微温，辛能行散，行气导滞，宽中利气；陈皮味辛、苦，性温，辛行温通，行气和中，消痰导滞，解郁除烦；青皮味苦、辛，性温，辛散温通，苦泄下行，疏肝理气散结，故能疏肝胆，泻肺气，破坚癖，散滞气积结，开胃益脾；苏子味辛、温，归肺、大肠经，辛主降，降肺气，化痰涎，气降痰消，故能降气化痰，行气宽中；香附归肝、脾、三焦经，芳香辛行，入肝经，散肝郁，味苦疏泄平肝，故能疏肝、行气、解郁，七味药共为臣药，舒肝解郁，祛瘀化痰；远志味苦、辛，善宣泄通达，开心气，宁心神，交通心肾，安神定志，又可通利心窍，逐痰涎；石菖蒲芳香走窜，辛开苦燥温通，开窍醒神，化湿，豁痰，辟秽，佐以远志、菖蒲，相须配伍，共能益智安神、化痰开窍。全方共奏：醒脑疏肝、开郁化痰、通神利窍之功。

⑤方源：本方源于现代《中医痰病学》（朱曾柏著，湖北科学技术出版社，1987 年 6 月第二版）。

8. 配方加减

（1）若胸闷气憋：加瓜蒌等。

（2）若心神不宁：加龙骨、磁石等。

（3）若呃声频作：加竹茹、炒枳壳等。

（4）若大便溏稀：加厚朴、薏苡仁等。

（5）若肝郁气滞：加川楝子、香橼、佛手等。

（6）若失眠严重：加珍珠母、茯神、夜交藤等。

（7）在本方中禁忌炙附片类药物同时使用。

9. 治疗小结

（1）治疗半个月后：患者的证候有明显好转。按以上方案适当加减中西药配方及用量，连续治疗三个月后的复查结果：①精液量 2.5mL；液化时间 20 分钟；精子浓度 49.34×10^6/mL；精子活率 67.30%；精子活力 PR 26.30%，NP 24.53%。②其他均在正常范围。

（2）男方治疗同时：对其妻子进行调经、促排卵、健黄体等治疗。

（3）治疗三个月后：其妻子已受孕，我们还给予孕期保健方面的知识宣教。

10. 疗效评估

（1）自觉症状：基本消失，经常有主动性要求，性生活基本正常。

（2）妊娠情况：其妻已孕。

（3）评估结果：治愈。

11. 现代研究简况

（1）苍附导痰丸：自清初创立和问世 300 多年来，在有效治疗妇人痰湿阻滞性闭经不孕等领域取得了显著的疗效。但到目前为止，尚未见现代科学研究报道。今后应加强对其现代动物实验研究以及扩大临床病例的规模。

（2）化痰解郁汤：自八十年代创立和问世 30 多年来，在有效治疗痰郁证方面取得了显著疗效。但到目前为止，尚未见现代科学研究报道。今后应加强对其现代动物实验研究以及扩大临床病例的规模。

第二章　阳　痿

第一节　阳痿的概念

阳痿，原本是中医的诊断名称，但现代中国的西医也经常使用这个诊断名词。国外西医称阳痿为阴茎勃起功能障碍（erectile dysfunction，ED）。ED是指成年男性虽有正常的性欲要求，但经常出现与异性发生正常的性交时阴茎不能有效勃起而不能完成正常的性交活动，或致性交不满足。偶尔一次或几次性交失败不能称为ED。

ED，是一种较常见的男性性功能障碍。由于重度ED患者不能与妻子进行正常的性生活而影响夫妻感情和生育，所以ED也是男性生育障碍的重要原因之一。我们发现：大多数顽固性功能性ED是轻中度精神心理障碍或精神抑郁在性功能方面的局部表现。

据报道：国外ED患者约占全部男性性功能障碍的37%～42%，其中20岁以下占极少数；30岁左右<1%；40岁1.9%；50岁6.7%；60岁18.4%；70岁27%；80岁75%。国内的成年男性约有10%的人群有ED的表现，其发病率是随年龄的增加而上升，在中老年人群中发病率较高，他们的病情主要是ED伴早泄，40岁以上约50%，50岁以上约60%，60岁以上约70%都存在不同程度的ED伴早泄而致性交不满足。

由器质性病因引起的ED为器质性ED，占ED的少数，不在本书的讨论范围。由功能性病因引起的ED为功能性ED，占ED的多数，是本书的主要内容。我们将重点介绍功能性ED的病因、诊断、分类、分度、分证以及各种证型的中西医结合的特色疗法和疗效评估方法及标准。

第二节　西医病因病机

一、发病原因

功能性 ED 的病因和发病机理比较复杂，至今还不完全清楚，但我们认为：功能性 ED 的发病原因与勃起神经系统功能抑制、精神心理因素、体质因素、疲劳因素、疾病因素、药物因素、不良生活习惯等功能性致病因素有关。具体病因可参考第一篇第三章第一节“性功能障碍的病因病机”中的相关内容。

二、发病机理

以上各种功能性致病因素→ED→精神心理障碍（三者互为因果，影响了勃起神经系统的协调行动）→下丘脑－垂体－勃起轴的功能障碍（或称勃起神经系统功能障碍）→ED（加重了病情）→久治不愈（再次加重了病情）→部分患者失去了治疗信心→顽固性功能性 ED。

第三节　中医病因病机

一、古代中医病因病机

阳痿，虽是现代医学的诊断名词，但在中医文献中对此早有记载《素问·上古天真论》曰：“二八，肾气盛，天癸至，精气易泻，阴阳和，故能有子……七八，肝气衰，筋不能动，天癸竭，精少、肾衰、形体皆极。”故“七八”后，虽不举而不为病态，但若未至衰年而衰，出现阳事不举，则为病态。另《灵枢·邪气脏腑病形》称阳事不举为“阴痿”。《景岳全书》曰：“阴痿者，阳不举也”，说明“阴痿”即“阳痿”。《景岳全书》又曰：“阳痿者，火衰者十居七八，火盛者仅有之耳”，阐明了功能性阳痿的常见病因是肾阳虚、命门火衰。

二、现代中医病因病机

我们根据现代人们的生活习惯和疾病谱的变化，把功能性阳痿的病因病机分为以下七种常见病态体质证型进行分析讨论。

1. 肾阳虚弱型阳痿

（1）主要病因：①内因主要是先天不足、体质虚弱或情志郁闷。②外因主要是房室劳伤、过度手淫，或饮食不节，或外感寒湿，或手术或大病损伤元气。

（2）主要病机：以上内外之邪可致肾阳虚弱使肾阴阳失衡。因肾中藏有元阴和元阳，是人体生殖、发育的根本，故肾的阴阳平衡则能维持人体生理功能的正常。若有耗伤，则诸种病变由之而生，如宋代钱乙所说："肾无实证"。肾的病证虽有多种，主要有肾阳虚、肾阴虚两大类型。因为肾阳为一身阳气之根本，具有温煦生殖和全身生理功能的作用。严重的肾阳虚弱又称"命门火衰"。《景岳全书》指出"命门为元气之根"。因命门火是人体一切生命活动的动力，故肾阳虚弱、命门火衰，是"正气不足"的主要内因之一。若肾阳虚弱，则阳气不足而致临阵不举、腰膝酸软、畏寒肢凉等。肾阳虚弱型阳痿多为长期积累成疾，切不可急于求成而使用大温大补之剂。

2. 心脾两虚型阳痿

（1）主要病因：①内因主要是先天不足、平素体虚、思虑太过等。②外因主要是精神心理压力太大，或房室劳伤、过度手淫，或饮食不节，或外感寒湿伤脾。

（2）主要病机：以上内外之邪可致心脾受损。如《灵枢·邪客》曰："心者，五脏六腑之大主也，精神之所舍也。"因心主神明，忧思疑虑太过则伤心，心神受伤则灵机紊乱，出现精神抑郁、精神焦虑而临阵不举、面色萎黄、体倦乏力、心悸健忘、失眠多梦等。

3. 肝郁气滞型阳痿

（1）主要病因：①内因主要是先天性格内向、抑郁或多虑。②外因主要是长期受到喜、怒、忧、思、悲、恐、惊七情内伤，或久病入络。

（2）主要病机：以上内外之邪可致肝气郁结，或肝郁气滞，继而发展为气滞血瘀。肝主疏泄，"疏"即疏通；"泄"即发泄、升发。肝性喜条达而恶抑郁，所以暴怒及思虑不解等不良情志易影响肝的疏泄功能。又因肝经绕阴器行走，所以肝郁气滞可致临阵不举、心烦胸闷、失眠多虑、少腹会阴胀痛等。

4. 肝经湿热型阳痿

（1）主要病因：①内因主要是先天不足、脾胃虚弱等。②外因主要是长期饮食不节、嗜酒肥甘损伤脾胃，或外感湿热之邪。

（2）主要病机：以上内邪使脾胃失健而致湿邪内生，久之湿郁化热，或因外感湿热之邪。内外湿热之邪蕴结肝胆造成肝经郁阻不畅，郁而化热。因“肝胆相表里”，两者的病变密切相关，故肝经湿热又称肝胆湿热。又因肝经绕阴器行走，肝经湿热下注，蕴阻精室而致临阵不举或举而不坚、口苦、尿黄等。

5. 痰湿蕴阻型阳痿

（1）主要病因：①内因主要是先天不足、脾胃虚弱等。②外因主要是长期嗜食肥甘厚腻，或外感寒湿伤脾。

（2）主要病机：以上内外之邪可致痰湿蕴阻，“痰湿”即湿聚成痰也。所谓湿，即水湿，有外湿和内湿之分。因脾有运化水湿的功能，若是长期嗜食肥甘厚腻损伤脾胃功能，可致湿从内生即内湿。外湿是由于气候潮湿或涉水淋雨或居室潮湿，使外来水湿入侵人体而引起湿从外入。以上内外之湿邪可致脾胃失健，湿邪内聚，久之成痰。另外，若躯脂满溢（肥胖多阳虚）或素有脾肾阳虚，阳虚则不能化气行水而致水湿内停，亦可湿聚成痰。久之痰浊入络，蕴阻气机，气滞血瘀，痰蕴瘀互结，伤筋而痿。如清初新安名医叶天士曰：“更有湿热为患者，宗筋必弛纵而不坚举。”此证若投以温补，无异于抱薪救火，故治宜清热利湿，通水道以解困宗筋。故不可急于求成而大量使用补肾壮阳之剂。

6. 寒滞肝脉型阳痿

（1）主要病因：外感寒邪，寒凝肝经。

（2）主要病机：因足厥阴肝经绕阴器抵少腹，寒邪凝滞肝经致气血运行不畅而致少腹、睾丸、阴囊冷痛，畏寒喜温、腰膝酸软、阳器不举等。

7. 惊恐伤肾型阳痿

（1）主要病因：①内因主要是先天胆怯，多疑善虑。②外因主要是突受恐惊伤肾所致。

（2）主要病机：本证多见于突遭不测，或在性事之中突遇惊恐，以致恐则气下，阳事不振，此即张景岳所谓“阳旺之时，忽有惊恐，则阳道立痿，亦其验也。”特别是入室受惊易导致“阴冷”。恐则气下，肾阳被损而致阳事不举，事后胆怯多疑，每遇行房即恐前事复发而阳痿又作，且有心悸失眠、多梦易惊、全身乏力、精神焦虑等。

三、现代专家的新观点

1. 北京医派专家新观点

北京中医药大学国医大师王琦教授指出："阳痿论治既往多偏重于肾，然而与肝筋关系密切，应从调肝、疏肝、泄肝、养肝入手。"这是王琦教授提出的"阳痿从肝论治"的新观点。

2. 南京医派专家新观点

南京中医药大学徐福松教授认为："阳痿不外虚实两端：实者责之于肝，虚者责之于肾""百病以胃气为本，性事亦当以胃气为本"。

3. 新安医派专家新观点

新安医学后学传承人、新安医学特色疗法创始人刘茂松医师认为：阳痿的中医学病因主要是"肾虚肝郁兼而有之"。这两者互为因果，不断加重病情。其特色疗法是"补肾壮阳 + 疏肝行滞 + 化瘀通络"。对伴有精神抑郁的重度阳痿需加用西医的"抗抑郁"治疗。

第四节 西医诊断

一、诊断依据

诊断依据是：病史 + 症状 + 体检 + 辅检，其中病史是主要诊断依据，但还要重点了解以下情况。

1. 病史简况

（1）主要了解患者性交时阴茎能否勃起、勃起硬度和持续时间。

（2）患者半夜或凌晨是否有自动勃起现象（简称晨勃）及硬度。

（3）是否有长期过度的手淫史或长期观看淫秽影视等。

（4）是否患过附性腺感染如尿道炎、前列腺炎、精囊腺炎、睾丸炎、附睾炎、性病等疾病或是否做过这方面的相关检查、治疗及手术史。

（5）是否有入室受惊、失恋、失业等精神挫折、精神压力、精神抑郁、精神焦虑等精神心理疾病史。

（6）是否有长期服用抗精神病药、抗胃酸药、抗高血压药等病史。

（7）是否有其他外伤或疾病史。

2. 临床表现

除了患者自诉患有勃起障碍以外，大多数患者都无其他明显的临床症状。但通过医患语言交流等可以发现患者是否患有精神抑郁或性格异常或精神心理障碍等问题。

3. 体检和辅检

基本同第一篇第五章病史和检查的相关内容。

4. 特殊辅检

例如邮票实验法、纸带实验法、硬度测试仪、夜间阴茎勃起监测（NPT）、阴茎血压测定、阴茎肱动脉指数（FBI）、阴茎动脉多普勒超声监测、阴茎海绵体造影术、海绵体活检等。通过以上这些特殊检查可以帮助鉴别诊断是功能性 ED 还是器质性 ED。

二、诊断标准

WHO 诊断标准是：阴茎不能有效勃起致性交不满足。

三、诊断分类

我们还没有查到 WHO 或国家或其他专家关于 ED 的诊断分类方法和标准。

四、诊断分度

1. WHO 诊断分度

该病情诊断分度标准（IIEF－5）是由 Rosen 于 1997 年设计，并于 1998 年改良定稿使用，是目前普遍采用的 ED 病情诊断分度国际标准。具体方法是根据表 3～1 勃起功能国际问卷表（IIEF－5）进行评分。

（1）ED：少于 21 分。

（2）轻度 ED：12～21 分。

（3）中度 ED：8～11 分。

（4）重度 ED：少于 7 分。

表3-1 勃起功能国际问卷表（IIEF-5）

问题	0	1	2	3	4	5	得分
1. 对阴茎勃起及维持勃起有多少信心	没有	很低	低	中等	高	很高	
2. 受到性刺激后有多少次能坚挺地插入阴道	无性活动	几乎没有或完全没有	只有几次	有时或大约一半时候	大多数	几乎每次或每次	
3. 性交时有多少次能在插入阴道后维持勃起	没有尝试性交	几乎没有或完全没有	只有几次	有时或大约一半时候	大多数	几乎每次或每次	
4. 性交时保持勃起至性交完毕有多大困难	没有尝试性交	非常困难	很困难	有困难	有点困难	不困难	
5. 尝试性交时是否感到满足	没有尝试性交	几乎没有或完全没有	只有几次	有时或大约一半时候	大多数	几乎每次或每次	

2. 国内专家诊断分度

该病情诊断分度标准（CIEF-5）是由北京医科大学人民医院泌尿科主任，博士生导师，教授，中国著名男性学家朱积川老师根据我国的国情在勃起功能国际问卷表（IIEF-5）的基础上进行改良设计成功的，是目前普遍采用的ED病情诊断分度中国标准。具体方法是根据表3-2勃起功能中国问卷（CIEF-5）进行评分。

（1）ED：少于21分。

（2）轻度ED：12～21分。

（3）中度ED：8～11分。

（4）重度ED：少于7分。

表3-2 勃起功能中国问卷表（CIEF-5）

问题	1分	2分	3分	4分	5分	得分
1. 受刺激时阴茎多少次能勃起	几乎没有	少数几次	约一半次数	一半以上次数	几乎总是	
2. 性交时阴茎有多少次能插入阴道	几乎没有	少数几次	约一半次数	一半以上次数	几乎总是	
3. 性交时多少次阴茎插入阴道后能够维持勃起至完成性交	几乎没有	少数几次	约一半次数	一半以上次数	几乎总是	
4. 性交时有多少次得到满足	几乎没有	少数几次	约一半次数	一半以上次数	几乎总是	
5. 您对获得勃起及维持勃起的自信程度如何	很低	低	中等	高	很高	

3. 刘茂松诊断分度

为了客观地量化功能性 ED 的病情程度，我们设计了表 3 -3 功能性 ED 病情问卷评估简表，将其病情分为轻度、中度、重度三种类型，其特点是：简明实用。

（1）功能正常：性交时阴茎勃起 >90 度。

（2）轻度 ED：性交时阴茎勃起 <90 度。

（3）中度 ED：性交时阴茎勃起 <60 度。

（4）重度 ED：性交时阴茎不能勃起。

表 3 -3　功能性 ED 病情评估简表（刘茂松标准）

病情	功能正常	轻度 ED	中度 ED	重度 ED
评估标准	能勃起 >90 度	能勃起 <90 度	能勃起 <60 度	性交时不能勃起

五、鉴别诊断

主要与功能性性欲减退、功能性 PE 相鉴别，具体鉴别情况见本篇第一章“功能性性欲减退”的鉴别诊断。

第五节　中医诊断

一、诊断依据

我们的诊断依据是：中医四诊结果 + 西医检查结果。

二、诊断标准

我们的诊断标准是：中医证型 + 西医诊断。如肾阳虚弱型功能性重度阳痿。

三、诊断分证

根据我们提出的“九证分类法”，将男性功能性阳痿分为虚证和实证二大类，共 7 种常见病态体质证型，被称为“新安刘氏阳痿证型分类法”。

1. 虚证

主要有“肾阳虚弱、心脾两虚、惊恐伤肾”等证型。

2. 实证

主要有“肝郁气滞、肝经湿热、痰湿蕴阻、寒滞肝脉”等证型。

另外，还有少数是寒热虚实夹杂的复合病证，在此难以全面表达清楚，故在临证时还要认真进行“辨体、辨病、辨证”分析分类分证（型）。

第六节　西医特色疗法

一、常规疗法

主要是“性心理宣教治疗 + 性感集中训练治疗 + 病因治疗 + 生活治疗”等。

二、特色疗法

主要是“服药性启动助勃治疗（或注射性启动助勃治疗） + 抗抑郁治疗 + 外科手术治疗 + 人工助孕治疗”等。

1. 服药性启动助勃治疗

性启动助勃特色疗法，主要用于顽固性重度功能性 ED。我们发现：不论是功能性还是器质性 ED 都伴有不同程度的精神心理障碍，而且精神心理因素与原发疾病可互为因果，互相转化，不断加重病情，所以我们在治疗中必须让患者立即看到自己良好的勃起功能，打断这种恶性循环，才能快速建立正常的勃起反射，能使患者看到立竿见影的效果，树立坚持治疗的信心，有利于 ED 的早日康复。

（1）常用药物：主要是西地那非（sildenafil，商品名：万艾可，俗称伟哥），由美国辉瑞公司发明生产，并于 1998 年公布上市销售的有效助勃药物，口服后能迅速促发阴茎的强烈勃起，其助勃率可达到 90% 以上，几乎取代了 ICI 等治疗方法和其他助勃药物而成为一线的首选药物。

（2）作用机理：西地那非是一种磷酸二酯酶 V 型（PDE_5）的剂，临床上主要用于治疗 ED。其作用机理，可能与射精管、输精管、前列腺、精囊、后尿道平滑肌上存在 PDE_5 有关，而西地那非阻断或抑制 PDE_5，使上述部位平滑肌细胞内 cGMP 水平升高，平滑肌舒张松弛，阴茎海绵体的血流灌注增加而促进阴茎勃起。

（3）用药方法：我们首次推荐剂量为 25 ～ 50mg（1/4 ～ 1/2 片）。以最小剂量开始，逐渐增加剂量，以有效的最小剂量为治疗剂量，这样可以减少或降低其毒副作用。一般在口服使用 4 ～ 6 次后，即开始逐渐减少服用量而慢慢停服。

对于青壮年功能性 ED 患者的服用量是：首次 25mg（1/4 片），每周 1 次。服药 30 ～ 60 分钟后必须进行性交前的嬉戏和性刺激活动，如果服药后，没有进行性刺激，而是坐待其成，其启动效果较差。对于器质性或中老年（40 ～ 60 岁）ED 患者的服用量是：首次 50mg（1/2 片），每月 1 ～ 3 次。服药 30 ～ 60 分钟后必须进行性交前的嬉戏和性刺激活动，以增加启动效果。

（4）副作用：有少数病人服药后会出现不同程度的阴茎持续勃起、头痛、头晕、眼花或出现面部潮红、欣慰（心潮澎湃感）、心慌、胃部不适或出现低血压等副作用。

（5）禁忌证：对于患有高血压而经常服用降压药或患有冠心病而经常服用硝酸甘油类抗冠心病等药物或患有脑血管意外病史的 ED 患者禁用或慎用。可能是由于药物的协同作用，会显著降低血压而诱发心肌梗死或出现短暂性脑缺血发作或出现室性心律不齐等原因。

2. 注射性启动助勃治疗

主要是阴茎海绵体内血管活性药物注射（ICI）术。它是 1982 年由 Virag 首先采用，以罂粟碱行海绵体内注射治疗 ED，从此被广泛应用，但 1998 年西地那非上市后，其显著的疗效和安全性，使 ICI 这种创伤性治疗退居二线。

（1）常用药物：如罂粟碱、酚妥拉明和前列腺素 E_1（PGE）。

（2）常用剂量：罂粟碱是非特异性磷酸二酯酶抑制剂，一般推荐用量是：神经性 ED 为 7. 5mg，心理性 ED 为 15mg，血管性 ED 为 30mg；酚妥拉明是 α - 受体阻滞剂，一般推荐用量是：神经性 ED 为 1 ～ 2mg，心理性 ED 为 1mg，血管性 ED 为 1 ～ 2mg；PGE_1 是一种强烈的平滑肌松弛剂，一般推荐用量是：神经性 ED 为 2. 5mg；心理性 ED 为 5mg，血管性 ED 为 10mg。总之，首次从小剂量开始为宜。

（3）使用方法：常规消毒阴茎皮肤，用 5 号皮试针头于阴茎体部的两个侧面，相当于 1 ～ 3 点，或 9 ～ 11 点任选一个部位注射（不能由阴茎背侧或腹侧进针，以免损伤血管神经或尿道海绵体）。当回抽注射器证实注射针未穿入大血管或尿道内时，再缓慢注入药物，拔出针头后按压 3 分钟。

（4）药物选择：单独用药可选择罂粟碱或 PGE_1，也可以选择罂粟碱加酚妥拉明二联疗法，还可以选择罂粟碱加酚妥拉明和 PGE_1 三联疗法。据报道，罂粟碱的有效率为 45%；罂粟碱加酚妥拉明二联疗法的有效率为 70%；PGE_1 单独用药的有效率为 75%；三联疗法的有效率为 80%。

（5）注意事项：其一，由于 PGE_1 的药物稳定性较差，必须现配现用；其二，由于阴茎海绵体内药物注射疗法的药物使用量有显著的个体差异，过少可能无效，过高可能引起异常勃起，所以药物使用量必须以低剂量开始进行，通过临床实验确定最佳药物使用量；其三，每次注射的部位要更换，否则容易引起阴茎海绵体纤维化病变。

（6）不良反应：在应用 ICI 治疗时，可能会出现的不良反应有阴茎异常勃起、海绵体纤维化和阴茎痛性勃起，其发生率分别是：异常勃起率 5.1%（治疗期）；纤维化 6.2%（治疗后）；痛性勃起（放弃治疗）31.3%。

3. 尿道内注药启动助勃治疗

主要是将血管活性药物通过导尿管直接注入尿道内，经尿道黏膜直接吸收诱发阴茎勃起。常用药物有美国 VIVUS 公司生产的 MUSE（前列地尔）和美国 NEXTMEDI 公司生产的 Befar（比法尔）。这两种药物均含有前列腺素 E，我国使用较多的是比法尔。

4. 观片启动助勃治疗

主要是给患者观看“性感集中训练”等科教片，通过视、听等感觉激发患者的性欲和勃起功能。

5. 抗抑郁治疗

主要用于伴有明显或不明显的精神抑郁或精神焦虑或顽固性功能性 ED，其作用机理目前尚不太清楚。具体方法基本同本篇第一章第六节“西医特色疗法”中的“抗抑郁治疗”。

6. 外科手术治疗

（1）阴茎假体植入疗法：主要适用于中年以上经长期治疗无效的重度或顽固性功能性 ED 患者。虽然阴茎假体植入术已被公认为治疗顽固性 ED 的一种有效方法，经过多种改进，功能渐趋完善，但至今尚没有一种尽善尽美的理想假体，还有待今后继续改进。

（2）动静脉血管重建疗法：血管重建术治疗动脉性 ED，始于 1970 年，至今已有 100 多种关于阴茎血管重建术的报道，因为缺乏长期的疗效，所以未能得到广泛应用。

7. 人工助孕治疗

适用于年龄较大、经一年以上的科学规范治疗无效的重度 ED 患者。主要有夫精人工授精（AIH）和试管婴儿（IVF 或 ICSI）疗法。

第七节　中医特色疗法

一、常规疗法

主要是“心理疏导＋改变思想观念＋改变不良生活习惯”等。

二、特色疗法

主要以“补肾壮阳＋疏肝解郁”为总则，再以我们的“九证疗法”为纲，进行“辨体、辨病、辨证”分析治疗，具体见本章第九节和第十节中的相关内容。

三、中成药疗法

具体可参考第一篇第十章第五节“中成药简易疗法”中的相关内容。

第八节　疗效评估方法

因为我们还没有查到WHO或国家或其他专家关于ED的疗效评估方法和评估标准，所以在此只能将我们在日常工作中研究使用的疗效评估方法和评估标准简介如下。

一、疗效评估方法

1. 评估依据

我们是以患者和患者的妻子诉说的病情改善情况或加适当的辅助检查结果作为疗效评估的主要依据。

2. 评估方法

为了客观地量化功能性ED的疗效，我们设计了表3－4 功能性ED疗效评估简表，将治疗结果分为：治愈、显效、有效、无效四种类型进行科学评估。

3. 评估标准

（1）治愈：勃起功能恢复正常，勃起时阴茎＞90度，能较满意地完成性交活动。

（2）显效：勃起功能明显提高，但勃起时阴茎＜90度，能完成性交活动，但不满意。

（3）有效：勃起功能略有提高，但勃起时阴茎<60 度，难以完成性交活动。

（4）无效：勃起功能基本无改善，不能进行正常的性交活动。

表 3－4　功能性 ED 疗效评估简表（刘茂松标准）

治疗结果	治愈	显效	有效	无效
评估标准	能勃起>90 度	能勃起<90 度	能勃起<60 度	性交时不能勃起

二、疗效统计方法

基本同第一篇第十一章“疗效评估方法”中的疗效统计方法。

第九节　虚证型治愈病例简介

一、肾阳虚弱型重度阳痿

1. 病例

（1）概况：程某，42 岁，初中文化，农民，屯溪郊区人，已婚已育。于 2011 年 12 月 3 日来我科就诊。

（2）主诉：阳痿 5 年余。

（3）现病史：患者初婚时性功能尚好，婚后因长期过度的体力劳动和频繁的性生活，以致阴茎勃起功能逐渐减退。出现临阵不勃，不能完成正常的性生活。整天闷闷不乐，精神不振，寡言少语，晚上失眠多梦。曾在屯溪、杭州、上海等地经中西医治疗 3 年多，仍无效果，增加了精神心理压力。

（4）既往史：既往无泌尿生殖系统感染、外伤、手术等病史，

（5）家族史：其家族中无精神或性格异常病史。

2. 检查简况

经男科体检和相关辅助检查未发现明显阳性体征。

3. 中医证候

（1）全身症状：畏寒肢凉、腰膝酸软、神疲乏力，基本无晨勃。

（2）局部症状：临阵不举。

（3）舌脉之证：舌质淡、苔薄白、脉细弱。

4. 临床诊断

（1）西医诊断：继发性功能性重度 ED。

（2）中医诊断：肾阳虚弱型重度阳痿。

5. 西医特色治疗

（1）抗抑郁治疗：因为该患者的精神抑郁和性神经功能障碍并不明显，所以要减少抗抑郁等精神药物剂量。给口服多虑平片，每日早晨 1 次，每次 12.50mg（1/2 片）；氯米帕明片，每晚 1 次，每次 12.50mg（1/2 片）。

（2）助勃增欲治疗：西地那非片（商品名：万艾可；俗称：伟哥）：每周 1 次，每次 50mg（1/2 片），服药 30 ～ 60 分钟后开始进行性感集中训练治疗（主要是双方相互拥抱、相互抚摸等性刺激活动），待男方阴茎强烈勃起时，要求女方主动采用女上位进行性交活动。

6. 中医特色治疗

（1）治疗原则：补肾温阳 + 化瘀通络 + 疏肝壮阳。

（2）常用配方：温肾通络壮阳汤加减。

（3）常用药物：鹿角片、黄狗肾、蛤蚧、党参、锁阳、五味子、杵桃仁、红花、生地、当归、炒白芍、川芎、柴胡、炒枳壳等。

7. 配方分析

（1）温肾通络壮阳汤：是我们特色治疗“肾阳虚弱型重度阳痿”的有效验方。

①功效：补肾温阳、化瘀通络、疏肝壮阳。

②主治：肾阳虚弱型重度阳痿。

③方源：清代补阳丹 + 清代桃红四物汤 + 现代刘茂松经验。

④组成：补阳丹 + 桃红四物汤 + 柴胡、炒枳壳等。

⑤方解：方中鹿角片乃血肉之精，系梅花鹿之督脉所发，气旺血充，故能补督脉、益精血，温补肾中元阳，兴男子阳事为君；补阳丹等补肾温阳，辅助鹿角片兴阳助勃为臣；桃红四物汤补血活血、化瘀通络为佐；柴胡、炒枳壳等疏肝解郁、疏通气机为使。全方共奏：补阳温肾、化瘀通络、疏肝壮阳之功。

（2）补阳丹：是清代朝鲜著名的医学家黄度渊先生治疗“肾阳虚弱”的经典名方。

①功效：补肾壮阳。

②主治：肾阳虚弱、命门火衰。

③组成：鹿角胶、狗肾、蛤蚧、人参、仙茅、金毛狗脊、锁阳、五味子。

④方解：方中鹿角胶、狗肾、蛤蚧等均为血肉有情之品，以脏治脏、大补肾阳，大兴男子阳事为君；人参、仙茅、金毛狗脊、锁阳等补肾温阳助勃为臣；锁阳又名不老药，能壮阳固精，养血强筋助勃为佐；五味子是一种多功能、多用途的药食兼用型植物种子，具有益气、滋肾、敛肺、生津、益智、安神之功效，故为使药。全方共奏补肾壮阳、疏肝理气、通络壮阳之功。

⑤来源：本方源于清代的《医宗损益》。它是由朝鲜著名的医学家黄度渊（1808－1884年）编撰，1868年第一次在中国出版。本书特点是简单、明了、实用，当时广为流传。

（3）桃红四物汤：是清代乾隆年间宫廷太医院编著的《医宗金鉴》治疗“营血亏虚，血行不畅或络伤血淤”的经典名方，其中的四物汤是“补血、活血、调经”的基本方。

①功效：补血养血、活血祛瘀。

②主治：营血亏虚、血行不畅或络伤血瘀诸证。

③组成：熟地黄、当归、白芍、川芎、桃仁、红花。

④方解：桃红四物汤以祛瘀为核心，辅以养血、行气。方中以强劲的破血之品桃仁、红花，力主活血化瘀为君；以甘温之熟地黄、当归滋阴补肝、养血调经为臣；以芍药养血和营，以增补血之力为佐；以川芎活血行气、调畅气血，以助活血为使。诸药合用，补而不滞，滋而不腻，养血活血，可使营血调和。全方共奏：补血和血、活血祛瘀、通络行血，达到瘀血去、新血生之目的。

⑤方源：桃红四物汤始见于清代乾隆年间的《医宗金鉴》。它是清代乾隆皇帝下旨令新安名医吴谦、刘裕铎等70余人花费4年时间共同编著的医学巨著。

桃红四物汤由四物汤（熟地黄、当归、白芍、川芎）＋桃仁、红花组成。四物汤，在中医临床应用中已有千年的历史，被称为妇科圣方。本方是从东汉《金匮要略》胶艾汤化裁而来，为补血调经的基础方。最早见于晚唐蔺道人著的《仙授理伤续断秘方》，被用于外伤瘀血作痛。后来被载于宋代《太平惠民和剂局方》（本书首先记载将四物汤用于妇产科疾病）。以后在宋代《卫生家宝产科备要·产后方》、明代《医方考·调经用四物汤》、清初《济阴纲目·调经门》等医学书籍中均有记载和评说。四物汤被后世医家称为“妇科第一方”“血证立法，调理一切血证是其所长”及“妇女之圣药”等等。

8. 配方加减

（1）若感冒发烧：暂时停用本方。

（2）若出现内热：加生地、牡丹皮等以清热凉血。

9. 治疗小结

（1）治疗半个月后：患者的证候有明显好转。按以上方案适当加减中西药验方及用量，再连续治疗三个月。

（2）治疗三个月后：病情基本痊愈。

10. 疗效评估

（1）自觉症状：基本消失，性生活基本正常。

（2）评估结果：治愈。

11. 现代研究简况

（1）补阳丹：虽然被中医临床有效使用至今约140余年，但由于该类病证相对较少，所以现代对其研究并不多。随着社会的发展，今后将会加强对其现代动物实验研究以及扩大临床病例的规模。

（2）桃红四物汤：关于桃红四物汤的现代研究主要有以下几个方面。

①药理研究：具有纠正贫血、抗放射线损伤、抗血小板聚集、抗血栓形成、抗缺氧、抗自由基损伤、抑制肉芽增殖、抑制子宫活动、调节免疫功能、补充微量元素、磷脂、维生素等作用。

②临床应用：现代医学将其加减化裁后广泛地应用于：治疗妇科、骨伤科、内、外、儿、眼、耳鼻喉科多种营血虚滞性疾病。例如，冠心病、慢性肾炎、偏头痛、癫痫、糖尿病周围神经病变、功能性子宫出血、痛经、女性更年期综合征、血栓闭塞性脉管炎等疾病。

二、心脾两虚型重度阳痿

1. 病例

（1）概况：黄先生，男，32岁，大学本科，教师，黄山市人，已婚未育。于2011年8月10日在其妻子的陪同下来我科咨询。

（2）主诉：婚后半年没有正常的性生活。

（3）现病史：患者自幼思虑过度，缺少锻炼，体质较差。现在白天精神不振，晚上失眠多梦，临阵不举，不能完成正常的性生活。曾在屯溪、杭州等地经中西医治疗多次均无效果，精神压力很大。

（4）既往史：既往无泌尿生殖系统感染、外伤、手术等病史。

（5）家族史：其家族中有轻度性格异常病史。其妻子有月经不调、经量少、卵泡发育不良等病症。

2. 检查简况

经男科体检和相关辅助检查未发现明显阳性体征。

3. 中医证候

（1）全身症状：气短乏力、性欲淡漠、失眠多梦、大便溏稀。

（2）局部症状：临阵不举。

（3）舌脉之证：舌质淡、苔薄白、脉细弱。

4. 临床诊断

（1）西医诊断：原发性功能性重度 ED。

（2）中医诊断：心脾两虚型重度阳痿。

5. 西医特色治疗

主要是助勃增欲治疗。西地那非片（商品名：万艾可）：每周 1 次，每次 50mg（1/2 片），服药 30 ～ 60 分钟后开始进行性感集中训练治疗，主要是双方相互拥抱、相互抚摸等性刺激活动，待男方阴茎强烈勃起时，要求女方主动采用女上位进行性交活动。

6. 中医特色治疗

（1）治疗原则：补益心脾 + 化瘀通络 + 疏肝壮阳。

（2）常用配方：补益心脾壮阳汤加减。

（3）常用药物：鹿角片、黄狗肾、党参、炒白术、茯苓、炙甘草、当归、酸枣仁、炙远志、生地、山药、牡丹皮、柴胡、炒枳壳等。

7. 配方分析

（1）补益心脾壮阳汤：是我们特色治疗“心脾两虚型重度阳痿”的有效验方。

①功效：补益心脾、化瘀通络、疏肝壮阳。

②主治：心脾两虚型重度阳痿。

③方源：宋代人参归脾丸 + 现代刘茂松经验。

④组成：人参归脾丸 + 鹿角片、黄狗肾、柴胡、炒枳壳等。

⑤方解：方中鹿角片、黄狗肾乃血肉有情之品，补肾温阳功效极强，特别是鹿角片系梅花鹿之督脉所发，气旺血充，故能补督脉，益精血，温补肾中元阳，兴男子阳事为君；人参归脾丸补益心脾、稳固后天之本为臣；柴胡、炒枳壳等疏

肝通络举阳佐；生地、山药补肾健脾，茯苓、牡丹皮泄肾中温补之余火为使。全方共奏：补益心脾、化瘀通络、疏肝壮阳之功。

（2）人参归脾丸：见本篇第一章第九节虚证型治愈病例简介三“心脾两虚型重度性欲减退”的相关内容。

8. 配方加减

若感冒发烧：暂时停用本方。

9. 治疗小结

（1）治疗半个月后：患者的证候有了明显好转。按以上治疗方案，适当加减中西药配方及用量，再连续治疗三个月。

（2）男方治疗同时：对其妻子进行调经、促排卵、健黄体等治疗。

（3）治疗三个月后：其妻子已受孕，我们还给予孕期保健方面的知识宣教。

10. 疗效评估

（1）自觉症状：基本消失，性生活基本正常。

（2）妊娠情况：其妻已孕。

（3）评估结果：治愈。

11. 现代研究简况

人参归脾丸：见本篇第一章第九节虚证型治愈病例简介三“心脾两虚型重度性欲减退”的相关内容。

三、惊恐伤肾型重度阳痿

1. 病例

（1）概况：汪某，23 岁，未婚，初中文化，农民工，黟县人。于 2012 年 5 月 23 日随同其母亲来我科就诊。

（2）主诉：阴茎不勃 3 年余。

（3）现病史：几年前，他第一次与女友发生性交时，女友突然惊叫起来（害怕怀孕），从此，他的阴茎就不能勃起了。以后又分别与其他几位女友接触时阴茎也都不勃，女友们一个个地离他而去，之后出现烦恼、焦虑、失眠等症状，曾在杭州多家医院和他们当地医院及民间中医等处断断续续治疗 3 年无效，非常痛苦。

（4）既往史：既往无泌尿生殖系统感染、外伤、手术等病史。

（5）家族史：其家族中无精神异常病史。

2. 检查简况

经男科体检和相关辅助检查未发现明显阳性体征。

3. 中医证候

（1）全身症状：全身乏力、精神焦虑、失眠易惊。

（2）局部症状：阳器痿软不举。

（3）舌脉之证：舌质淡、苔薄白、脉细弦。

4. 临床诊断

（1）西医诊断：继发性功能性重度 ED。

（2）中医诊断：惊恐伤肾型重度阳痿。

5. 西医特色治疗

因为该患者的精神抑郁和性神经功能障碍比较严重，所以要加大抗抑郁等精神药物剂量。嘱其在家卧床休息，认真治疗。

（1）氯米帕明片，每日 2 次，每次 25mg（1 片）。

（2）多虑平片，每日 2 次，每次 25mg（1 片）。

（3）舒乐安定片，每晚 1 次，每次 100mg（1 片）。

6. 中医特色治疗

（1）治疗原则：宁神定志 + 疏肝壮阳。

（2）常用方剂：妙香宁神壮阳汤加减。

（3）常用药物：淫羊藿、阳起石、人参、益智仁、茯神、朱茯苓、炙远志、炙甘草、桂枝、煅龙骨、煅牡蛎、炒白芍、大枣、制香附、广郁金、炒枳壳等。

7. 配方分析

（1）妙香宁神壮阳汤：是我们特色治疗“惊恐伤肾型重度阳痿”的有效验方。

①功效：宁神定志、疏肝壮阳。

②主治：惊恐伤肾型重度阳痿。

③来源：清代妙香散 + 东汉桂枝龙骨牡蛎汤 + 现代刘茂松经验。

④组成：妙香散 + 桂枝龙骨牡蛎汤 + 淫羊藿、阳起石、制香附、广郁金、炒枳壳等。

⑤方解：本方以妙香散壮胆宁神、安定心神治因为君；以桂枝龙骨牡蛎汤宁心神、疏肝火以辅助妙香散安定心神为臣；淫羊藿、阳起石等以温补肾之元阳为

佐；炙香附、广郁金、炒枳壳、牡蛎等能疏肝郁、安宁心神、化瘀通络、疏肝振痿为使。全方共奏：宁神定志、疏肝壮阳之功。

（2）妙香散：见本篇第一章第九节虚证型治愈病例简介四“惊恐伤肾型重度性欲减退”的相关内容。

（3）桂枝龙骨牡蛎汤：见本篇第一章第九节虚证型治愈病例简介四“惊恐伤肾型重度性欲减退”的相关内容。

8. 配方加减

（1）患者平时少听、少看惊险电影、电视和电子游戏，减少精神刺激，消除心理障碍。

（2）本方以安定心神为主、以疏肝通络助勃为辅。用药不宜太多，应根据病情变化和治疗效果随时加减药物的配伍。

9. 治疗小结

（1）治疗半个月后：患者的心情和证候有了明显地改善，减量再连续治疗三个月。

（2）治疗三个月后：病情基本痊愈。

10. 疗效评估

（1）自觉症状：基本消失，阴茎勃起大于 90 度。

（2）评估结果：治愈。

11. 现代研究简况

（1）妙香散：见本篇第一章第九节虚证型治愈病例简介四“惊恐伤肾型重度性欲减退”的相关内容。

（2）桂枝龙骨牡蛎汤：见本篇第一章第九节虚证型治愈病例简介四“惊恐伤肾型重度性欲减退”的相关内容。

第十节　实证型治愈病例简介

一、肝郁气滞型重度阳痿

1. 病例

（1）概况：龙先生，28 岁，初中文化，木工，屯溪郊区人，已婚未育。于 2012 年 1 月 12 日经朋友介绍来我科就诊。

（2）主诉：婚后不勃2年。

（3）现病史：患者婚前阴茎勃起功能很好，婚后2年尚未进行过正常的性生活，其妻子总是说疼痛而拒绝。因此患者内心非常痛苦，整天闷闷不乐，又不敢对任何人说，从而逐渐地出现性欲减退和阴茎不能勃起。曾在屯溪、杭州等地经中西医治疗多次无效。自觉病情越来越重，心里很烦恼，整天沉默寡语，郁闷不乐，喜叹气，工作中经常出现差错。

（4）既往史：既往无泌尿生殖系统感染、外伤、手术等病史。

（5）家族史：其家族中无精神异常病史。其妻子有轻度精神抑郁、卵泡发育不良、子宫内膜薄等病症。

2. 检查简况

（1）体格检查：经男科方面的体格检查未发现明显阳性体征。

（2）精液检查：①精液量1.0mL；pH值7.4；果糖1.0g/mL；液化时间20分钟；精子浓度13.50×10^6/mL；精子活率46.25%；精子活力PR 11.20%，NP 16.20%。②精液支原体培养（-）。③精浆抗精子抗体（AsAb）（-）。④精液白细胞检查$0.5<1.0\times10^6$/mL。

（3）辅助检查：其他辅助检查均在正常范围。

3. 中医证候

（1）全身症状：沉默寡语、郁闷不乐、喜叹气。

（2）局部症状：临阵不举。

（3）舌脉之证：舌质暗、苔薄、脉沉弦。

4. 临床诊断

（1）西医诊断：继发性功能性重度ED。

（2）中医诊断：肝郁气滞型重度阳痿。

5. 西医特色治疗

基本同本章第九节虚证型治愈病例简介一“肾阳虚弱型重度阳痿”的西医治疗。

6. 中医特色治疗

（1）治疗原则：疏肝解郁+化瘀行滞+通络壮阳。

（2）常用配方：疏肝行滞壮阳汤加减。

（3）常用药物：仙茅、仙灵脾、阳起石、柴胡、广郁金、炒枳壳、当归、炒白芍、川芎、茯苓、牡丹皮、天花粉、杵桃仁、红花、炙甘草、薄荷等。

7. 配方分析

（1）疏肝行滞壮阳汤：是我们特色治疗“肝郁气滞型重度阳痿”的有效验方。

①功效：疏肝解郁、化瘀行滞、通络壮阳。

②主治：肝郁气滞型重度阳痿。

③方源：宋代逍遥散＋清代桃红四物汤＋现代刘茂松经验。

④组成：逍遥散＋桃红四物汤＋广郁金、淫羊藿、阳起石等。

⑤方解：本方以逍遥散疏肝解郁、行滞通络、调理气机治因举阳为君；以桃红四物汤补血活血、化瘀通络举阳为臣；阳起石、淫羊藿等温补肾阳、增欲思性为佐。全方共奏：疏肝解郁、化瘀行滞、通络振痿之功。

（2）逍遥散：是宋太医局编的《太平惠民和剂局方》治疗“肝郁血虚，脾胃虚弱”的经典名方。

①功效：疏肝解郁、健脾养血。

②主治：肝郁血虚，脾胃虚弱之证。

③组成：柴胡、炒白芍、当归、茯苓、炒白术、炙甘草、薄荷、干姜。

④方解：方中柴胡疏肝解郁，当归、白芍养血柔肝，三药配合，补肝体而助肝用，共为君；白术、茯苓健脾和中，为臣；薄荷、生姜助本方疏散条达之力为佐；炙甘草调和诸药为使。诸药合用，使肝郁得解，血虚得养，脾弱得健，则诸症自愈。

⑤方源：本方源于宋代《太平惠民和剂局方》。

（3）桃红四物汤：见本章第九节虚证型治愈病例简介一“肾阳虚弱型重度阳痿”配方分析的相关内容。

8. 配方加减

（1）若失眠严重：加柏子仁、酸枣仁、炙远志等。

（2）若肝郁化火：去柴胡、炙香附等，加玄参、天花粉等。

9. 治疗小结

（1）治疗半月后：患者的证候有了明显好转。按以上治疗方案，适当加减中西药配方及用量，再连续治疗三个月后的复查结果：①精液量2.5mL；液化时间23分钟；精子浓度46.25 × 10^6/mL；精子活率63.20%；精子活力PR 26.30%，NP 25.23%。②其他项目均在正常范围。

（2）男方治疗同时：对其妻子进行促排卵、增内膜、健黄体等治疗。

（3）治疗三个月后：其妻子已受孕，我们还给予孕期保健方面的知识宣教。

10. 疗效评估

（1）自觉症状：基本消失，性生活基本正常。

（2）妊娠情况：其妻已孕。

（3）评估结果：治愈。

11. 现代研究简况

（1）逍遥散：关于逍遥散汤的现代研究主要有以下几个方面。

①药理研究：逍遥散具有明显降低谷丙转氨酶、消退肝细胞肿胀等护肝药理作用。

②临床应用：逍遥散的主要作用是“疏理肝木并补充脾土”。临床上只要符合这病机的就可使用，所以现代医家将其规范的应用于辩证属肝郁血虚、脾胃虚弱的慢性肝炎、肝硬化、胆石证、胃及十二指用溃疡、慢性胃炎、胃肠神经官能症、月经不调、经前期紧张症、乳腺小叶增生、更年期综合征、盆腔炎、子宫肌瘤以及情志不畅所引起的性功能障碍、不孕不育等多种疾病。

（2）桃红四物汤：见本章第九节虚证型治愈病例简介“肾阳虚弱型重度阳痿”的相关内容。

二、肝经湿热型重度阳痿

1. 病例

（1）概况：曹先生，42 岁，高中文化，个体户，绩溪县人，已婚已育。于 2012 年 7 月 6 日来我科就诊。

（2）主诉：性功能减退伴阳痿 7 ～ 8 年。

（3）现病史：因患者是个体户，生活不规律，长期在外面吃饭，抽烟、喝酒以至性功能逐渐减退。曾在当地县人民医院、中医院、民间中医以及芜湖、南京、上海等地诊治几年，病情时好时坏，妻子很不满意，所以心烦易怒，精神压力很大。

（4）既往史：既往无泌尿生殖系统感染、外伤、手术等病史。

（5）家族史：其家族中无精神和性格异常病史。

2. 检查简况

经男科体检和相关辅助检查未发现明显阳性体征。

3. 中医证候

（1）全身症状：口苦咽干，心烦易怒，少腹作痛，小便短赤或有灼热。

（2）局部症状：阴囊湿黏、临阵不举。

（3）舌脉之证：舌质暗、苔黄腻、脉弦数。

4. 临床诊断

（1）西医诊断：继发性功能性重度 ED。

（2）中医诊断：肝经湿热型重度阳痿。

5. 西医特色治疗

基本同本章第九节虚证型治愈病例简介“肾阳虚弱型重度阳痿”的西医治疗。

6. 中医特色治疗

（1）治疗原则：清肝利湿 + 化瘀通络 + 疏肝壮阳。

（2）常用方剂：龙胆泻热壮阳汤加减。

（3）常用药物：龙胆草、知母、炒黄柏、茯苓、泽泻、薏苡仁、车前子、柴胡、炒枳壳、炒白芍、煨姜、薄荷、淫羊藿、阳起石等。

7. 配方分析

（1）龙胆泻热振痿汤：是我们特色治疗“肝经湿热型重度阳痿”的有效验方。

①功效：清肝利湿、化瘀通络、疏肝壮阳。

②主治：肝经湿热型重度阳痿。

③方源：清代龙胆泻肝汤 + 宋代加味逍遥散 + 现代刘茂松经验。

④组成：龙胆泻肝汤 + 加味逍遥散 + 茯苓、泽泻、薏苡仁、淫羊藿、阳起石等。

⑤方解：本方以龙胆泻肝汤清泻肝经湿热或湿热下注、祛邪治因助勃为君；以逍遥散养血健脾、疏肝清热、调和肝脾辅以治因助勃为臣；以淫羊藿、阳起石等温肾举阳为佐。全方共奏：清肝利湿、化瘀通络、疏肝壮阳之功。

（2）龙胆泻肝汤：是清代乾隆年间宫廷太医院编著的《医宗金鉴》治疗“肝经湿热或湿热下注”的经典名方。

①功效：清利肝经湿热。

②主治：肝经湿热之证。

③组成：龙胆草、炒黄芩、炒栀子、泽泻、木通、车前子、柴胡、当归、生地、炙甘草。

④方解：方中龙胆草大苦大寒清泻肝经湿热或湿热下注、祛邪治本为君；炒栀子、炒黄芩苦寒能助龙胆草泻火、祛邪为臣；因以上苦寒之药易伤胃阴，故用当归、生地滋阴养血、扶助正气，以防其弊为佐；再用泽泻、木通、车前子清利湿热；因湿热可蕴结肝经而失疏泄，故用柴胡等疏达肝气，肝气畅达则无湿热滞留之患，炙甘草调和诸药、防伤阴阳，使祛邪而不伤正气为使。全方共奏清利肝胆、祛湿壮阳之功。

⑤方源：本方源于清代《医宗金鉴》。具体见本章第九节虚证型治愈病例简介一“肾阳虚弱型重度阳痿”的相关内容。

（3）加味逍遥散：是宋太医局《太平惠民和剂局方》养血健脾、疏肝清热的经典名方。

①功效：养血健脾 疏肝清热。

②主治：肝郁血虚、郁久化热之证。

③组成：柴胡、枳壳、炒白芍、川芎、炙香附、炙甘草、煨姜、薄荷、牡丹皮、炒栀子等。

④方解：方中柴胡等舒达肝气，肝气舒达则无湿热滞留之患；薄荷芳香化湿，发散郁热，调和肝胃，柴胡、薄荷为本方之君药；再配当归、白芍和血养血，使祛邪而不伤正；白术、茯苓、甘草、煨姜健脾和胃，煨姜配归、芍有调和气血的作用；再加牡丹皮、栀子能清肝经郁热。全方共奏：养血健脾、疏肝清热之功。

⑤方源：本方源于宋代《太平惠民和剂局方》。具体见本节治愈病例简介一“肝郁气滞型重度阳痿”配方分析的相关内容。加味逍遥散是由逍遥散加牡丹皮、栀子化裁而成，而逍遥散又是在汉代医圣张仲景《伤寒论》中的四逆散（柴胡、炒枳壳、白芍、甘草）的基础上加川芎、香附化裁而成。因逍遥散能疏肝解郁、调理气机，能治气郁而致厥逆之证。温平康等将其源流概括为渊源于汉代，成于宋代，充实于明清，发展于现代，并将逍遥散化裁出许多方剂，广泛运用于临床内、妇、儿、男、五官各科的肝气郁结之病证，多以柴胡、当归、白芍、甘草为基础药，而灵活配伍，加味逍遥散就是由逍遥散加牡丹皮、栀子化裁的有效方剂。

8. 配方加减

（1）若胃脘不适：加杵砂仁、焦三仙等。

（2）本方中龙胆草、炒黄芩、炒栀子等中药不宜重用久用，病中即减。

9. 治疗小结

（1）治疗半个月后：患者的证候有明显好转。按以上方案适当加减中西药配方及用量，再连续治疗三个月。

（2）治疗三个月后：病情基本痊愈。

10. 疗效评估

（1）自觉症状：基本消失，性生活基本正常。

（2）评估结果：治愈。

11. 现代研究简况

（1）龙胆泻肝汤：关于龙胆泻肝汤的现代研究主要有以下几个方面。

①药理研究：龙胆泻肝汤具有抗炎、抗过敏、增强免疫功能、抑菌等药理作用。另外，有报道：发现木通对肾功能具有明显损害等严重副作用。所以我们尽量不用木通。

②临床应用：现代中医将其加减后治疗证属肝胆湿热，如伴有头晕目赤、耳鸣耳聋、牙龈肿痛、胁痛口苦、尿赤涩痛、湿热带下等诸证。

（2）逍遥散：见本节治愈病例简介一“肝郁气滞型重度阳痿”的相关内容。

三、痰湿蕴阻型重度阳痿

1. 病例

（1）概况：胡先生，48 岁，初中文化，个体户，祁门县人，已婚已育。于 2013 年 3 月 15 日来我科就诊。

（2）主诉：阴茎逐渐不勃 3 年余。

（3）现病史：患者平时有嗜食大荤厚味、吸烟、酗酒等不良生活习惯，血脂、血压都较高，已服用降压药 3 年多。曾在上海、南京、合肥等地多次治疗，时好时坏。最近，性交时阴茎几乎不能勃起，亦无明显晨勃起现象，内心非常痛苦，整天闷闷不乐。

（4）既往史：既往无泌尿生殖系统感染、外伤、手术等病史。

（5）家族史：其家族中无精神或性格异常病史，但有高血脂、高血压等病史。

2. 检查简况

经男科体检和相关辅助检查未发现明显阳性体征。

3. 中医证候

（1）全身症状：体形较胖、身重乏力、腰膝酸软、大便稀黏。

（2）局部症状：临阵不举。

（3）舌脉之证：舌质淡、苔厚腻、脉结力弱。

4. 临床诊断

（1）西医诊断：继发性混合性（高血压 + 心理）重度 ED。

（2）中医诊断：痰湿蕴阻型重度阳痿。

5. 西医特色治疗

基本同本章第九节虚证型治愈病例简介一“肾阳虚弱型重度阳痿”的西医疗法。

6. 中医特色治疗

（1）治疗原则：燥湿化痰 + 温阳化瘀 + 通络壮阳。

（2）常用方剂：燥湿化痰壮阳汤加减。

（3）常用药物：炙苍术、法半夏、炙香附、陈皮、茯苓、炙胆星、炙甘草、杵桃仁、红花、熟地黄、当归、赤芍、川芎、柴胡、炒枳壳、桔梗、仙灵脾、阳起石等。

7. 配方分析

（1）燥湿化痰汤：是我们特色治疗“痰湿蕴阻型重度阳痿”的有效验方。

①功效：燥湿化痰、温阳化瘀、通络振痿。

②主治：痰湿蕴阻型重度阳痿。

③方源：清代苍附导痰丸 + 清代血府逐瘀汤 + 现代刘茂松经验。

④组成：苍附导痰丸 + 血府逐瘀汤 + 仙灵脾、阳起石等。

⑤方解：本方以苍附导痰丸燥湿化痰、理气通络治因助勃为君；以血府逐瘀汤活血祛瘀、行气止痛，辅助理气通络助勃为臣；以仙灵脾、阳起石等温肾壮阳、以助化湿、思性举阳为佐。全方共奏：燥湿化痰、温阳化瘀、通络壮阳之功。

（2）苍附导痰丸：见本篇第一章第十节实证型治愈病例简介二“痰湿蕴阻型重度性欲减退”的相关内容。

（3）血府逐瘀汤：是清代中期名医王清任治疗瘀血内阻的经典名方。

①功效：活血祛瘀，行气止痛。

②主治：瘀血内阻、心烦易怒之证。

③组成：桃红四物汤（杵桃仁、红花、熟地黄、当归、炒白芍、川芎）+四逆散（柴胡、炒枳实、炒白芍、炙甘草）+桔梗、川牛膝等。

④方解：本方除桔梗引药上行、牛膝引药下行、甘草和中并调和诸药外，其余药物均入肝经。如当归、生地、柴胡养血活血，清热疏肝，适用于血瘀热证；桃仁、赤芍、红花逐瘀活血；血不得气不活，气不得血不行，川芎为血分气药，枳壳擅长理气疏肝，二者合用，助本方理气活血，并有调理肝脾作用，诸药配伍，共奏活血逐瘀，理气疏肝之功。

⑤方源：本方源于清代《医林改错》，是清代中期名医王清任撰刊于道光十年约1830年的名著，是他临证四十二年呕心沥血之作，也是我国中医解剖学上具有重大革新意义的著作。

8. 配方加减

（1）若证属实热：忌用本方或加清热凉血类药物使用。

（2）若体质偏寒：加吴茱萸、煨姜等以增其温中祛寒之功。

（3）方中炙苍术、制香附、炒枳壳、炙胆南星等不宜重用久用，病中即减。

（4）在本方中禁忌炙附片类药物同时使用。

注意事项：阳痿的病因病机较复杂，历代医家因受张景岳“凡男子阳痿不起，多由命门火衰”之影响，治疗上多以补肾壮阳治之，开口即鹿茸、海马，动笔则蛤蚧、三肾。直至今日，补肾壮阳以治阳痿之广告，仍接连不断，足见其影响之深。阳痿患者，或自找江湖郎中诊治，或自购广告药品，致病情加重者屡见不鲜。以上病案，非肾阳不足，命门火衰。愿同道广开思路，辨证施治。并望患者一勿讳疾忌医；二勿受惑于广告而轻率壮阳。

9. 治疗小结

（1）治疗半个月后：患者的证候有明显好转。按以上方案适当加减中西药配方及用量，再连续治疗三个月。

（2）治疗三个月后：病情基本痊愈。

10. 疗效评估

（1）自觉症状：基本消失，性生活基本正常。

（2）评估结果：治愈。

11. 现代研究简况

（1）苍附导痰丸：见本篇第一章第十节实证型治愈病例简介二“痰湿蕴阻型重度性欲减退”的相关内容。

（2）血府逐瘀汤：关于血府逐瘀汤的现代研究主要有以下几个方面。

①药理研究：主要有抑制血小板聚集、改善心功能、抗心律失常、改善血液流变性及微循环、抗缺氧、镇痛、抗炎、降血脂及增强免疫功能等药理作用。

②临床应用：现代医学已将血府逐瘀汤制成中成药如浓缩丸、胶囊、口服液、颗粒剂等，被广泛用于治疗精神神经系统、心血管系统、消化系统、男科、妇科、不育专科、儿科、外科、骨伤科、皮肤科、耳鼻喉科、肿瘤科、眼科等领域的200余种瘀血内阻或伴有心烦易怒等病证，均取得了较好的疗效。真正体现了中医学“异病同治”的科学性。

四、寒滞肝脉型重度阳痿

1. 病例

（1）概况：程先生，26岁，初中文化，农民工，休宁县人，未婚。于2013年5月18日来我科就诊。

（2）主诉：阴茎不勃半年。

（3）现病史：去年夏天，患者在田间劳动后中午和傍晚几乎每天都用很凉的井水冲洗全身降温洗澡。入冬以后逐渐出现阴茎勃起困难，几乎无晨勃。经当地县人民医院和中医诊治未效，心里很烦恼，整天沉默寡语，郁闷不乐，喜叹气。

（4）既往史：既往无泌尿生殖系统感染、外伤、手术等病史。

（5）家族史：其家族中无精神或性格异常病史。

2. 检查简况

经男科体检和相关辅助检查未发现明显阳性体征。

3. 中医证候

（1）全身症状：畏寒喜温，腰膝酸软，阴囊冷痛、坠胀。

（2）局部症状：阴囊湿冷、痿软不举。

（3）舌脉之证：舌质淡、苔薄白、脉弦沉迟。

4. 临床诊断

（1）西医诊断：继发性功能性重度ED。

（2）中医诊断：寒滞肝脉型重度阳痿。

5. 西医特色治疗

因为该患者尚未结婚，故不做“性感集中训练治疗”。另外，他精神抑郁等精神症状不明显，故暂时西医方面无须特殊治疗。

6. 中医特色治疗

（1）治疗原则：暖肝散寒＋行气化瘀＋通络壮阳。

（2）常用配方：暖肝散寒壮阳汤加减。

（3）常用药物：当归、枸杞子、肉桂、小茴香、炙乌药、沉香、茯苓、杵桃仁、红花、熟地黄、炒白芍、川芎、柴胡、炒枳壳、炙甘草、桔梗、淫羊藿、阳起石等。

7. 配方分析

（1）暖肝散寒壮阳汤：是我们特色治疗“寒滞肝脉型重度阳痿”的有效验方。

①功效：暖肝散寒、行气化瘀、通络壮阳。

②主治：寒滞肝脉型重度阳痿。

③方源：明代暖肝煎＋清代血府逐瘀汤＋现代刘茂松经验。

④组成：暖肝煎＋血府逐瘀汤＋淫羊藿、阳起石等。

⑤方解：本方以暖肝煎为主方，温肾、暖肝、散寒、增欲、助勃为君；以血府逐瘀汤活血通络助勃为臣；淫羊藿、阳起石等补肾温阳，通络举阳为佐。全方共奏：暖肝散寒、行气化瘀、通络壮阳之功。

（2）暖肝煎：是明代名医张景岳治疗“肝肾虚寒、气机阻滞”的经典名方。

①功效：暖肝散寒、行气举阳。

②主治：肝肾虚寒，气机阻滞之证。

③组成：当归、枸杞子、肉桂、小茴香、炙乌药、沉香、茯苓、干姜。

④方解：本方以暖肝为主，兼有行气、散寒、利湿、止痛等作用。本方所治之证乃寒袭肝肾，经气脉络瘀滞所致。肝脉抵少腹，绕阴器；肾开窍于二阴。寒袭肝脉，侵及肾窍，则睾丸疼痛；阴寒内盛，阳气不温，气机郁滞，脉络不通，则小腹或少腹胀痛，或痛经，畏寒喜暖，口淡不渴；舌淡，苔白，脉沉迟，皆为肝肾不足，寒气浸淫，经气郁滞之象。治当温补肝肾，行气止痛。

方中乌药、肉桂温暖肝肾，行气止痛，共为君药。寒壅气滞，以小茴香温阳行气；沉香温肾纳气，共助乌药、肉桂散寒行气止痛，共为臣药。肝藏血，以当归补肝血，兼使温热药不伤肝血；肾藏阴精，以枸杞子滋肾阴，兼使行散药不伤肾阴；寒气内盛，生姜温阳散寒，助乌药、肉桂温暖肝肾，共为佐药。气能化湿，以茯苓健脾渗湿，使阴寒之气从下而去，为佐使药。肝肾寒滞证，以寒滞为主，兼有阴血不足，治疗中散寒行气并举，兼顾阴血。全方共奏：温补肝肾，行气壮阳之效。

本方的配伍特点：温热药配行气药，散寒行气以治本；温热药配滋阴药，温阳散寒而不伤阴血；温热药配渗利药，使阴寒从下而去。

总之，本方温补肝肾以治其本，散寒行气以治其标，标本兼顾，服之可使肝脉得暖，气机调畅，阴寒驱散，证痛得止。凡肝寒气滞，症状偏在下焦者，均可用此加减。

⑤方源：本方源于明代《景岳全书》。具体见本篇第一章第十节实证型治愈病例简介一“肝郁气滞型重度性欲减退”配方分析的相关内容。

（3）血府逐瘀汤：见本节治愈病例简介三“痰湿蕴阻型重度阳痿”的相关内容。

8. 配方加减

（1）下腹会阴痛：加川楝子、延胡索，以行气活血止痛。

（2）若睾丸疼痛：加桂枝、郁金、荔枝核等，以通经活血止痛等。

（3）若寒湿严重：加吴茱萸等以增其温中祛寒之功。

（4）注意事项：方中炙乌药不可重用久用，病中即止。另外，肉桂、小茴香、吴茱萸、干姜等温阳类药物性味温燥，易耗液伤阴，不可重用久用，否则易出现温阳过盛伤肝阴之弊。

9. 治疗小结

（1）治疗半个月后：患者的证候有明显好转。按以上方案适当加减中西药配方及用量，再连续治疗三个月。

（2）治疗半个月后：病情基本痊愈。

10. 疗效评估

（1）自觉症状：基本消失，阴茎勃起大于90度。

（2）评估结果：治愈。

11. 现代研究简况

（1）暖肝煎：关于暖肝煎的现代研究主要有以下几个方面。

①药理研究：具有改善微循环、抑制平滑肌痉挛、抗炎、抗菌、抗病毒等作用。

②临床应用：现代中医将暖肝煎加减后广泛地应用于急慢性睾丸炎、精索静脉曲张、腹股沟疝、鞘膜积液、前列腺综合征、阳痿、不射精等肝肾寒滞病证。

（2）血府逐瘀汤：见本节治愈病例简介三“痰湿蕴阻型重度阳痿”的相关内容。

第三章　早　泄

第一节　早泄的概念

早泄（primature ejaculation，PE），是指成年男性经常在性交时过早射精，使性功能正常的女性不能达到正常的性满足或性高潮。偶尔一次或几次过早射精不能称为 PE。

PE，是一种较常见的男性性功能障碍。由于重度 PE（未进即射）患者不能与妻子进行正常的性生活而影响夫妻感情和生育，所以 PE 也是男性生育障碍的重要原因之一。

PE 在中老年人群中发病率较高，他们的病情主要是阳痿伴 PE，40 岁以上约 50%，50 岁以上约 60%，60 岁以上约 70% 都存在不同程度的勃起功能障碍伴 PE 而致性交不满意。

关于 PE 的具体概念和定义，目前尚未取得完全一致的意见。国内健康的中年男人的性交持续时间一般为 2 ～ 5 分钟，时间 <2 分钟为早泄。正常情况下男子性交时从“阴茎插入阴道 ～ 射精结束”的全程时间为性交持续时间，性交持续时间与年龄、体质、性经验、性技巧以及环境等因素均有密切关系。如新婚射精较快，久别重逢射精亦较快都是正常现象。有的夫妇在婚后由于性经验的积累和性技巧的提高，感情融洽，配合得当，性交时间可以延长很多，甚至可以完全自主地控制射精时间，待女方充分体验到性高潮时再射精，性交时间甚至可延长至 30 分钟左右。

因为我们在长期的临床工作中发现大多数 PE 与功能性因素有关，所以我们将重点介绍功能性 PE 的病因、诊断、分类、分度、分证以及各种证型的中西医结合的特色疗法和疗效评估方法及标准。

第二节　西医病因病机

一、发病原因

功能性 PE 的病因和发病机理比较复杂，至今还不完全清楚，但我们认为：功能性 PE 的发病原因与射精神经系统功能亢进、精神心理因素、体质因素、疲劳因素、疾病因素、不良生活习惯等功能性致病因素有关。具体病因可参考第一篇第三章第一节“性功能障碍的病因病机”中的相关内容。

二、发病机理

以上各种功能性致病因素→PE →精神心理障碍（三者互为因果，影响了射精系统的神经功能协调行动）→下丘脑－垂体－射精轴的功能亢进（或称射精神经系统功能亢进，龟头敏感性太高，或称射精刺激阈太低）→PE（加重了病情）→久治不愈（再次加重了病情）→部分患者失去了治疗信心 →顽固性功能性 PE。

第三节　中医病因病机

一、古代中医病因病机

早泄，虽然是现代西医学诊断名词，但历代中医对此类似症状早已有所记载，如清初康熙年间新安名医叶天士在《秘本种子金丹》中曰：“男子玉茎包皮柔嫩，少一挨，痒不可当，故每次交欢，阳精已泄，阴精未流，名曰鸡精”，以鸡的交媾取象命名，形容时间短暂。而现代中医学对早泄的描述是：“乍交即泄”，为早泄下了一个准确的而形象的定义。

二、现代中医病因病机

我们根据现代人们的生活习惯和疾病谱的变化，把功能性早泄的病因病机分为以下 4 种常见病态体质证型进行分析讨论。

1. 肾气不固型早泄

（1）主要病因：①内因主要是先天不足、平素体虚等。②外因主要是房室劳伤、过度手淫。

（2）主要病机：肾气不固亦称肾气不足，是肾阳虚弱的范畴。以上内外之邪可致肾气耗伤，精气不足，肾气不固而致未交即射或乍交即泄、全身乏力、形寒肢冷、腰膝酸软等。

2. 心脾两虚型早泄

（1）主要病因：①内因主要是先天不足、平素体虚、思虑太过心脾受损。②外因主要是精神心理压力，或饮食所伤或外感寒湿伤脾。

（2）主要病机：以上内外之邪可致心脾受损。如《灵枢·邪客》曰："心者，五脏六腑之大主也，精神之所舍也。"因心主神明，忧思疑虑太过则伤心，心神受伤则灵机紊乱而致未交即射或乍交即泄、面色萎黄、体倦乏力、心悸健忘、失眠多梦、大便稀软等。

3. 阴虚火旺型早泄

（1）主要病因：①内因主要是长期房劳过度、过度手淫，或久病耗阴。②外因主要是外感燥火，或过服温燥劫阴之品如人参、鹿茸、附子、肉桂等，使真阴之液暗耗。

（2）主要病机：以上内外之邪可致阴虚火旺阴虚是指脏腑阴份亏虚，如精液和津液等阴精亏虚，无力制约阳气，而出现阳气偏盛的虚热状态，即"阴虚则生内热"或称"相火亢盛"或称"阴虚火旺"的病理变化。阴虚火旺的发生无特定脏腑，心、肝、脾、肺、肾均可出现，阴虚则热，阴虚则燥，肾阴虚火旺可致精室燥热易泄，故致未交即射或乍交即泄，或燥热、盗汗、虚汗等。

4. 湿热下注型早泄

（1）主要病因：①内因主要是先天不足，脾胃虚弱等。②外因主要是外感寒湿伤脾，或直接外感湿热。

（2）主要病机：以上内外之邪可致湿热下注。所谓湿热是指湿与热同时存在的证候。所谓湿，即水湿，有外湿和内湿之分。因脾有运化水湿的功能，若是长期嗜食肥甘厚腻损伤脾胃功能，可致湿从内生即内湿。外湿是由于气候潮湿或涉水淋雨或居室潮湿，使外来水湿入侵人体而引起湿从外入。以上内外之湿邪可致脾胃失健，湿邪内聚，久之成痰。另外，若躯脂满溢（肥胖多阳虚）或素有脾肾阳虚，阳虚则不能化气行水而致水湿内停，亦可湿聚成痰。所谓热，是一种热象。热的来源与湿有关，或湿热同时存在，或因夏秋季节天热湿重，或因湿久留不除而化热，或因阳热体质而使湿从阳化热。以上湿与热互为因果、互相转化，不断加重病情，导致湿热产生。若湿热流注于下焦称为湿热下注，若下注于膀胱则称为膀胱湿热，导致肾与膀胱气化失常而致未交即射或乍交即泄。

第四节 西医诊断

一、诊断依据

诊断依据是：病史 + 症状 + 体检 + 辅检，其中病史是主要诊断依据，但还要重点了解以下情况。

1. 病史简况

（1）主要了解患者性交时是在阴道外或在阴道内射精，或进入阴道后运动几分钟射精。

（2）是否患过附属性腺感染如尿道炎、前列腺炎、精囊腺炎、睾丸炎、性病等疾病或是否做过这方面的相关治疗。

2. 临床表现

除了患者自诉患有“早泄”以外，大多数患者都无其他明显的临床症状。但通过医患语言交流等可以发现患者是否患有精神抑郁或性格异常或精神心理障碍等问题。

3. 体检和辅检

基本同第一篇第五章病史和检查的相关内容。

4. 特殊辅检

通过以下这些特殊检查可以帮助鉴别诊断。例如阴茎背神经体感诱发电位检查（DNSEP）和阴茎头感觉诱发电位（GPSEP）等检查。但这些特殊检查是近几年才发展起来的新方法，目前只有省级以上大医院才有。

二、诊断标准

WHO 诊断标准是：阴茎插入阴道之前或刚插入阴道即射精。

三、诊断分类

我们还没有查到 WHO 或国家或其他专家关于 PE 的诊断分类方法和标准。

四、诊断分度

因为我们还没有查到 WHO 关于 PE 的诊断分度方法和标准，所以在此只能将国内专家和本书作者刘茂松的诊断分度方法和标准简介如下。

1. 国内专家诊断分度

目前，国内普遍采用由北京大学附属第一医院男科中心医学博士袁亦铭和北京大学附属第一医院男科中心副主任，博士生导师辛钟成等共同设计成功的：中国早泄（PE）患者性功能评估表（chinese index of sexual function for premature ejaculation，CIPE－5）为分度标准。

（1）评估方法：患者根据自己性功能情况，填写 CIPE－5 量表进行评估分度诊断以评估早泄患者的病情。量表涉及以下 10 个问题：①性欲程度。②勃起程度。③勃起维持时间。④射精潜伏期。⑤控制射精难易程度。⑥患者性生活满意度。⑦配偶性生活满意度。⑧配偶高潮频度。⑨患者性生活自信度。⑩患者性生活焦虑程度。

以上每个问题依据严重程度由重至轻分为 5 个等级评分点，分别为 1、2、3、4、5 分。得分越低，问题越严重。

（2）结果分析：袁亦铭研究认为 Q4 是主要临床指标，再加上 Q5、Q6、Q7、Q10 这 5 个问题（即 CIPE－5），与早泄显著相关。他们将 CIPE－5 积 18 分为分界点，来区别早泄患者，其敏感度为 97.60%，特异度为 94.74%。

①轻度早泄为 14 ～ 18 分。

②中度早泄为 10 ～ 13 分。

③重度早泄为 5 ～ 9 分。

以上结果提示 CIPE－5 可作为临床早泄患者评估的主要量化指标。Q2、Q3 评估勃起功能，发现早泄患者中，伴有轻、中度 ED 者占 37.13%。这种结果提示早泄患者中伴有轻、中度 ED，可通过增强勃起功能药物（如万艾可）得以改善射精功能。

表 4－1　中国早泄患者性功能评估表（CIPE－5）

姓名：　　年龄：　　文化程度：	婚姻状况：已婚（　年）配偶年龄：　子女数：
地址：	配偶月经：月经正常　月经不正常　闭经：
主诉：早泄（　年）　合并勃起功能障碍（　年）	健康情况：糖尿病　高血压　外伤　其他
既往病史：糖尿病　高血压　外伤　其他	

续表

请根据您过去6个月的性生活实际情况回答下列问题，选择适当的编号标记（√）。	
Q_1：您平时的性欲望或性兴趣的程度如何？ 1. 很低 2. 低 3. 一般 4. 较高 5. 很高	Q_6：总体而言，您对性生活的满意程度如何？ 1. 很不满意 2. 不满意 3. 一般 4. 满意 5. 非常满意
Q_2：性生活时阴茎勃起硬度足以插入阴道的频度如何？ 1. 几乎没有 2. 少数几次 3. 约一半左右 4. 多数时候 5. 几乎总是	Q_7：总体而言，您的配偶对性生活的满意程度如何？ 1. 很不满意 2. 不满意 3. 一般 4. 满意 5. 非常满意
Q_3：性生活时，能够维持阴茎勃起直到完成性生活的频度如何？ 1. 几乎没有 2. 少数几次 3. 约一半左右 4. 多数时候 5. 几乎总是	Q_8：性生活时，您的配偶达到性高潮的频度如何？ 1. 几乎没有 2. 少数几次 3. 约一半左右 4. 多数时候 5. 几乎总是
Q_4：性生活时，从阴茎插入阴道直到射精的时间有多久？ 1. 极短（<30 s） 2. 很短（1 min） 3. 短（2min） 4. 比较短（3 min） 5. 不短［>3 min（4 min），5 min，10 min，20 min，30 min，40 min］	Q_9：您对圆满地完成性生活的自信程度如何？ 1. 很低 2. 低 3. 一般 4. 自信 5. 很自信
Q_5：性生活时，您试图延长性交时间的困难程度如何？ 1. 很困难 2. 困难 3. 有些困难 4. 一般 5. 没有困难	Q_{10}：性生活时，有多少次感到焦虑、紧张或不安感？ 1. 几乎总是 2. 多数时候 3. 一般 4. 少数几次 5. 几乎没有

2. 刘茂松诊断分度

为了客观地量化功能性 PE 的病情程度，我们设计了表 4-2 功能性 PE 病情问卷评估简表，将其病情分为轻度、中度、重度三种类型，其特点是：简明实用。

（1）功能正常：进入阴道后 >2 分钟射精。

（2）轻度 PE：进入阴道后 <2 分钟射精。

（3）中度 PE：进入阴道即射精。

（4）重度 PE：未进入阴道即射精。

表 4-2 功能性 PE 病情评估简表（刘茂松标准）

病情	射精时间正常	轻度 PE	中度 PE	重度 PE
评估标准	时间 >2 分钟	时间 <2 分钟	刚进即射精	未进即射精

五、鉴别诊断

主要与功能性性欲减退、ED、ED 伴 PE 相鉴别，具体鉴别情况见本篇第一章“功能性性欲减退”的鉴别诊断。

第五节 中医诊断

一、诊断依据

我们的诊断依据是：中医四诊结果 + 西医检查结果。

二、诊断标准

我们的诊断标准是：中医证型 + 西医诊断。如肾阳虚弱型功能性重度早泄。

三、诊断分证

根据我们提出的“九证分类法”，将男性功能性早泄（乍交即泄）分为虚证和实证二大类，共 4 种常见病态体质证型，被称为“新安刘氏早泄证型分类法”。

1. 虚证

主要有“肾气不固、心脾两虚、阴虚火旺”等证型。

2. 实证

主要有“湿热下注”等证型。

另外，还有少数是寒热虚实夹杂的复合病证，在此难以全面表达清楚，故在临证时还要认真进行“辨体、辨病、辨证”分析分类分证（型）。

第六节　西医特色疗法

一、常规疗法

主要是“性心理宣教治疗＋性感集中训练治疗＋病因治疗＋生活治疗”等。

二、特色疗法

主要是“性行为矫正治疗＋局部治疗＋抗抑郁治疗＋镇静治疗＋药物助勃治疗＋人工助孕治疗”等。

1. 性行为矫正治疗

（1）思维转移疗法：在准备性交和性交的全过程中男方的思维不要集中在性感上，要将思维转移到别的方面，并且要放松全身的神经和肌肉。要求女方要把思想高度集中在性的感觉上，并且采用上顶运动或侧卧运动为主。这样可以降低男方的性兴奋和提高射精的刺激阈，从而延长射精时间。

（2）牵拉阴囊疗法：有人研究发现，在高度性兴奋及性高潮时可见到阴囊收缩、睾丸提高的现象。相反，由女方向下牵拉阴囊和睾丸，可降低性的兴奋性，以延缓射精时间，从而起到治疗早泄的作用。向下牵拉阴囊和睾丸的力量不要太大，以无疼痛、无不适为准。

（3）捏挤阴茎疗法：此法为非药物性治疗早泄的最佳方法，它可以提高男性的射精刺激阈值，缓解射精的紧迫感，增强性的兴奋性，改善射精的反射状态，重建或恢复正常的射精时间。当性感集中训练进入到生殖器接触阶段时，女方开始时单纯捏挤阴茎，不进行性交。具体操作方法是：女方把拇指放在阴茎的系带部位（腹面，又可称为下面），食指和中指放在阴茎的另一面（背面，又称为上面），正好为冠状缘上下方，稳捏压迫 4 秒钟，然后突然放松，如此进行 4 ～ 5次。施加压力方向是从前向后，而不是从一侧向另一侧。捏挤的压力应视阴茎的勃起程度而定。充分勃起时，用力捏挤，痿软时，中等力捏挤，使患者只有压迫感而无不适感为宜。女方要用指头腹侧接触阴茎，避免用指甲捏挟或搔刮阴茎。如此反复地进行刺激、捏挤、放开，来改善男方的射精控制能力。在训练过程中，不管男方是否马上迫近射精，要求女方每几分钟捏挤一次。这种方法可缓解射精的紧迫感，经几天捏挤训练后，如果不存在其他性问题，且男方亦有自信心，则应把这一方法转用到性交前的操作，每次在准备性交前使用捏挤术 4 ～ 5 次。若能坚持使用，可以改善射精抑制，重建正常的射精反射。捏挤法一般需进行 3 ～ 6 个月，据调查报告有效率可达 95.1%，是行之有效的非药物性疗法。

（4）女上位疗法：即采用女上位性交，要求以女方运动为主，女方感觉哪个角度、哪种运动方式舒服就按哪种方式继续运动。在刚开始性交运动时，女方要动、停结合；男方要仰天静卧不动，并要思维转移，待双方性感达到一定程度时，女方要用尽全身力气进行百米冲刺式运动至女方达到性高潮或男方射精结束。总之，只要女方能达到性高潮或性满足，治疗目的也就达到了。

（5）男方动停疗法：夫妻双方经过拥抱、抚摸等性刺激使女方性兴趣启动后，男方再将阴茎轻轻地插入阴道静置不动或轻微缓慢抽动或动动停停，女方要把注意力高度集中到性感上，男方则要思维转移。当男方有射精预感时，立即把阴茎拔出，待略软后由女方再将阴茎插入阴道内由女方轻微缓慢上顶运动。如此反复操作即可延长射精时间。

（6）二次性交疗法：在以上治疗射精 30 分钟后可进行第二次性交训练，这样效果可能会更好，大多数在进行第二次性交训练时可使女方达到性高潮和性满足。

2. 局部治疗

局部治疗的目的是降低龟头的敏感性，延长射精潜伏期。其特点是：简单易行，无副作用。适合于勃起功能良好的功能性 PE 的治疗或配合其他中西药物治疗效果更好，总疗程大约在 6 个月左右。

（1）二联疗法：二联疗法即戴避孕套 + 女上位疗法。戴 2 ～ 3 层避孕套可以明显减少龟头的性刺激，降低性兴奋，延长射精潜伏期，再配合女上位技术效果更好。

（2）三联疗法：三联疗法即龟头涂药 + 二联疗法。对于经以上二联疗法治疗效果还不好的顽固性重度早泄患者，可以使用喷雾剂或软膏治疗。这些制剂的主要成分为局部麻醉药。性交前将这些制剂涂抹龟头，通过局部麻醉作用降低龟头的性刺激，降低性兴奋，延长射精潜伏期。再配合以上二联疗法效果会更好。

3. 抗抑郁治疗

主要用于伴有明显或不明显的精神抑郁或精神焦虑或顽固性功能性 PE。其作用机理目前尚不太清楚，可能与其同时抑制 5 - 羟色胺、去甲肾上腺素和多巴胺再摄取有关。具体方法基本同本篇第一章第六节“西医特色疗法”中的“抗抑郁治疗”。

4. 其他西药治疗

（1）选择性 5 - 羟色胺再摄取抑制剂疗法：选择性 5 - 羟色胺再摄取抑制剂（selective serotonin reuptake inhibitor，SSRI）主要有氟西汀、舍曲林、帕罗西汀，其作用机制是选择性阻断 5 - 羟色胺再摄取。

（2）肾上腺素能 a - 受体阻滞剂疗法：目前也有人应用肾上腺能 a - 受体阻滞剂治疗 PE，其机制是选择性或非选择性阻断射精管、前列腺、精囊、后尿道平滑肌上肾上腺能 a - 受体，使上述部位平滑肌松弛，蠕动减少，射精潜伏期延长。常用药物有酚苄明、哌唑嗪、坦索罗辛（啥乐）、多沙唑嗪控释片（可多华）等。目前，肾上腺素 a - 受体阻滞剂治疗 PE 的临床研究虽然较少，但总有效率可达到 61.5%。这些药物治疗 PE 的疗效相近。不良反应主要有头晕、乏力、头痛、鼻塞、体位性低血压等，故服用抗高血压药物的患者慎用。

（3）文拉法辛疗法：文拉法辛（Venlafaxine，商品名：怡诺思），是美国 FDA 于 2000 年批准上市的一种新型抗抑郁药，其作用机制是选择性抑制 5 - 羟色胺和去甲肾上腺素再摄取。对早泄的治疗有一定的疗效，不良反应表现为个别患者性欲减退、头晕、口干、嗜睡、乏力。射精潜伏期延长 6 ～ 15 分钟。

5. 镇静治疗

常用药物有罗拉西泮、艾司唑仑片、多虑平等。常用量每日 1 ～ 2 次，每次一片，晚饭后服用。

6. 药物助勃治疗

（1）常用药物：常用助勃药物主要是西地那非（商品名：万艾可）片剂等。使用西地那非这类助勃药物后可以促发阴茎强烈地勃起和硬度而延长射精时间，从而有利于 PE 的康复。

（2）用药方法：如西地那非片：一般首次推荐剂量为每周 1 ～ 2 次，每次 25 ～ 50mg（1/4 ～ 1/2 片）。而且以最小剂量开始，逐渐增加剂量，以有效的最小剂量为治疗剂量，这样可以减少或降低副作用。如果效果不佳，再逐渐增加剂量至每次 50mg（1/2 片）。

（3）作用机理：西地那非是一种磷酸二酯酶 V 型（PDE_5）的抑制剂，临床上主要用于治疗 ED。其治疗 PE 的机制，目前尚不清楚，可能射精管、输精管、前列腺、精囊、后尿道平滑肌上存在 PDE_5，西地那非阻断 PDE_5，使上述部位平滑肌细胞内 cGMP 水平升高，平滑肌舒张松弛，射精潜伏期延长。Abdel Hamid 等应用西地那非、氯丙咪嗪、舍曲林、帕罗西汀及阴茎挤捏疗法对 31 例 PE 患者予以研究，结果西地那非在提高 PE 患者射精潜伏期方面明显高于后 4 种疗法。

7. 人工助孕治疗

适用于年龄较大、经一年以上的科学规范治疗无效的重度 PE 患者。主要有夫精人工授精（AIH）和试管婴儿（IVF 或 ICSI）疗法。

第七节　中医特色疗法

一、常规疗法

主要是“心理疏导 + 改变思想观念 + 改变不良生活习惯”等。

二、特色疗法

主要以“固肾涩精 + 补中益气”为总则，再以我们的“九证疗法”为纲，进行“辨体、辨病、辨证”分析治疗，具体见本章第九节和第十节中的相关内容。

三、中成药疗法

具体可参考第一篇第十章第五节“中成药简易疗法”中的相关内容。

四、中药局部疗法

据报道，中药局部疗法主要有以下几种。

1. 五倍子煎液外用治疗

有人报道用五倍子煎液在性交前外洗阴部和阴茎效果满意。方法是用五倍子 20g，文火水煎 30 分钟，再加适量温开水，乘热熏蒸阴茎龟头数分钟，水温降至 $40C^0$ 时，将龟头浸泡于药液中 5 ～ 10 分钟，每晚 1 次，15 ～ 20 天为 1 个疗程。

2. 辛香酊外用治疗

有报道用辛香酊治疗早泄。将细辛、丁香各30g浸泡于95%酒精内半月即得。性交前以辛香酊涂擦阴茎之龟头部位，经1.5～3.0分钟后即可行房。我们认为：细辛和丁香所含挥发性成分具有表面麻醉作用，用于早泄病证，可以抑制阴茎龟头部位的性兴奋传导，推迟排精时间，故能治疗早泄。

第八节　疗效评估方法

因为我们还没有查到WHO或国家或其他专家关于PE的疗效评估方法和评估标准，所以在此只能将我们在日常工作中研究使用的疗效评估方法和评估标准简介如下。

一、疗效评估方法

1. 评估依据

以患者和患者妻子诉说的病情改善情况或加适当的辅助检查结果作为疗效评估依据。

2. 评估方法

为了客观地量化功能性PE的疗效，我们设计了表4－3功能性PE疗效评估简表，将治疗结果分为治愈、显效、有效、无效四种类型进行科学评估。

3. 评估标准

（1）治愈：射精时间明显延长约>2分钟，女方较满意。

（2）显效：射精时间有所延长约1～2分钟，但女方不满意。

（3）有效：射精时间略有延长约<2分钟，女方很不满意。

（4）无效：射精时间无改善，未进即射或刚进即射精。

表4－3　功能性PE疗效评估简表（刘茂松标准）

治疗结果	治愈	显效	有效	无效
评估标准	时间>2分钟	时间1～2分钟	时间<2分钟	时间无改善

二、疗效统计方法

基本同第一篇第十一章“疗效评估方法”中的疗效统计方法。

第九节　虚证型治愈病例简介

一、肾气不固型重度早泄

1. 病例

（1）概况：胡先生，42 岁，高中文化，个体户，绩溪县人，已婚已育。于 2011 年 11 月 7 日来我科就诊。

（2）主诉：患阳痿早泄 5 年余。

（3）现病史：患者婚后性生活过频，而且工作很累、很辛苦，以致身体越来越虚弱，从而出现了性交时阴茎勃而不坚，未交自流，不能完成正常的性交活动。曾在绩溪、屯溪、杭州等地诊治 3 年多无效。

（4）既往史：既往无泌尿生殖系统感染、外伤、手术等病史。

（5）家族史：其家族中无精神或性格异常病史。

2. 检查简况

经男科体检和相关辅助检查未发现明显阳性体征。

3. 中医证候

（1）全身症状：全身乏力、形寒肢冷、腰膝酸软等。

（2）局部症状：举而不坚、乍交即流。

（3）舌脉之证：舌质淡、苔薄白、脉细弱。

4. 临床诊断

（1）西医诊断：继发性功能性重度 PE。

（2）中医诊断：肾气不固型重度早泄。

5. 西医特色治疗

西地那非片：每周 1 次，每次 50mg ～ 100 mg（1/2 片 ～ 1 片），服药 30 ～ 60 分钟后开始进行性感集中训练治疗，待男方阴茎强烈勃起时，要求女方主动采用女上位进行性交活动，并结合动停技术和思想转移方法以延长排精时间。

6. 中医特色治疗

（1）治疗原则：补肾温阳 + 固肾涩精。

（2）常用方剂：温阳固肾汤加减。

（3）常用药物：熟地黄、当归、山药、山茱萸、菟丝子、枸杞子、鹿角片、杜仲、肉桂、炙附片、桑螵蛸、五味子、沙苑子、益智仁、生芡实、生牡蛎等。

7. 配方分析

（1）温阳固肾汤：是我们特色治疗“肾气不固型重度早泄”的有效验方。

①功效：补肾温阳、固肾涩精。

②主治：肾气不固型重度早泄。

③方源：明代右归丸＋现代刘茂松经验。

④组成：右归丸＋沙苑子、益智仁、桑螵蛸、五味子、生芡实、生牡蛎等。

⑤方解：本方右归丸温补肾阳、固肾涩精治本为君；沙苑子、益智仁等补肾固精为臣；桑螵蛸、五味子、金樱子等加强右归饮固肾涩精治标为佐；生芡实、生牡蛎等加强涩精治标为使。全方共奏：补肾温阳、固肾涩精之功。

（2）右归丸：是明代名医张景岳治疗“肾阳不足、肾精亏虚”的经典名方。

①功效：补肾温阳、补肾填精。

②主治：肾阳不足、阳物不举、腰膝酸痛、神疲乏力等证。

③组成：熟地黄、山药、山茱萸、枸杞子、菟丝子、当归、鹿角胶、杜仲、肉桂、炙附片。

④方解：方中以熟地黄滋肾益精治本为君；附子、肉桂温补命门之火为臣，寓有“阴中求阳”之意；萸肉、枸杞、山药、杜仲等补肾涩精为佐。本方配伍之妙解：用附子、肉桂温补肾阳以煦暖全身甚好，但单用热药势必有伤阴之忧，故取六味地黄丸中之山药、萸肉、熟地黄以滋阴，使阳有所附，枸杞补肝肾，杜仲益肾强腰，炙甘草补中和肾，共同合成甘温壮阳之剂。全方共奏：补肾温阳、补肾填精之功。

⑤方源：本方源于明代《景岳全书》。具体见本篇第一章第十节实证型治愈病例简介一“肝郁气滞型重度性欲减退”的相关内容。

8. 配方加减

（1）若性欲较低：加淫羊藿等。

（2）若举而不坚：加海狗肾等。

（3）若小腹寒痛：加吴茱萸等。

（4）若腰膝酸软：加川续断、桑寄生等。

（5）若阳衰中寒：加人参、肉豆蔻、干姜等。

9. 治疗小结

（1）治疗半个月后：患者的证候有了明显好转。按以上治疗方案，适当加减中西药配方及用量，再连续治疗三个月。

（2）治疗三个月后：病情基本痊愈。

10. 疗效评估

（1）自觉症状：基本消失，射精时间大于5分钟，性生活基本满意。

（2）评估结果：治愈。

11. 现代研究简况

（1）药理研究：右归丸具有增强免疫、保护和调节脏器机能、抗衰老，调节激素含量、抑制自发性放电等作用。

（2）临床应用：现代医学将其加减后广泛地应用于治疗肾阳不足，或先天禀衰，或劳伤过度，以致命门火衰，兼有畏寒肢冷、阴寒内盛之症。如男科、女科、骨科、老年科、癌症病人（或放疗、化疗以后）以及所有慢性消耗性疾病而证属肾阳不足、肾精亏虚或证见气衰神疲、腰膝酸冷、食少便溏、小便自遗、阳痿滑精、脐腹冷痛者。

二、心脾两虚型重度早泄

1. 病例

（1）概况：叶先生，38岁，高中文化，司机，屯溪人，已婚已育。于2011年8月13日来我科就诊。

（2）主诉：早泄10余年。

（3）现病史：患者婚后性生活频繁，几乎每晚都有，整天开车又很疲劳，以致身体越来越虚弱，慢慢出现了勃而不坚，未进即泄，不能完成正常的性交活动。晚上失眠多梦、夜尿增多，白天精神不振、全身乏力、腰膝酸软，心情烦恼、思想不能集中，几乎不能开车工作。

曾在屯溪、杭州等多家医院看过中医、西医、也戴过两层避孕套，效果都不理想。

（4）既往史：既往无泌尿生殖系统感染、外伤、手术等病史。

（5）家族史：其家族中无精神或性格异常病史。

2. 检查简况

经男科体检和相关辅助检查未发现明显阳性体征。

3. 中医证候

（1）全身症状：性欲减退、失眠多梦、精神不振、气短乏力、纳差便溏等。

（2）局部症状：举而不坚、乍交即射。

（3）舌脉之证：舌质淡、苔薄白、脉细。

4. 临床诊断

（1）西医诊断：原发性功能性重度 PE。

（2）中医诊断：心脾两虚型重度早泄。

5. 西医特色治疗

（1）谷维素片：每日 2 次，每次 20mg（2 片）。

（2）氯咪帕明片：每晚 1 次，每次 12.5mg（1/2 片）。

6. 中医特色治疗

（1）治疗原则：补益心脾 + 固肾涩精。

（2）常用配方：补益心脾固肾汤加减。

（3）常用药物：人参、炙黄芪、炒白术、炙甘草、当归、陈皮、升麻、柴胡、大枣、生芡实、生龙骨、生牡蛎等。

7. 配方分析

（1）补益心脾固肾汤：是我们特色治疗“心脾两虚型重度早泄”的有效验方。

①功效：补益心脾、固肾涩精。

②主治：心脾两虚型重度早泄。

③方源：元代补中益气汤 + 现代刘茂松经验。

④组成：补中益气汤 + 生芡实、生龙骨、生牡蛎等。

⑤方解：本方以补中益气汤补益心脾、提升脾气、治本为君；以生芡实、煅龙骨、煅牡蛎等固涩精气为臣。全方共奏：补益心脾、提升脾气、固肾涩精之功。

（2）补中益气汤：是元代名医李东垣治疗“气虚下陷”等气虚病证的经典名方。

①功效：补中益气、调补脾胃。

②主治：脾胃气虚或气虚下陷诸证。

③组成：人参、黄芪、炒白术、炙甘草、当归、陈皮、升麻、柴胡、生姜、大枣。

④方解：方中人参、黄芪、白术、甘草等补中益气、固表升阳为君；黄芪合当归即当归补血汤，益气补血治本为臣；陈皮理气醒脾为佐；升麻、柴胡升阳举

陷；生姜、大枣等调和营卫。全方能使脾胃升降有序、气机畅顺、阳气不复郁闷、身热诸证得以消除。另解：方中黄芪补中益气、升阳固表为君；人参、白术、甘草甘温益气，补益脾胃为臣；陈皮调理气机，当归补血和营为佐；升麻、柴胡协同参、芪升举清阳为使。综合全方，一则补气健脾，使后天生化有源，脾胃气虚诸证可愈；二则升提中气，恢复中焦升降之功能，使下脱、下垂、下泄之证自复其位。

⑤方源：本方源于金元时期名医李东垣所著《脾胃论》。

8. 配方加减

（1）若头痛眩晕：加天麻等。

（2）若少腹坠痛：重用升麻（10克）等。

（3）若有大便稀：去当归，加茯苓、苍术等。

（4）若肝脾肿大：酌加丹参、红花、桃仁等。

（5）若血压较低：加麦冬、五味子、炙黄芪等。

（6）若湿热较重：加茵陈、嫩黄芩、车前草等。

（7）若脾虚湿困：加茯苓、苍术、厚朴、白茅根等。

（8）若下陷重甚：加重人参用量（10～15克），再加山萸肉等。

（9）若阴虚火旺：去升麻，加知母、炒黄柏、生地、玄参、麦冬等。

（10）若慢性欬嗽：春加旋覆花等，夏加麦冬、五味子等，秋加麻黄、炒黄芩等，冬加麻黄等，天寒加干姜等。

9. 治疗小结

（1）治疗半个月后：患者的证候没有明显好转，所以对治疗没有信心。我们分析治疗效果不佳的原因是：①该患者病情较长、较重，以前他已经过多种治疗无效，所以一开始对我们的治疗也是没有信心，存在半信半疑的心理。②因其是出租车司机工作性质，我们在治疗时考虑到他的安全问题，所以开始给他服用的氯丙咪嗪片的剂量较小，每晚1次，每次12.5 mg（半片）。③开始给他服的中药的剂量也不大，目的是慢慢调理心、脾、肾三脏的功能。④因他经常在外面开车，不能按时服药治疗等等。

在复诊治疗中，我们重新调整了治疗方案如下：①西医治疗：谷维素片：每日3次，每次20mg（2片）；氯丙咪嗪片：每日2次，每次12.5mg（1/2片）。并嘱其：为了认真地治病，改变生活和工作方式。②中医治疗：基本同上。再连续治疗三个月。

（2）治疗三个月后：病情基本痊愈。

10. 疗效评估

（1）自觉症状：患者的证候基本消失，射精时间大于5分钟，性生活基本满意。

（2）评估结果：治愈。

11. 现代研究简况

关于补中益气汤的现代研究主要有以下几个方面。

（1）药理研究：能治一切清阳下陷，中气不足（或称中气下陷）之证。本方之所以能补中益气，升阳举陷，是因为它对肠管运动具有双向调节作用，可增强子宫肌肉张力，抑制子宫运动，具有抗缺氧、增强体力、改善蛋白质代谢、抗贫血等作用，同时还能提高免疫机能，降低肿瘤化疗的毒副作用。随着现代药理学研究以及临床研究的不断深入，本方在治疗虚热感冒、胃下垂、子宫下垂、脱肛及气虚发热方面，疗效已经得到肯定。

（2）临床应用：现代中医将其加减后广泛地应用于治疗体弱气虚所致的低血压、流行性出血热、眩晕、头痛、失眠、美尼尔氏综合征、眼睑下垂、耳鸣、耳聋、视力模糊、慢性气管炎、慢性肝炎、慢性腹泻、子宫脱垂、脱肛、习惯性流产、崩漏、女性尿道综合征、白带过多、产后尿潴留、产后及妇产科手术后尿失禁、前列腺增生、男性不育、术后发热、功能性低热以及化疗毒副反应等。

三、阴虚火旺型重度早泄

1. 病例

（1）概况：汪先生，26岁，初中文化，农民，休宁县人，已婚未育。于2012年3月13日来我科就诊。

（2）主诉：婚后早泄2年。

（3）现病史：该患者婚后，性欲强，勃起硬，但每次未进即射，其妻子对此很不满意，患者本人也很烦恼，整天郁闷不乐，不知是否能治好。曾在休宁、屯溪、杭州等多家医院看过中医、西医、也戴过两层避孕套等，均无效果，对治疗失去了信心。

（4）既往史：既往无泌尿生殖系统感染、外伤、手术等病史。

（5）家族史：其家族中无精神或性格异常病史，但其妻子有月经不调、经量少、卵泡发育不良等病症。

2. 检查简况

（1）体格检查：经男科方面的体格检查未发现明显阳性体征。

（2）精液检查：①精液量 1.2mL；pH 值 7.4；果糖 1.0g/mL；液化时间 30 分钟；精子浓度 23.50×10^6/mL；精子活率 36.65%；精子活力 PR 11.20%，NP 14.61%。②精液支原体培养（－）。③精浆抗精子抗体（AsAb）（－）。④精液白细胞检查 $0.5<1.0\times10^6$/mL。

（3）辅助检查：其他辅助检查均在正常范围。

3. 中医证候

（1）全身症状：性欲亢进、口干尿黄、大便秘结、腰酸腿软等。

（2）局部症状：性欲强，阳器易举，乍交即泄。

（3）舌脉之证：舌质红、苔薄黄、脉细数。

4. 临床诊断

（1）西医诊断：原发性功能性重度 PE。

（2）中医诊断：阴虚火旺型重度早泄。

5. 西医特色治疗

（1）谷维素片口服：每日 2 次，每次 20mg（2 片）。

（2）多虑平片口服，每日 1 次，每次 12.50mg（1/2 片）。

6. 中医特色治疗

（1）治疗原则：滋阴降火＋固肾涩精。

（2）常用配方：滋阴降火固肾汤加减。

（3）常用药物：生地黄、熟地黄、山药、山萸肉、茯苓、泽泻、牡丹皮、知母、炒黄柏、生龙骨、生牡蛎、生芡实等。

7. 配方分析

（1）滋阴降火固肾汤：是我们特色治疗“阴虚火旺型重度早泄”的有效验方。

①功效：滋阴降火、固肾涩精。

②主治：阴虚火旺型重度早泄。

③方源：清代知柏地黄汤＋现代刘茂松经验。

④组成：知柏地黄汤＋生龙骨、生牡蛎、生芡实、生莲子等。

⑤方解：本方以知柏地黄汤滋阴降火治因为君；以生龙骨、生牡蛎、生芡实等固肾涩精治标为臣；以生莲子等辅助知柏地黄汤清虚火为佐。全方共奏滋阴降

火、固肾涩精之功。

（2）知柏地黄汤：是清代乾隆年间宫廷太医院编著的《医宗金鉴》治疗“肾阴亏虚、相火亢盛”即阴虚火旺的经典名方。

①功效：滋肾阴、降相火。

②主治：阴虚火旺诸证。

③组成：熟地黄、山药、山萸肉、茯苓、泽泻、牡丹皮、知母、黄柏。

④方解：本方是在宋代六味地黄丸（熟地黄、山药、山萸肉、茯苓、泽泻、牡丹皮）的基础上加知母、黄柏组成。六味地黄丸具有滋阴壮水，以制阳光之功效。方中熟地黄、山药、山萸肉滋补肝肾之阴为君；牡丹皮清降相火为臣；茯苓、泽泻寓补药之中，利小便以降肾浊，使补而不腻为佐。知母、黄柏增强了坚肾阴、泻相火为使。全方共奏滋阴降火、固肾涩精之功。

⑤方源：本方源于清代乾隆年间的《医宗金鉴》。

8. 配方加减

（1）若口干尿黄：加玄参、麦冬等。

（2）若性欲减退：加淫羊藿、黄狗肾等。

（3）若眼目干涩：加枸杞、菊花等以滋阴养肝明目。

（4）若心烦盗汗：加柏子仁、酸枣仁、生麦芽、生黄芪等。

（5）若肾虚耳鸣：加石菖蒲、磁石等以滋阴补肾，潜阳聪耳。

（6）方中炒黄柏等苦寒之药易伤胃阴，故不宜重用和久用，湿热清退即止。

9. 治疗小结

（1）治疗半个月后：患者的证候有明显好转。按以上治疗方案，适当加减中西药配方及用量，再连续治疗三个月后的复查结果：①精液量 3.8mL；液化时间 25 分钟；精子浓度 59.24×10^6/mL；精子活率 78.30%；精子活力 PR 25.30%，NP 24.73%。②其他项目均在正常范围。

（2）男方治疗同时：对其妻子进行调经、促排卵、健黄体等治疗。

（3）治疗三个月后：其妻子已受孕，我们还给予孕期保健方面的知识宣教。

10. 疗效评估

（1）自觉症状：基本消失，射精时间大于 5 分钟，性生活基本满意。

（2）妊娠情况：其妻已孕。

（3）评估结果：治愈。

11. 现代研究简况

关于知柏地黄汤的现代研究主要有以下几个方面。

（1）药理研究：据报道，经动物实验证实知柏地黄丸对阴虚火旺模型的小白鼠具有抗菌、抗炎、镇静、降血糖、降血压、通便等作用。

（2）临床应用：现代医学已将知柏地黄丸加减后广泛地用于治疗内科、外科、妇科、不孕不育科、肿瘤科等各科具有阴虚火旺证候的疾病。

第十节　实证型治愈病例简介

一、湿热下注型重度早泄

1. 病例

（1）概况：程先生，36 岁，高中文化，个体户，屯溪人，已婚已育。于 2012 年 9 月 3 日来我科就诊。

（2）主诉：主诉：早泄 3 余年。

（3）现病史：患者长期嗜食肥甘、油腻、辛辣、喝酒、抽烟以致身体发胖。逐渐出现了心烦易怒，口苦咽干，小便黄赤，阴囊湿黏，早泄严重，不能完成正常的性交活动。曾在屯溪、杭州等地的中、西医院诊治多次，几乎无效。

（4）既往史：既往无泌尿生殖系统感染、外伤、手术等病史。

（5）家族史：其家族中无精神或性格异常病史。

2. 检查简况

经男科体检和相关辅助检查未发现明显阳性体征。

3. 中医证候

（1）全身症状：性欲正常、口苦纳呆、胸闷协痛、小便黄赤等。

（2）局部症状：阴囊湿黏、举而不坚、乍交即射。

（3）舌脉之证：舌质淡、苔薄黄腻、脉弦滑数。

4. 临床诊断

（1）西医诊断：继发性功能性重度 PE。

（2）中医诊断：湿热下注型重度早泄。

5. 西医特色治疗

基本同本章第九节虚证型治愈病例简介一“肾气不固型重度早泄”的西医

治疗。

6. 中医特色治疗

（1）治疗原则：清热利湿 + 固肾涩精。

（2）常用方剂：清热利湿固肾汤加减。

（3）常用药物：萆薢、炒白术、炒黄柏、莲子心、紫丹参、车前子、茯苓、知母、生苡仁、生龙骨、生牡蛎等。

7. 配方分析

（1）清热利湿固肾汤：是我们特色治疗“湿热下注型重度早泄”的有效验方。

①功效：清热利湿、固肾涩精。

②主治：湿热下注型重度早泄。

③方源：清代程氏萆薢分清饮 + 现代刘茂松经验。

④组成：程氏萆薢分清饮 + 知母、生苡仁、生龙骨、生牡蛎等。

⑤方解：方中以程氏萆薢分清饮清热利湿、分清化浊为君；以知母等滋阴以降火，防止黄柏等苦寒药物伤阴为臣；以生苡仁加强利湿为佐；以生芡实、生龙骨、生牡蛎等平肝潜阳、镇静安神、固肾涩精为使。全方共奏：清利湿热、固肾涩精之功。

（2）程氏萆薢分清饮：是清代康雍年间新安名医程国彭治疗“湿热郁阻”的经典名方。

①功效：清热利湿、分清化浊。

②主治：湿热郁阻诸证。

③组成：由萆薢、白术、黄柏、石菖蒲、莲子心、紫丹参、车前子、茯苓组成。

④方解：方中川萆薢利湿通淋、分清别浊治因为君；黄柏清热燥湿，车前子利水通淋，清利膀胱湿热为臣；茯苓、白术健脾祛湿，使脾旺能运化水湿为佐；莲子心清心火，以阻心热下移于小肠，及小肠之热上扰于心为使。另配石菖蒲化湿通窍、定心志以止小便频数。全方配伍理论清晰，思路严谨，选药精当，故而疗效极佳。

⑤方源：本方源于清代康雍年间新安名医程国彭所著的《医学心悟》。

8. 配方加减

（1）若是受了暑湿：加藿香、佩兰等。

（2）若肥胖痰湿重：加炙苍术、厚朴、炒枳壳等。

（3）若有举而不坚：加淫羊藿、阳起石、海狗肾等。

（4）方中炒黄柏等苦寒之药易伤胃阴，故不宜重用和久用，湿热清退即止。

9. 治疗小结

（1）治疗半个月后：患者的证候有所好转，自觉全身轻松了许多，但早泄还没有明显的好转。我们分析其治疗效果不佳的原因是：①该患者病情较长、较重，以前他已经过多种治疗无效，所以一开始对我们的治疗也是没有信心，存在半信半疑的心理。②因为对他开始的治疗是以清泄肝胆湿热的病因治疗为主，并不是以治疗早泄为主，所以早泄的症状暂时还没有明显的好转。③因为他身高体胖，体重较重，予多虑平的剂量较小，每晚 1 次，每次半片。

我们分析了以上的原因后重新调整了治疗方案如下：①西医治疗：谷维素片用法同前，多虑平的剂量增加一倍即：每日 2 次，每次 12.5mg（半片）。并嘱其如果有较严重的头昏、瞌睡等副作用就不要开车或高空作业。②中医治疗：去龙胆草、栀子、炒黄芩等，加生芡实、党参、黄芪等，再连续治疗三个月。

（2）治疗三个月后：病情基本痊愈。

10. 疗效评估

（1）自觉症状：患者的证候基本消失，射精时间大于 5 分钟，性生活基本满意。

（2）评估结果：治愈。

11. 现代研究简况

关于程氏萆薢分清饮的现代研究主要有以下几个方面。

（1）药理研究：方中萆薢和黄柏具有较强的抗真菌作用，黄柏还能明显抑制金黄色葡萄球菌、草绿色链球菌、痢疾杆菌、溶血性链球菌等多种致病菌；车前子有利尿作用，石菖蒲能调节免疫功能以及镇静、抗焦虑等作用均对本类疾病的治疗产生积极的作用。

（2）临床应用：现代医学将其加减后广泛地应用于：①治疗多种淋浊之疑难杂症。例如急性肾小球肾炎：证属湿邪内蕴，热伤肾络，气化不利者（治宜清热利湿，活血通络）；肝硬化腹水：证属湿热内蕴，水浊积聚，气化失司者（治宜清热利湿，利水消浊）；慢性支气管炎：证属温邪痰浊蕴肺，湿聚生热，肺失宣肃者（治宜清肺化痰，止咳平喘）；妇科附件炎：证属湿热内蕴，热伤冲任，秽浊下注（治宜清热解毒，除湿止带）。②治疗前列腺和尿道的急慢性炎症、乳糜尿以及滴虫性阴道炎、慢性盆腔炎等多种疾病。目前这些病呈高发趋势，且缠绵难愈，给病人带来极大的身体不适和心理困惑。很多病例对抗生素不敏感，或者反复使用抗生素而出现耐药，或者无明确感染因素。本方的疗效广泛、确实而肯定。但多数医家把注意力集中在杨氏萆薢分清饮上，而忽视了对本方的研究。针对临床淋证湿热证型远多于虚寒证型的实际情况，所以本方的应用面应该更加广泛。

（3）临床评价：程氏萆薢分清饮卓越的疗效源于作者程国彭对本方证深入的了解和把握。他突破以往医家共持的“五淋”的认识，将淋证概括为8类：即石淋、膏淋、气淋、血淋、劳淋、冷淋6类，加上“过服金石热药，败精流注，转而为淋者”和“阴已痿而思色以降其精，则精不出而内败，以致大小便牵痛如淋，愈痛则愈便，愈便则愈痛”两类。程氏一反流行数百年的杨氏治膏淋的“下焦虚寒说”，认为淋证“大抵由膀胱经湿热所致”，大力倡导湿热学说，以清热利湿为大法，这与临床所见的膏淋初期以湿热为多的情况十分契合，是对淋证治疗的一个重要贡献。另外也有医家认识到，本证与性传播也有一定的关系，运用清热利湿法对此进行治疗，现在看来也是非常恰当的。

第四章　不射精

第一节　不射精的概念

不射精（anejaculation），是指成年男性能进行正常的性交活动，但不论持续多少时间都不能在阴道内自然射精，最后以体力不够或痿软而告终。其特点是：性交后尿液离心检查无精子。少数患者在睡眠中可发生遗精，或通过手淫或俯卧在硬板床上摩擦刺激阴茎可以（在阴道外）射精。偶尔一次或几次未在阴道内自然射精不能称为不射精。

不射精，是一种相对少见的男性性功能障碍。由于重度不射精不能与妻子进行正常的性生活而影响夫妻感情和生育，所以不射精也是男性生育障碍的重要原因之一。我们发现：大多数顽固性功能性不射精是轻中度精神心理障碍在射精功能方面的局部表现。

国外马斯特斯和约翰逊报道：不射精约占男性性功能障碍的 4%；国内江渔教授报道：不射精约占男性不育的 32. 69%。

因为我们在长期的临床工作中发现不射精与功能性因素有关，所以我们认为将重点介绍功能性不射精的病因、诊断、分类、分度、分证以及各种证型的中西医结合的特色疗法和疗效评估方法及标准。

第二节　西医病因病机

一、发病原因

功能性不射精的病因和发病机理比较复杂，至今还不完全清楚，但我们认为：功能性不射精的发病原因与射精神经系统功能抑制、精神心理因素、体质因素、疲劳因素、疾病因素、不良生活习惯等功能性致病因素有关。具体病因可参考第一篇第三章第一节“性功能障碍的病因病机”中的相关内容。

二、发病机理

以上各种功能性致病因素→不射精→精神心理障碍（三者互为因果，影响了射精神经系统功能协调行动）→下丘脑－垂体－射精轴的功能降低（或称射精神经系统功能降低，龟头敏感性太低，或称射精刺激阈太高）→不射精（加重了病情）→久治不愈（再次加重了病情）→部分患者失去了治疗信心→顽固性功能性不射精。

第三节　中医病因病机

一、古代中医病因病机

不射精虽然是现代西医学诊断名词，但历代中医对此类似症状早有记载。如唐代药王孙思邈《备急千金要方》中云："能交接而不施泄"；又如清初新安名医叶天士在《秘本种子金丹》中称为"流而不射"，即仅有尿道分泌物流出而无精液射出。

二、现代中医病因病机

我们根据现代人们的生活习惯和疾病谱的变化，把功能性不射精的病因病机分为以下 4 种常见病态体质类型进行分析讨论。

1. 肾阳虚弱型不射精

（1）主要病因：①内因主要是先天不足、平素体虚，或性格内向，或抑郁寡向。②外因主要是房室劳伤、过度手淫，或外感寒湿，或手术或大病损伤元气。

（2）主要病机：以上内外之邪可致肾阳虚弱使肾阴阳失衡。因肾中藏有元阴和元阳，是人体生殖、发育的根本，故肾的阴阳平衡则能维持人体生理功能的正常。若有耗伤，则诸种病变由之而生。肾的病证虽有多种，主要有肾阳虚、肾阴虚两大类型。因为肾阳为一身阳气之根本，具有温煦生殖和全身生理功能的作用，是人体一切生命活动的动力，故肾阳虚弱、命门火衰，是"正气不足"的主要内因之一。若肾阳虚弱，则阳气不足，出现推动无力，则交而不射、腰膝酸软、畏寒肢凉等。

2. 心脾两虚型不射精

（1）主要病因：①内因主要是先天不足、平素体虚，或思虑太过，心脾受损。②外因主要是精神心理压力太大，或饮食所伤，或外感寒湿伤脾。

（2）主要病机：以上内外之邪可致心脾受损。如《灵枢·邪客》曰："心者，五脏六腑之大主也，精神之所舍也。"因心主神明，忧思疑虑太过则伤心，心神受伤则灵机紊乱，出现精神抑郁、精神焦虑而交而不射、面色萎黄、体倦乏力、心悸健忘、失眠多梦、大便稀软等。

3. 气滞血瘀型不射精

（1）主要病因：①内因主要是先天性内向、抑郁或多虑。②外因主要是长期受到喜、怒、忧、思、悲、恐、惊七情内伤，或久病入络。

（2）主要病机：以上内外之邪可致肝气郁结，或肝郁气滞，继而发展为气滞血瘀。肝主疏泄。"疏"即疏通；"泄"即发泄、升发。肝性喜条达而恶抑郁，所以暴怒及思虑不解等不良情志易影响肝的疏泄功能。又因足厥阴肝经之脉，绕阴器而行，故精液之疏泄亦为肝所主，肝郁气滞则影响精液的疏泄。气行则血行，气滞则血瘀，气血瘀滞，脉络不通，故精道不畅，以致交而不射、心烦胸闷、失眠多虑、会阴胀痛等。

4. 痰湿蕴阻型不射精

（1）主要病因：①内因主要是先天不足、脾胃虚弱等。②外因主要是长期饮食不节、嗜食肥甘厚腻，或外感寒湿伤脾。

（2）主要病机：以上内外之邪可致痰湿蕴阻。痰湿即湿聚成痰也。所谓湿，即水湿，有外湿和内湿之分。因脾有运化水湿的功能，若是长期嗜食肥甘厚腻损伤脾胃功能，可致湿从内生即内湿。外湿是由于气候潮湿或涉水淋雨或居室潮湿，使外来水湿入侵人体而引起湿从外入。以上内外之湿邪可致脾胃失健，湿邪内聚，久之成痰。另外，若躯脂满溢（肥胖多阳虚）或素有脾肾阳虚，阳虚则不能化气行水而致"水湿内停"，亦可湿聚成痰。久之痰浊入络，蕴阻气机，气滞血瘀，痰蕴瘀互结，蕴阻精室，精气不通，以致精液不能正常溢泻。

第四节　西医诊断

一、诊断依据

诊断依据是：病史 + 症状 + 体检 + 辅检，其中病史是主要诊断依据，但还要重点了解以下情况。

1. 病史简况

（1）主要了解患者能否正常性交和持续时间、能否在阴道内射精、能否在阴道外射精、能否手淫射精、能否在硬板床上摩擦射精等情况。

（2）是否患过附属性腺感染如尿道炎、前列腺炎、精囊腺炎、睾丸炎、性病等疾病或是否做过这方面的相关治疗。

（3）是否有入室受惊、失恋、失业等精神挫折、精神压力、精神抑郁、精神焦虑等精神心理疾病史。

（4）是否有长期服用抗精神病药、抗胃酸药、抗高血压药等病史。

（5）是否有其他外伤或疾病史。

2. 临床表现

除了患者自诉患有“不射精”以外，大多数患者都无其他明显的临床症状。但通过医患语言交流等可以发现患者是否患有精神抑郁或性格异常或精神心理障碍等问题。

3. 体检和辅检

基本同第一篇第五章病史和检查的相关内容。

4. 特殊辅检

性交后尿液离心检查为：无精子。

二、诊断标准

WHO 诊断标准是：不能在阴道内自然射精（性交后尿液离心检查无精子）。

三、诊断分类

我们还没有查到 WHO 或国家或其他专家关于不射精的诊断分类方法和标准。

四、诊断分度

我们还没有查到 WHO 或国家或其他专家关于不射精的诊断分度方法和标准。为了客观量化功能性不射精的病情程度，便于临床研究和疗效评估，在此只能将我们在日常工作中的诊断分度方法和标准简介如下，具体内容见表 5－1 功能性不射精病情问卷评估简表，将其病情分为轻度和重度两种类型，其特点是：

简明实用。

（1）正常射精：能在阴道内自然射精。

（2）轻度不射精：不能在阴道内自然射精，但能在阴道外射精。

（3）重度不射精：不能在阴道内自然射精，也不能在阴道外射精。

表 5－1　功能性不射精病情评估简表（刘茂松标准）

病情	正常射精	轻度不射精	重度不射精
评估标准	能在阴道内射精	能在阴道外射精	不能在阴道外射精

五、鉴别诊断

主要是与功能性逆行射精进行鉴别诊断。

1. 共同特点

不射精与功能性逆行射精患者在性交过程中，同样没有精液从尿道外口射入阴道。

2. 不同特点

功能性逆行射精患者自身往往可以感觉到会阴部肌肉节律性收缩，可有射精和性高潮的快乐感，能达到性欲高潮，但精液逆行射入膀胱内，性交后尿液离心检查可见大量精子。而功能性不射精患者在性交时无射精和性高潮的快乐感，不能达到性欲高潮，无精液射出，性交后尿液离心检查无精子。

第五节　中医诊断

一、诊断依据

我们的诊断依据是：中医四诊结果＋西医检查结果。

二、诊断标准

我们的诊断标准是：中医证型＋西医诊断。如肾阳虚弱型功能性重度不射精。

三、诊断分证

根据我们提出的“九证分类法”，将男性功能性不射精分为虚证和实证二大类，共4种常见病态体质证型，被称为“新安刘氏不射精证型分类法”。

1. 虚证

主要有“肾阳虚弱、心脾两虚”等证型。

2. 实证

主要有“气滞血瘀、痰湿蕴阻”等证型。

另外，还有少数是寒热虚实夹杂的复合病证，在此难以全面表达清楚，故在临证时还要认真进行“辨体、辨病、辨证”分析分类分证（型）。

第六节　西医特色疗法

一、常规疗法

主要是“性心理宣教治疗 + 性感集中训练治疗 + 病因治疗 + 生活治疗”等。

二、特色疗法

主要是“兴奋治疗 + 助射治疗”等。

1. 兴奋治疗

如麻黄素片：每晚1次，每次2片口服。麻黄素是肾上腺素能受体的兴奋剂，可使交感神经节后纤维释放儿茶酚胺，能增强输精管平滑肌的收缩，对射精有促进作用，必须配合性感集中训练治疗。但高血压、冠心病及甲状腺功能亢进者忌用。

2. 助射治疗

（1）助勃助射疗法：主要适用于“勃而不坚的不射精”患者。如口服西地那非片：每周1次，每次50mg（1/2片），在性交前30～60分钟口服，服药30分钟后开始进行性感集中训练治疗，并进行拥抱、抚摸等性刺激活动，不但可触发阴茎强烈地勃起，而且还可显著地增强阴茎勃起硬度和增强对阴道的刺激，并配合“冲刺疗法”进行训练。

（2）冲刺助射疗法：在性交中当女方即将达到性高潮时，男方要用尽全身力气进行“百米冲刺”式的强烈提插运动，使女方尽快达到性高潮而出现狂叫，这样可很快唤起男方的自然射精反射。

（3）摩擦辅助射疗法：如果采用以上方法治疗数次仍不能在阴道内射精，

则可让女方用手淫刺激阴茎或让患者自己在硬板床上摩擦进行辅助启动治疗，当有射精紧迫感时，立即把阴茎插入阴道并用尽全身力气进行“冲刺助射”直至在阴道内射精为止。

（4）电动刺激助射疗法：①电动按摩治疗：电动按摩器是由电流引起仪器的振动，当按摩器接触阴茎龟头及冠状沟区后，可在 3 ～ 6 分钟内发生射精及情欲高潮。这种人工诱发的射精可使患者意识到射精是怎样的感觉，从而建立起正常的射精反射。当电动按摩治疗能引起非性交射精几次后，可指导患者在电动按摩出现射精紧迫感时，立即把阴茎插入阴道，并配合“冲刺助射”进行训练。②直肠刺激诱发射精：最常用的方法是使用 Seager 等创用的一种手携式直肠探头电射精仪，经由直肠刺激诱发射精反射（缺乏疗效统计资料）。

（5）封闭助射疗法：据程立法等报道，采用骶前封闭治疗功能性不射精 38 例，成功率达 90. 3%。具体方法：患者取膝胸卧位，常规消毒皮肤，铺巾，左手食指伸入肛门引导进针，右手持注射器，在尾骨和肛门之间进针，以 30 度角度向后上方穿刺深达 6 ～ 9cm，即可触及骶骨，若回抽无血即可注药。药物配方：0. 5% 普鲁卡因 20 ～ 30ml，士的宁 1 mg。术后 6 小时以内性交，性交前半小时服麻黄素 50mg。注意在进针时切勿刺破直肠，若刺破者术后常规服用抗生素一周。

3. 人工助孕治疗

适用于年龄较大、经一年以上的科学规范治疗无效的重度不射精患者。主要有夫精人工授精（AIH）和试管婴儿（IVF 或 ICSI）疗法。

第七节　中医特色疗法

一、常规疗法

主要是“心理疏导 + 改变思想观念 + 改变不良生活习惯”等。

二、特色疗法

主要以“补肾壮阳 + 化瘀通络”为总则，再以我们的“九证疗法”为纲，进行“辨体、辨病、辨证”分析治疗，具体见本章第九节和第十节中的相关内容。

三、中成药疗法

具体可参考第一篇第十章第五节“中成药简易疗法”中的相关内容。

四、中医验方疗法

1. 通窍滋肾健脾汤治疗

通窍滋肾健脾汤由路路通、石菖蒲、仙茅、炒白术、枸杞子、韭菜子各12g，马钱子1g、蜈蚣1条、仙灵脾30 g、生地、山萸肉、白花蛇舌草、山药、补骨脂、覆盆子、菟丝子各15g，石斛10g，牛膝9g等组成。每日1剂，煎水2次，早、晚各服1次，半月为1个疗程。加减：若肾虚明显加：黄狗肾粉6g（冲服）、羊睾丸1个（与上药同煎熟后食用）；若血瘀明显加：蒲公英、红藤、银花各15g，连翘12g，皂角刺、王不留行子各9g；若痰湿明显加：法半夏、焦山楂、生苡仁各15g，白芥子、穿山甲片、王不留行子各9g；若阴虚阳亢明显：去仙茅、仙灵脾、枸杞子、补骨脂，加柴胡、山栀子、知母各9g，龙胆草、炒黄柏各12g，川黄连6g。

2. 马前通关散治疗

据吴近曾报道：马前通关散治疗功能性不射精症，有效率达73.7%。配方：马前子150g、蜈蚣250g、梅片50g共研细末充分混匀，分为500份备用。

3. 麻黄助射汤治疗

生麻黄、石菖蒲各9000g、蜂窝12000g、杭白芍、生甘草、当归各6000g，虎杖、白糖各15000g，浓煎成5000mL。用法：每晚睡前1.5小时取50mL，加散剂一份混匀一次吞服，40天为1个疗程。

以上1、2两方中均有马钱子和蜈蚣，其机理是：马钱子味苦性寒，为通经络，散血热之要药。其所含番木鳖碱和马钱子碱，能兴奋中枢神经，特别是对脊髓有高度选择性，能提高射精中枢的兴奋性。蜈蚣为“走窜之力最速，内而脏腑，外而经络，凡气血凝聚之处皆能开之。”因此，两药皆有开窍通精之功效。注意事项：因马钱子又名木鳖子，属于剧毒类中草药（木本植物种子），所以一天的用量不能大于2g（必须凭病例和处方及公安局的证明才能购得）。

五、针灸特色疗法

常用的穴位有：大赫、曲骨、中极、次髎、中髎、行间、太冲。每次取穴2～3个，留针10～20分钟，中间行针1次，5次为1个疗程。

第八节 疗效评估方法

因为我们还没有查到WHO或国家或其他专家关于不射精的疗效评估方法和评估标准，所以在此只能将我们在日常工作中研究使用的疗效评估方法和评估标准简介如下。

一、疗效评估方法

1. 评估依据

是以患者和患者的妻子所诉说的病情改善情况＋性交后尿液离心检查精子结果作为主要评估依据。

2. 评估方法

为了客观地量化功能性不射精症的疗效，我们设计了表5－2功能性不射精症疗效评估简表，将治疗结果分为治愈、有效、无效三种类型进行科学评估。

3. 评估标准

（1）治愈：能在阴道内射精。

（2）有效：不能在阴道内射精，但能在阴道外射精。

（3）无效：射精功能基本无改善。

表5－2 功能性不射精疗效评估简表（刘茂松标准）

治疗结果	治愈	有效	无效
评估标准	能在阴道内射精	能在阴道外射精	射精功能无改善

二、疗效统计方法

基本同第一篇第十一章“疗效评估方法”中的疗效统计方法。

第九节 虚证型治愈病例简介

一、肾阳虚弱型重度不射精

1. 病例

（1）概况：方先生，35岁，本科学历，干部，黄山市人，已婚未育。于

2011 年 3 月 8 日来我科就诊。

（2）主诉：婚后不射精 4 年。

（3）现病史：患者婚后每次性交时间较长，但不能在阴道内或阴道外射精，他自己手淫等也不能射精。曾在合肥、南京、上海等多家医院治疗无效。

（4）既往史：既往无泌尿生殖系统感染、外伤、手术等病史。

（5）家族史：其家族中无精神或性格异常病史。其妻子有月经不调、经量少、卵泡发育不良等病症。

2. 检查简况

经男科体检和相关辅助检查未发现明显阳性体征，但性交后尿液离心检查未发现精子。

3. 中医证候

（1）全身症状：全身乏力、畏寒肢冷、腰膝酸软、性欲减退等。

（2）局部症状：举而不坚，久交不射。

（3）舌脉之证：舌质淡、苔薄白、脉细弱。

4. 临床诊断

（1）西医诊断：原发性功能性重度不射精。

（2）中医诊断：肾阳虚弱型重度不射精。

5. 西医特色治疗

（1）兴奋治疗：麻黄素片：每晚 1 次，每次 2 片口服。麻黄素是肾上腺素能受体的兴奋剂，可使交感神经节后纤维释放儿茶酚胺，能增强输精管平滑肌的收缩，对射精有促进作用，并配合“冲刺治疗”。

（2）冲刺治疗：在女方即将达到性高潮时，男方要用尽全身力气进行“百米冲刺”式的强烈提插运动，使女方尽快达到性高潮而出现狂叫，这样可很快唤起男方的自然射精反射。

6. 中医特色治疗

（1）治疗原则：补肾温阳 + 通络助射。

（2）常用配方：补肾温阳助射汤加减。

（3）常用药物：炙附片、肉桂、生地、山药、山萸肉、茯苓、泽泻、牡丹皮、紫丹参、炒枳壳、皂角刺、王不留行子、蜈蚣、冰片等。

7. 配方分析

（1）补肾温阳助射汤：是我们特色治疗“肾阳虚型重度不射精”的有效

验方。

①功效：补肾温阳、通络助射。

②主治：肾阳虚型重度不射精。

③方源：东汉金匮肾气丸＋现代刘茂松经验。

④组成：金匮肾气丸＋紫丹参、炒枳壳、皂角刺、王不留行子、蜈蚣、冰片等。

⑤方解：本方以金匮肾气丸补肾温阳、固本培元、治因助射为君；以紫丹参等补肾活血、化瘀通络、引药下行，使气血畅行则精易射出为臣；以炒枳壳、皂角刺、王不留行子等通络开窍、开启精关助射为佐；以蜈蚣走窜迅速，冰片辛香气窜，无往不达，以助化瘀通络、开启精关助射为使。全方共奏：补肾温阳、化瘀通络、开启精关、助进射精之功。

（2）金匮肾气丸：见本篇第一章第九节虚证型治愈病例简介一“肾阳虚弱型重度性欲减退”中的相关内容。

8. 配方加减

（1）若久交不射：加炙麻黄等。

（2）若性欲较低：加淫羊藿等。

（3）若举而不坚：加海狗肾等。

（4）若腰膝酸软：加杜仲、桑寄生等。

（5）若睾丸疼痛：酌加荔枝核、元胡索等。

（6）若痰湿阻滞：加炒白术、厚朴、苍术等。

（7）若肝气郁结：加柴胡、炒白芍、炙香附等。

（8）若气郁化火：加用生地、麦冬、牡丹皮、炒黄柏等。

（9）若大便很稀：将炒枳壳减量使用，重用炒白术，加焦三仙等。

9. 治疗小结

（1）治疗半个月后：患者的证候有了明显好转，但还是不能在阴道内射精。我们继续对其进行性心理宣教治疗，积极鼓励其一定要充满信心，坚持治疗，坚持就能胜利！并分析了其治疗效果不佳的原因。在继续治疗中，西医治疗基本同前。中医治疗根据以上基本配方随证加减，再连续治疗三个月。

（2）男方治疗同时：对其妻子进行调经、促排卵、健黄体等治疗。

（3）治疗三个月后：其妻子已受孕，我们还给予孕期保健方面的知识宣教。

10. 疗效评估

（1）自觉症状：基本消失，能在阴道内自然射精。

（2）妊娠情况：其妻已孕。

（3）评估结果：治愈。

11. 现代研究简况

金匮肾气丸：见本篇第一章第九节虚证型治愈病例简介一“肾阳虚弱型重度性欲减退”中的相关内容。

二、心脾两虚型重度不射精

1. 病例

（1）概况：吴先生，男，33 岁，本科学历，干部，黄山市人，已婚未育。于 2011 年 7 月 15 日来我科咨询。

（2）主诉：婚后 5 年不射精。

（3）现病史：曾在屯溪、芜湖、南京、上海等地诊治 3 年无效。

（4）既往史：既往无泌尿生殖系统感染、外伤、手术等病史。

（5）家族史：其家族中有性格异常病史。其妻子有月经不调、卵泡发育不良等病症。

2. 检查简况

经男科体检和相关辅助检查未发现明显阳性体征，但性交后尿液离心检查未发现精子。

3. 中医证候

（1）全身症状：偶有乏力、性欲较低、失眠多梦、大便稀软等。

（2）局部症状：举而不坚，久交不射。

（3）舌脉之证：舌质淡、苔薄白、脉细弱。

4. 临床诊断

（1）西医诊断：原发性功能性重度不射精。

（2）中医诊断：心脾两虚型重度不射精。

5. 西医特色治疗

基本同本节治愈病例简介一“肾阳虚弱型重度不射精”的西医疗法。

6. 中医特色治疗

（1）治疗原则：补益心脾 + 通络助射。

（2）常用配方：补益心脾助射汤加减。

（3）常用药物：人参、炒白术、茯苓、炙甘草、炙黄芪、当归、广木香、龙眼肉、炒酸枣仁、炙远志、紫丹参、炒枳壳、皂角刺、王不留行子、蜈蚣、冰片等。

7. 配方分析

（1）补益心脾助射汤：是我们特色治疗“心脾两虚型重度不射精”的有效验方。

①功效：补益心脾、通络助射。

②主治：心脾两虚型重度不射精。

③方源：宋代人参归脾丸＋现代刘茂松经验。

④组成：人参归脾丸＋紫丹参、炒枳壳、皂角刺、王不留行子、蜈蚣、冰片等。

⑤方解：方中人参归脾丸健脾益气、补血养心、治因稳固后天之本为君；紫丹参等化瘀通络，使气血畅行则精易射出为臣；炒枳壳、皂角刺、王不留行子等通络开窍、开启精关助射为佐；蜈蚣走窜迅速，冰片辛香气窜，无往而不达，以助通络开窍、开启精关助射为使。全方共奏：补益心脾、化瘀通络、开启精关、助进射精之功。

（2）人参归脾丸：见本篇第一章第九节虚证型治愈病例简介三“心脾两虚型重度性欲减退”中的相关内容。

8. 配方加减

基本同本节治愈病例简介一“肾阳虚弱型重度不射精”的配方加减。

9. 治疗小结

（1）治疗半个月后：患者的证候有明显好转。按以上方案适当加减中西药配方及用量，再连续治疗三个月。

（2）在男方治疗的同时：对其妻子进行调经、促排卵、健黄体等治疗。

（3）治疗三个月后：其妻子已受孕，我们还给予孕期保健方面的知识宣教。

10. 疗效评估

（1）自觉症状：基本消失，能在阴道内自然射精。

（2）妊娠情况：其妻已孕。

（3）评估结果：治愈。

11. 现代研究简况

人参归脾丸：见本篇第一章第九节虚证型治愈病例简介三“心脾两虚型重度

性欲减退”中的相关内容。

第十节 实证型治愈病例简介

一、气滞血瘀型重度不射精

1. 病例

（1）概况：谢先生，33岁，初中文化，个体小店主，黄山区人，已婚未育。于2012年4月12日来我科就诊。

（2）主诉：婚后6年未育。

（3）现病史：曾在屯溪、合肥、杭州、上海、武汉等多家医院经中西医治疗几年无效。

（4）既往史：既往无泌尿生殖系统感染、外伤、手术等病史。

（5）家族史：其家族中无精神异常病史。其妻子经妇科检查基本正常。

2. 检查简况

经男科体检和相关辅助检查未发现明显阳性体征，但性交后尿液离心检查未发现精子。

3. 中医证候

（1）全身症状：全身乏力、面色晦暗、心烦胸闷、有叹息。

（2）局部症状：会阴睾丸偶有坠胀，久交不射。

（3）舌脉之证：舌质暗、苔薄黄、脉滞弱。

4. 临床诊断

（1）西医诊断：原发性功能性重度不射精。

（2）中医诊断：气滞血瘀型重度不射精。

5. 西医特色治疗

基本同本章第九节虚证型治愈病例简介一“肾阳虚弱型重度不射精”的西医疗法。

6. 中医特色治疗

（1）治疗原则：行滞化瘀+通络助射。

（2）常用配方：行滞化瘀助射汤加减。

（3）常用药物：柴胡、炒枳实、炒白芍、炙甘草、川芎、炙香附、杵桃仁、红花、当归、皂角刺、王不留行子、炙麻黄、蜈蚣、冰片等。

7. 配方分析

（1）行滞化瘀助射汤：是我们特色治疗“气滞血瘀型重度不射精”的有效验方。

①功效：行滞化瘀、通络助射。

②主治：气滞血瘀型重度不射精。

③方源：明代柴胡疏肝散＋清代桃红四物汤＋现代刘茂松经验。

④组成：柴胡疏肝散＋桃红四物汤＋皂角刺、王不留行子、炙麻黄、蜈蚣、冰片等。

⑤方解：本方以柴胡疏肝散疏肝行滞、通络助射为君；以桃仁、红花、当归、川芎等活血化瘀、通络助射为臣；以皂角刺、王不留行子、炙麻黄等通络开窍、开启精关助射为佐；蜈蚣走窜迅速，冰片辛香气窜，无往不达，以助通络开窍、开启精关助射为使。全方共奏：疏肝行滞、化瘀通络、开启精关、助进射精之功。

（2）柴胡疏肝散：见本篇第一章第十节实证型治愈病例简介一“肝郁气滞型重度性欲减退”中的相关内容。

（3）桃红四物汤：见本篇第二章第九节虚证型治愈病例简介一“肾阳虚弱型重度阳痿”中的相关内容。

8. 配方加减

若肝郁化火：去柴胡、炙香附等性味香燥类药物，加玄参、牡丹皮、天花粉等。

9. 治疗小结

（1）治疗半个月后：患者的证候有了明显好转。按以上方案适当加减中西药配方及用量，再连续治疗三个月。

（2）治疗三个月后：其妻子已妊娠，我们还给予孕期保健方面的知识宣教。

10. 疗效评估

（1）自觉症状：基本消失，能在阴道内自然射精。

（2）妊娠情况：其妻已孕。

（3）评估结果：治愈。

11. 现代研究简况

（1）柴胡疏肝散：见本篇第一章第十节实证型治愈病例简介一“肝郁气滞型重度性欲减退”中的相关内容。

（2）桃红四物汤：见本篇第二章第九节虚证型治愈病例简介一“肾阳虚弱型重度阳痿”中的相关内容。

二、痰湿蕴阻型重度不射精

1. 病例

（1）概况：程先生，37 岁，高中文化，水电工，徽州区人，已婚未育。于 2012 年 9 月 13 日来我科就诊。

（2）主诉：婚后不射精 5 年。

（3）现病史：曾在本地和浙江等地经中西医治疗 2 年无效。

（4）既往史：既往无泌尿生殖系统感染、外伤、手术等病史。

（5）家族史：其家族中无精神或性格异常病史。其妻子有月经不调、经量少、卵泡发育不良等病症。

2. 检查简况

经男科体检和相关辅助检查未发现明显阳性体征，但性交后尿液离心检查未发现精子。

3. 中医证候

（1）全身症状：乏力纳差、口苦心烦、大便稀软等。

（2）局部症状：阴囊湿黏、久交不射。

（3）舌脉之证：舌质淡、苔黄腻、脉滑数。

4. 临床诊断

（1）西医诊断：原发性功能性重度不射精。

（2）中医诊断：痰湿蕴阻型重度不射精。

5. 西医特色治疗

基本同本章第九节虚证型治愈病例简介一“肾阳虚弱型重度不射精”的西医疗法。

6. 中医特色治疗

（1）治疗原则：燥湿化痰＋通络助射。

（2）常用配方：燥湿化痰助射汤加减。

（3）常用药物：炙苍术、炙香附、茯苓、法半夏、炙胆星、杵桃仁、红花、熟地黄、当归、赤芍、川芎、柴胡、炒枳壳、皂角刺、王不留行子、蜈蚣、冰片等。

7. 配方分析

（1）燥湿化痰助射汤：是我们特色治疗“痰湿蕴阻型重度不射精”的有效验方。

①功效：燥湿化痰、通络助射。

②主治：痰湿蕴阻型重度不射精。

③方源：清代苍附导痰丸＋清代期血府逐瘀汤＋现代刘茂松经验。

④组成：苍附导痰丸＋血府逐瘀汤＋皂角刺、王不留行子、蜈蚣、冰片等。

⑤方解：方中苍附导痰丸燥湿化痰、理气通络治因助勃射为君；血府逐瘀汤活血祛瘀、行气止痛，辅助理气通络助射为臣；皂角刺、王不留行子、蜈蚣、冰片等理气通络、开启精关助射为佐。全方共奏：燥湿化痰、化瘀通络、开启精关、促进射精之功。

（2）苍附导痰丸：见本篇第一章第十节实证型治愈病例简介二“痰湿蕴阻型重度性欲减退”中的相关内容。

（3）血府逐瘀汤：见本篇第二章第十节实证型治愈病例简介三“痰湿蕴阻型重度阳痿”中的相关内容。

8. 配方加减

（1）若是受了暑湿：加藿香、佩兰等。

（2）在本方中禁忌炙附片类药物同时使用。

（3）若是痰湿化热：忌用本方或加清热凉血类药物酌情使用。

（4）炙苍术、制香附、法半夏、炙胆南星中药等不宜重用久用，病中即减。

9. 治疗小结

（1）治疗半个月后：患者的证候有了明显好转。按以上治疗方案，适当加减中西药配方及用量，再连续治疗三个月。

（2）男方治疗同时：对其妻子进行调经、促排卵、健黄体等治疗。

（3）治疗三个月后：其妻子已受孕，我们还给予孕期保健方面的知识宣教。

10. 疗效评估

（1）自觉症状：基本消失，能在阴道内自然射精。

（2）妊娠情况：其妻已孕。

（3）评估结果：治愈。

11. 现代研究简况

（1）苍附导痰丸：见本篇第一章第十节实证型治愈病例简介二“痰湿蕴阻型重度性欲减退”中的相关内容。

（2）血府逐瘀汤：见本篇第二章第十节实证型治愈病例简介三“痰湿蕴阻型重度阳痿”中的相关内容。

第五章　前列腺炎

第一节　慢性前列腺炎的概念

慢性前列腺炎（chronic prostatitis，CP），是以下腹、会阴、尿道不适或伴有排尿无力、尿不尽或伴有尿道滴白或伴有性功能下降等为主的综合征。特点是：自觉症状多，阳性体征少。CP 的慢性病程和反复发作可影响男性泌尿生殖系统功能，导致性功能障碍和精液异常而影响生育。CP 是男性泌尿生殖系统的常见病，其发病率约占男科门诊的 25%，发病比例约占男科门诊的第一位。

重度 CP 也可导致男性生育障碍，由重度 CP 引起的男性生育障碍，我们称为：CP 性男性生育障碍。关于 CP 的病因、病理、治疗等问题至今还没有完全阐明，许多问题还存在广泛的争议，因为任何一个患者可能同时有多种病因在起作用。19 世纪后期，西医学认为 CP 与会阴部创伤、手淫及纵欲过度有关。20 世纪初，由于细菌学及感染性疾病的深入研究，微生物学家将细菌感染作为前列腺炎的病因。

目前，学术界认为：CP 不是一个独立的疾病，而是具有各自独特形式的综合性疾病或综合征，因此，有学者建议使用前列腺炎综合征（prostatitis syndromes，PS）的新概念。以下，我们都应该把慢性前列腺炎（CP）统称为前列腺炎综合征（PS）。

因为我们在长期的临床工作中发现大多数前列腺炎综合征与功能性因素有关，所以我们将重点介绍功能性前列腺炎综合征的病因、诊断、分类、分度、分证以及各种证型的中西医结合的特色疗法和疗效评估方法及标准。

第二节　西医病因病机

一、发病原因

1. 微生物致病学说

据报道：在非细菌性前列腺炎的前列腺液中分离出除细菌外的微生物，如沙眼衣原体、解脲支原体、寄生虫、霉菌等。有些学者认为：微生物是非细菌性前列腺炎的致病原因，但并非所有非细菌性前列腺炎的前列腺液（EPS）中均存在以上微生物。

2. 尿液反流学说

据报道：有许多学者提出了非细菌性前列腺炎的另外病因和发病机理，他们通过对前列腺结石进行结晶分析，发现前列腺结石内含有尿液的成分，并非是前列腺分泌物，推测前列腺内有反流尿液（IPUR）存在。Person 等人发现反流尿液在前列腺的腺管内可引起“化学性前列腺炎”，他们认为：这也是非细菌性前列腺炎的重要病因。我们在临床工作中也经常发现很多慢性前列腺炎的病人都有忍尿不排或忍精不射的病史，这样可能会造成少量尿液或少量精液反流至前列腺的腺管内而引起慢性前列腺炎。

3. 功能性病因

由于前列腺炎综合征的病因和发病机理比较复杂，至今还不完全清楚。我们认为：前列腺炎综合征与精神神经系统功能紊乱、精神心理因素、体质因素、疲劳因素、感染因素、药物因素、不良生活习惯等功能性致病因素有关。具体病因可参考第一篇第三章第一节“性功能障碍的病因病机”中的相关内容。

二、发病机理

以上各种致病因素→前列腺炎综合征→精神心理障碍（三者互为因果，影响了前列腺神经系统功能协调行动）→下丘脑 - 垂体 - 前列腺轴的功能障碍（或称前列腺神经系统功能紊乱）→前列腺炎综合征（加重了病情）→久治不愈（再次加重了病情）→部分患者失去了治疗信心→顽固性前列腺炎综合征。

第三节　中医病因病机

一、古代中医病因病机

前列腺炎综合征是现代西医学诊断名词，历代中医对此并无专论，只对类似症状略有记载，例如“淋浊”“白淫”等应该属于这一范畴。“白淫”一词首见于《黄帝内经》，《素问·痿论》中云：“思想无穷，所愿不得，意淫于外，入房太甚，宗筋弛纵，发为筋痿，及为白淫。”

二、现代中医病因病机

我们根据现代人们的生活习惯和疾病谱的变化，把前列腺炎综合征的病因病机分为以下 5 种常见病态体质类型进行分析讨论。

1. 肾阳虚弱型前列腺炎综合征

（1）主要病因：①内因主要是先天不足、平素体弱，或性格内向、抑郁寡闷。②外因主要是房室劳伤、过度手淫，或外感寒湿。

（2）主要病机：以上内外之邪可致肾阳虚弱使肾阴阳失衡。因肾中藏有元阴和元阳，是人体生殖、发育的根本，故肾的阴阳平衡则能维持人体生理功能的正常。若有耗伤，则诸种病变由之而生。肾的病证虽有多种，主要有肾阳虚、肾阴虚两大类型。肾为先天之本，藏真阴而寓元阳，肾之阴阳即相互资生、相互促进、相互转化和相互依存，相生相克，相乘相侮，相互影响，互为因果，故肾之阴阳是对立而又统一的两个方面，它们始终保持着动态的平衡。若肾阳虚弱，则阳气不足，致肾的封藏失职，精离其位而致尿末滴白，或小便余沥不尽或阴部疼痛不适等。

2. 阴虚火旺型前列腺炎综合征

（1）主要病因：①内因主要是长期房劳过度、过度手淫，或久病耗阴。②外因主要是或外感燥火，或过服温燥劫阴之品如人参、鹿茸、附子、肉桂等，使真阴之液暗耗。

（2）主要病机：以上内外之邪可致阴虚火旺。阴虚是指脏腑阴份亏虚，如精液和津液等阴精亏虚，无力制约阳气，而出现阳气偏盛的虚热状态，即“阴虚则生内热”或称“相火亢盛”或称“阴虚火旺”的病理变化。本证大多表现为慢性过程，阴愈虚则火易旺，火越旺则阴更虚，形成恶性循环，病情日益加重而致肾阴虚火旺，出现口干心烦，或燥热、盗汗、虚汗，大便秘结等。

3. 心脾两虚型前列腺炎综合征

（1）主要病因：①内因主要是先天不足、平素体虚，或思虑太过。②外因主要是精神心理压力太大，或饮食所伤，或外感寒湿伤脾。

（2）主要病机：以上内外之邪可致心脾受损。如《灵枢·邪客》曰："心者，五脏六腑之大主也，精神之所舍也。"因心主神明，忧思疑虑太过则伤心，心神受伤则灵机紊乱，出现精神抑郁、精神焦虑而面色萎黄、体倦乏力、心悸健忘、失眠多梦、大便稀软、会阴胀痛、精浊混淆，或尿后滴白等。

4. 气滞血瘀型前列腺炎综合征

（1）主要病因：①内因主要是先天性格内向、抑郁或多虑。②外因主要是长期受到喜、怒、忧、思、悲、恐、惊七情内伤，或久病入络。

（2）主要病机：以上内外之邪可致肝气郁结，或肝郁气滞，继而发展为气滞血瘀。肝主疏泄，"疏"即疏通；"泄"即发泄、升发。肝性喜条达而恶抑郁，所以暴怒及思虑不解等不良情志易影响肝的疏泄功能。又因足厥阴肝经之脉，绕阴器而行，故精液之疏泄亦为肝所主，肝郁气滞则影响精液的疏泄。气行则血行，气滞则血瘀，气血瘀滞，脉络蕴阻，以致心烦胸闷、失眠多虑、会阴胀痛，或尿后滴白等。

5. 湿热下注型前列腺炎综合征

（1）主要病因：①内因主要是先天不足，脾胃虚弱。②外因主要是外感寒湿伤脾，或直接外感湿热。

（2）主要病机：以上内外之邪可致湿热下湿。所谓湿热是指湿与热同时存在的证候。所谓"湿"，即水湿，有外湿和内湿之分。因脾有运化水湿的功能，若是长期嗜食肥甘厚腻损伤脾胃功能，可致湿从内生即内湿。外湿是由于气候潮湿或涉水淋雨或居室潮湿，使外来水湿入侵人体而引起湿从外入。以上内外之湿邪可致脾胃失健，湿邪内聚，久之成痰。另外，若躯脂满溢（肥胖多阳虚）或素有脾肾阳虚，阳虚则不能化气行水而致水湿内停，亦可湿聚成痰。所谓"热"，是一种热象。热的来源与湿有关，或湿热同时存在，或因夏秋季节天热湿重，或因湿久留不除而化热，或因阳热体质而使湿从阳化热。以上湿与热互为因果、互相转化，不断加重病情，导致湿热产生。若湿热流注于下焦称为湿热下注，若下注于膀胱则称为膀胱湿热，导致肾与膀胱气化失常而致尿末滴白，或小便余沥不尽，或阴部疼痛不适等。

第四节　西医诊断

一、诊断依据

诊断依据是：病史＋症状＋体检＋辅检，其中病史是主要诊断依据，但还要重点了解以下情况。

1. 病史简况

（1）是否有长期过度的手淫史或长期观看淫秽影视等情况。

（2）是否患过急性前列腺炎、尿道炎、精囊腺炎、睾丸炎、性病或是否做过这方面的相关检查和治疗及手术史。

（3）是否有入室受惊、失恋、失业等精神挫折、精神压力、精神抑郁、精神焦虑等精神心理疾病史。

（4）是否有长期服用抗精神病药、抗胃酸药、抗高血压药等病史。

（5）是否有其他外伤或疾病史。

2. 临床表现

因前列腺炎综合征是功能性疾病，其特点是：自觉症状多，阳性体征少。通过医患语言交流、心理沟通等可以发现患者是否患有精神抑郁或性格异常或精神心理障碍等问题。

3. 体检和辅检

基本同第一篇第五章病史和检查的相关内容。

4. 特殊辅检

（1）精液分析检查：据报道，有68%的白细胞精子症与前列腺炎综合征相关，精液中白细胞往往超过1×10^6/mL。因前列腺炎综合征引起的男性不育，精液常规检查往往会发现精液量减少，精子活力下降（PR＋NP＜40%），畸形精子增加，精液不液化，精子凝集等。

（2）尿液四杯法检查：在20世纪60年代后期，Meares和stamey提议采用“四杯法”分段定位下尿道感染已成为诊断和随访前列腺炎综合征的金标准。检查前充分饮水，先收集排尿开始时的10mL尿液（VB_1）代表尿道尿液；再排尿200mL后，再收集10mL尿液（VB_2），代表膀胱的尿液；然后，通过前列腺按摩，收集 EPS；按摩后再排尿 10mL（VB_3），代表前列腺与后尿道部位的尿液。将 4 份标本一起送细菌培养。VB_3 菌落多于 VB_1 的 10 倍方可诊断为细菌性前列腺炎；VB_1 和 VB_2 细菌培养阴性，而前列腺液和 VB_3 培养阳性，表明为细菌性前列腺炎；VB_2 菌落数多为膀胱炎；如果 VB_2 无菌，VB_1 菌落数明显多于 EPS 和 VB_3，应考虑为尿道感染。当 4 份标本中均无菌落，可考虑为无菌性前列腺炎。由于"四杯法"操作复杂，故临床上应用不够普遍。

（3）精液中补体 C_3 水平测定：Bleuk 等研究指出，精液中补体 C_3 水平是前列腺或其他附属性腺发炎的一个极为敏感的指标。如果 VB_3 中白细胞数很低，而精液中补体 C_3 浓度很高，这是ⅢB 型前列腺炎的一大特征，通常都超过 1.5mg/ml。

（4）前列腺液锌元素的测定：由于锌离子含量与前列腺功能密切相关，当患者前列腺炎时锌离子的含量明显下降。同时镁离子和钙离子也相应降低。

（5）精浆细胞因子水平测定：目前有许多学者运用检测精浆中炎性因子来评估和诊断前列腺炎。Richard 等在慢性非细菌性前列腺炎的患者中，经检验发现其精浆中细胞因子明显升高。而正常人精浆中未能发现或仅有少量的以上因子。并且又发现其细胞因子的升高与抗生素治疗无关，而且运用阻断 TNF－α 的方法能使其症状缓解。

（6）B 超检查：能间接提供前列腺组织结构的改变情况。特点是简便、经济、无创伤。常用的 B 超检查方法有经腹壁、会阴、直肠和经尿道探测。经腹壁检查应在膀胱充盈良好的情况下进行。残余尿量测定应在患者排尿后 5 ～ 10 分钟内进行。临床上常用的是经直肠前列腺 B 超探查（TRUS）。前列腺炎患者的超声征象有高密度回声、中密度回声、无回声区、包膜不规则、包膜增厚、射精管回声、尿道周围区不规则回声 7 种。如前列腺内有以上几种超声征象即可诊断为Ⅱ、ⅢA 型前列腺炎。如果没有以上超声征象，但有前列腺炎症状者，则考虑为ⅢB 型前列腺炎。也有人认为 B 超对Ⅲ型前列腺炎的诊断没有特异性。

（7）尿流动力学检查（UDS）：包括尿流率、充水膀胱内压测定、排尿的压力/尿流等。

二、诊断标准

1. WHO 诊断标准

（1）急性细菌性前列腺炎（Ⅰ型前列腺炎）：约占前列腺炎的 10% 左右。特点是：起病急，症状重，多数患者可出现全身中毒症状，包括高热、寒战、肌肉关节酸痛，有时会出现恶心、呕吐和厌食。体温一般为38℃ ～40℃，血常规检查可见白细胞总数和中性粒细胞增高。局部可出现严重的尿路刺激症状，包括尿频、尿急、尿痛等。有些患者因严重的炎性水肿会出现排尿困难和尿潴留，会阴部疼痛，甚至剧烈疼痛，如果治疗不及时或不彻底可发展成为前列腺脓肿，会阴部出现搏动样跳痛，脓肿破溃症状缓解。急性前列腺炎禁忌作肛门指检和前列腺按摩。

（2）慢性细菌性前列腺炎（Ⅱ型前列腺炎）：约占前列腺炎的5%左右。特点是：患者往往有尿道感染病史，通过逆行感染所致，还有部分患者是由急性前列腺炎迁延所致。多数患者临床表现为尿道不适、尿频、尿急、轻微尿痛、尿不尽，大小便后出现滴白现象。会阴部坠胀、小腹部胀痛，有的患者还合并睾丸、尿道胀痛等。肛门指检前列腺有轻度肿大、饱满、触痛等。EPS显微镜下检查白细胞>10/HP，卵磷脂小体减少，EPS细菌培养，显示有致病菌生长。

（3）慢性炎症性非细菌性前列腺炎（ⅢA型前列腺炎）：即炎症性慢性骨盆疼痛综合征（CPPS），过去称为：无菌性前列腺炎，约占前列腺炎的45%左右。特点是：临床表现与Ⅱ型前列腺炎相似，很难区分。EPS中存在有诊断意义的白细胞，但每高倍视野白细胞不超过10个/HP。EPS标本培养不能检出细菌，但有可能会检出其他病原体如支原体、衣原体、霉菌、滴虫等。不少患者往往检测不到任何病原体。因此，有学者认为这是一种病因不明的前列腺炎。

（4）慢性非炎症性非细菌性前列腺炎（ⅢB型前列腺炎）：即非炎症性慢性骨盆疼痛综合征（CPPS），过去称为：前列腺痛，约占前列腺炎的35%左右。特点是：临床症状与其他类型的慢性前列腺炎症状极为相似，但以下腹部盆腔区域或会阴区域的疼痛或不适为主，有时疼感会累及肛周、耻骨后、阴茎、阴囊、睾丸或大腿内侧，有的患者尿道会出现灼热感。EPS中不存在有诊断意义的白细胞，EPS培养，往往检测不到任何病原体。

（5）无症状性慢性前列腺炎（Ⅳ型前列腺炎）：约占前列腺炎的5%左右。特点是：这类患者没有任何主观症状，往往很难发现，只有当他们因为男性不育进行精液分析、培养或他们自己要求进行EPS检查时才发现大量白细胞或发现支原体培养阳性时方可做出诊断。

2. 刘茂松观点

在遵循WHO标准的基础上，提出了抑郁型功能性慢性前列腺炎，称为Ⅴ型前列腺炎，这是一种顽固性功能性慢性前列腺炎，约占功能性慢性前列腺炎的30%左右。患者的临床症状和EPS检查结果与Ⅲ型前列腺炎基本相似。其特点是：精神紧张、焦虑或抑郁等所致的全身不适和顽固性下腹、大腿内侧、会阴、睾丸、阴囊、尿道、肛门等部位的局部疼痛不适症状为主，辅助检查无明显的阳性发现。他们反复就医治疗一年以上几乎都无明显的效果，或时好时坏，从而造成了较严重的精神心理压力，加重了病情，变成了“顽固性慢性前列腺炎”。部分严重的病人几乎失去了治疗的信心，甚至有一种生不如死的感觉，因此而发生自杀的情况也屡见不鲜，有的患者则强烈要求开刀把前列腺切除掉。对于这样的患者，如果采用慢性前列腺炎的常规治疗几乎无效，而我们采用抗抑郁治疗 + 对症治疗 + 中医辨证施治效果较好。

三、诊断分类

1. 传统诊断分类

传统分类方法是1978 年由 Meares 和 stamey 等根据“四杯法”结果和 EPS 中白细胞计数提出了前列腺炎的诊断分类，将前列腺炎分为急性细菌性前列腺炎、慢性细菌性前列腺炎、非细菌性前列腺炎和前列腺痛 4 类。由于在临床运用“四杯法”时费时、费力、代价昂贵，而且在前列腺炎中细菌性前列腺炎占的比例较少，故临床医师较少使用标准的“四杯法”来分类诊断前列腺炎。近年来，有学者建议用较简易的“二杯法”来代替传统的“四杯法”，两者获得的结果无显著统计学差异（$P < 0.05$）。根据传统的分类方法，前列腺炎的治疗比原先变得合理，治疗效果较以前有显著提高，但是大多数非细菌性前列腺炎和前列腺痛的患者仍缺乏合理的、有效的治疗。

2. 国际诊断分类

1995 年美国国立卫生研究院（NIH）提出了新的分类法，将前列腺炎分为 4 类 5 型：

（1） Ⅰ型急性细菌性前列腺炎。

（2） Ⅱ型慢性细菌性前列腺炎。

（3） Ⅲ型慢性非细菌性前列腺炎（根据 EPS 镜检结果，每高倍视野白细胞是否超过 10 个/HP），该型又分为ⅢA 型慢性炎症性非细菌性前列腺炎和ⅢB 型慢性非炎症性非细菌性前列腺炎，即慢性盆腔疼痛综合征（CPPS）。

（4） Ⅳ型无症状性慢性前列腺炎。

国际前列腺协作网回顾 3 年的临床应用后认为这一分类法对治疗的指导相当有效，故确定了这个分类方法，并建议推广使用，所以该诊断分类法是目前国际通用的金标准。

四、诊断分度

我们还没有查到WHO或国家或其他专家关于CP或前列腺炎综合征的诊断分度方法和标准。为了客观量化CP或前列腺炎综合征的病情程度，便于临床研究和疗效评估，在此只能将我们在日常工作中的诊断分度方法和标准简介如下，具体内容见表6－1前列腺炎综合征病情问卷评估简表，将其病情分为轻度、中度、重度三种类型，其特点是：简明实用。

（1）轻度：偶有全身和局部症状。

（2）中度：常有全身和局部症状。

（3）重度：全身和局部症状严重影响工作。

表6－1 前列腺炎综合征病情评估简表（刘茂松标准）

	轻度	中度	重度
Ⅱ型前列腺炎症状	偶 有	常 有	严 重
ⅢA型前列腺炎症状	偶 有	常 有	严 重
ⅢB型前列腺炎症状	偶 有	常 有	严 重
Ⅳ型前列腺炎症状	偶 有	常 有	严 重
Ⅴ型前列腺炎症状	偶 有	常 有	严 重
并发性功能障碍	轻度ED或PE	中度ED或PE	重度ED或PE
并发少弱精子症	轻度少弱精子	中度少弱精子	重度少弱精子

五、慢性前列腺炎的并发症

前列腺炎综合征的并发症主要有性功能障碍、男性不育和毗邻组织器官的炎症改变。

1. 性功能障碍

并发性功能障碍约占60%左右。因为多数患者久治不愈，故常常伴有性心理异常，例如性欲降低或勃起功能障碍（ED）、早泄（PE）或射精痛等。Mehik等报道前列腺炎综合征患者性欲减退占24%，ED达43%。

2. 生育障碍

因为前列腺液是精浆中的主要成分，前列腺炎影响了前列腺的分泌功能，改变了精浆的成分，破坏了精子活动环境，降低了精子质量而影响生育功能。

（1）感染因素：有症状或无症状的前列腺炎综合征的病原微生物如厌氧菌和需氧菌及沙眼衣原体（CT）和支原体（UU）等感染均可造成精液不液化或精子活力下降而影响生育。

（2）自由基因素：前列腺炎综合征患者精液中氧自由基（ROS）可对精子的功能造成损害，使精子的活力下降而影响生育。

（3）微量元素缺乏：前列腺炎综合征患者前列腺液的锌和柠檬酸等微量元素含量减少也可使精子的活力下降而影响生育。

（4）自身免疫因素：前列腺炎综合征引起自身免疫反应对生育的影响主要是体液免疫和细胞免疫，但其影响的程度和治疗方法目前尚在探索之中。

3. 其他并发症

其他并发症约占30%左右。因为前列腺炎综合征常常久治不愈，必然对毗邻组织器官的结构和功能造成一定的影响。例如输精管精囊造影显示48.70%的前列腺炎患者合并有慢性精囊炎和输精管的异常。如果前列腺炎扩散到膀胱时，可引起各种类型的膀胱炎，出现明显的尿路刺激症状。

第五节　中医诊断

一、诊断依据

我们的诊断依据是：中医四诊结果+西医检查结果。

二、诊断标准

我们的诊断标准是：中医证型+西医诊断。如肾阳虚弱型功能性重度前列腺炎综合征。

三、诊断分证

根据我们提出的“九证分类法”，将男性功能性前列腺炎综合征分为虚证和实证二大类，共5种常见病态体质证型，被称为“新安刘氏前列腺炎综合征证型分类法”。

1. 虚证

主要有“肾阳虚弱、心脾两虚、阴虚火旺”等证型。

2. 实证

主要有“气滞血瘀、湿热下注”等证型。

另外，还有少数是寒热虚实夹杂的复合病证，在此难以全面表达清楚，故在临证时还要认真进行“辨体、辨病、辨证”分析分类分证（型）。

第六节 西医特色疗法

一、常规疗法

主要是“性心理宣教治疗 + 病因治疗 + 生活治疗”等。

二、特色疗法

主要是“抗抑郁治疗 + 抗生素治疗 + 对症治疗 + 局部治疗”等。

1. 抗抑郁治疗

主要适用于抑郁型功能性前列腺炎综合征（Ⅴ型前列腺炎），也称顽固性前列腺炎综合征患者，其作用机理目前还不太清楚。具体方法基本同本篇第一章第六节“西医特色疗法”中的“抗抑郁治疗”。

2. 抗生素治疗

（1）使用原则：抗生素治疗主要用于Ⅱ型前列腺炎（慢性细菌性前列腺炎）。由于前列腺腺泡上皮类脂质膜的屏障可使多种抗生素不能透入前列腺腺泡内，而且在前列腺内常有感染的小结石，所以治疗效果往往不理想，停药后容易复发。选择抗菌药物的原则是：细菌培养 + 药敏试验。根据药敏试验选择脂溶性高、容易通过前列腺包膜、血清蛋白结合少、弱碱性、价廉的磺胺类、喹诺酮类、大环内酯类等药物。但是由于部分慢性炎症性非细菌性前列腺炎是由支原体和衣原体感染引起，所以前列腺液细菌培养往往是阴性或假阴性。造成假阴性的因素很多，如取材方法、培养方法、检测技术和先前的抗生素应用等。还有些病人是由于厌氧菌或霉菌等感染所致，常规培养难以发现致病菌，所以约有 40% 左右的慢性前列腺炎对抗生素治疗有效。

（2）使用方法：开始 1 ～ 2 周应以静脉滴注为主，后 1 ～ 2 周应以口服为主。关于抗生素应用最短时间为 2 ～ 4 周，如果症状改善可继续 2 ～ 4 周的治疗，以期获得临床治愈。对抗生素治疗无效者，治疗时间不应超过 6 ～ 8 周。推荐应用喹诺酮类、大环内酯类、硝咪唑类药物为主。

（3）常用品种：主要有以下几种。

①磺胺类药物：由于该类药物容易通过前列腺脂膜渗入前列腺内，使前列腺内药物浓度较高。临床常用的如复方新诺明（SMZ－CO），每次1.0g，每日2次，口服。一般主张持续服用4～6周。也有学者建议应用1～4个月，甚至长达6个月。但磺胺类药物毒副作用比较明显，多数学者主张应用氟喹诺酮类药物。

②喹诺酮类药物：对需氧性革兰阴性和革兰阳性细菌均有广泛的抗菌作用。它们的作用机制是抑制细菌的DNA旋转酶（desoxyribonucleic acid gyrase），从而影响DNA的正常形态与功能，阻碍DNA的正常复制、转录、转运与重组，从而产生快速杀菌作用，所以自发性产生耐药性非常罕见。这些药物有很小的分子直径和高度的脂溶性，并且与蛋白的结合力亦低，从而容易渗透到前列腺腺泡内。此外，喹诺酮类药物是羧酸，因而能够在碱性的慢性前列腺炎的前列腺液的环境中进行“离子捕捉”。常用药物有诺氟沙星、环丙沙星、氧氟沙星、培氟沙星、加替沙星和司巴沙星等。

③大环内酯等药物：如红霉素、美满霉素等对衣原体、支原体等感染效果较好；硝咪唑类抗生素对厌氧菌、滴虫等感染效果较好；氟康唑类对霉菌等感染效果较好。另外，卡那霉素、依替咪星等，也常用于慢性前列腺炎的治疗。

3. 对症治疗

（1）肾上腺素能受体阻滞剂：研究发现多数CP患者经尿流动力学检查表明，膀胱颈和前列腺部尿道出现功能性梗阻，从而导致前列腺内和射精管内尿液反流，并造成局部的“化学性”前列腺炎。此类患者尿道内括约肌的张力升高，是由于膀胱颈和前列腺平滑肌上存在丰富的a－肾上腺素能受体。应用a－肾上腺能受体阻滞剂，使膀胱颈和前列腺部尿道松弛，可以改善排尿障碍，消除前列腺内尿液反流。目前常用的a－肾上腺素能受体阻滞剂有苯苄胺（竹林胺）、特拉唑嗪（高特灵）、多沙唑嗪（可多华）、盐酸坦索罗辛（哈乐）等。

（2）解热镇痛类药物：例如吲哚美锌、尼美舒利、双氯芬酸钠等。

4. 局部治疗

主要适用于顽固性前列腺炎综合征的治疗，但未生育者忌用。

（1）前列腺注射疗法：据报道Baert等人，直接往前列腺内注射卡那霉素，获得了满意的效果。上海程氏等报道，采用双囊三腔或四腔导尿管注射药物治疗慢性细菌性前列腺炎，取得了较好的效果。

（2）温水坐浴疗法：

每晚温水坐浴30分钟左右，边坐浴边按摩会阴部，以促进前列腺的血液循环和促进抗生素对前列腺的渗透作用。

（3）物理透热疗法：如红外线透热疗法、短波、超短波、微波、射频、激光、磁疗等。

（4）其他疗法：如每周一次前列腺按摩排液或每周一次性生活，以保持前列腺液的通畅，达到排菌排毒的目的。

5. 注意事项

忌烟酒和辛辣等饮食，减少烦恼，保持心情舒畅，避免久坐受压、避免憋尿、憋精不排等不良生活习惯。

第七节　中医特色疗法

一、常规疗法

主要是“心理疏导＋改变思想观念＋改变不良生活习惯”等。

二、特色疗法

主要以“疏肝行滞＋化瘀通络”为总则，再以我们的“九证疗法”为纲，进行“辨体、辨病、辨证”分析治疗，具体见本章第九节和第十节中的相关内容。

三、中成药疗法

具体可参考第一篇第十章第五节“中成药简易疗法”中的相关内容。

第八节　疗效评估方法

因为我们还没有查到WHO或国家或其他专家关于CP或前列腺炎综合征的疗效评估方法和评估标准，所以在此只能将我们在日常工作中研究使用的疗效评估方法和评估标准简介如下。

一、疗效评估方法

1. 评估依据

是以患者的病情改善情况 + EPS 等辅助检查结果作为疗效评估的主要依据。

2. 评估方法

为了客观地量化前列腺炎综合征的疗效，我们设计了表 6 – 2 前列腺炎综合征疗效评估简表，将治疗结果分为治愈、显效、有效、无效四种类型进行科学评估。

3. 评估标准

（1）治愈：症状和 EPS 等辅助检查结果恢复正常。

（2）显效：症状显著改善，EPS 等辅助检查结果基本恢复正常。

（3）有效：症状略有改善，EPS 等辅助检查结果显著改善。

（4）无效：症状和 EPS 等辅助检查结果基本无改善。

表 6 – 2　前列腺炎综合征疗效评估简表（刘茂松标准）

病名 \ 疗效	治　愈	显　效	有　效	无　效
Ⅱ型前列腺炎症状	消　失	明显改善	有改善	无改善
ⅢA 型前列腺炎症状	消　失	明显改善	有改善	无改善
ⅢB 型前列腺炎症状	消　失	明显改善	有改善	无改善
Ⅳ型前列腺炎症状	消　失	明显改善	有改善	无改善
抑郁型前列腺炎症状	消　失	明显改善	有改善	无改善
并发性功能障碍	性功能正常	性功能明显改善	性功能有改善	性功能无改善
并发少弱精子症	精子正常	精子明显改善	精子有改善	精子无改善

二、疗效统计方法

基本同第一篇第十一章“疗效评估方法”中的疗效统计方法。

第九节　虚证型治愈病例简介

一、肾阳虚弱型重度前列腺炎综合征

1. 病例

（1）概况：吴先生，47 岁，本科学历，机关干部，屯溪区人，已婚已育。

于2011年9月12日来我科就诊。

（2）主诉：患慢性前列腺炎8年余。

（3）现病史：曾在多家医院进行静滴抗生素、微波、口服中西医药反复治疗，病情时好时坏。特别是今年以来，心烦、胸闷、焦虑等全身和会阴部隐痛不适等局部症状更加严重，性欲性功能也明显降低，心理压力越来越大，失去了治疗信心。

（4）既往史：既往无泌尿生殖系感染、急性前列腺炎、外伤等病史。

（5）家族史：家族中有轻度性格内向病史。

2. 检查简况

经男科体检和EPS等相关辅助检查未发现明显阳性体征。

3. 中医证候

（1）全身症状：心烦焦虑、偶有乏力、腰膝酸软、畏寒肢冷，性功能减退。

（2）局部症状：会阴部隐痛不适、尿频无力。

（3）舌脉之证：舌质淡、苔薄白、脉细弱。

4. 临床诊断

（1）西医诊断：继发性Ⅱ型重度前列腺炎综合征。

（2）中医诊断：肾阳虚弱型重度前列腺炎综合征。

5. 西医特色治疗

（1）抗抑郁治疗：①多虑平片，每天1次，每次25mg（1片），早饭后服。②氯米帕明片，每天1次，每次25mg（1片），晚饭后服。③谷维素片，每天2次，每次20mg，饭后服。

（2）对症治疗：尼美舒利胶囊（Nimesulide）：每日2次，每次0.1g（1粒），饭后服。

（3）局部治疗：温水坐浴，每日2次，每次20分钟左右。

6. 中医特色治疗

（1）治疗原则：补肾温阳+化瘀镇痛。

（2）常用配方：补肾温阳前列汤加减。

（3）常用药物：炙附片、肉桂、熟地黄、山药、山萸肉、茯苓、泽泻、牡丹皮、紫丹参、川牛膝、广郁金、炒枳壳、皂角刺、川楝子等。

7. 配方分析

（1）补肾温阳前列汤：是我们特色治疗“肾阳虚弱型重度前列腺炎综合征”

的有效验方。

①功效：补肾温阳、化瘀镇痛。

②主治：肾阳虚弱型重度前列腺炎综合征。

③方源：东汉金匮肾气丸 + 现代刘茂松经验。

④组成：金匮肾气丸 + 紫丹参、川牛膝、广郁金、炒枳壳、皂角刺、川楝子等。

⑤方解：本方以金匮肾气丸补肾温阳、固本培元为君；以紫丹参、川牛膝补肾活血、化瘀通络、引药下行，使气血畅行为臣；以炒枳壳、皂角刺等通络开窍为佐；以川楝子等通络止痛为使。全方共奏：补肾温阳、疏肝化瘀、通络镇痛之功。

（2）金匮肾气丸：见本篇第一章第九节虚证型治愈病例简介一“肾阳虚弱型重度性欲减退”中的相关内容。

8. 配方加减

（1）若性欲较低：加淫羊藿等。

（2）若举而不坚：加海狗肾等。

（3）若腰膝酸软：加杜仲、桑寄生等。

（4）若肝气郁结：加柴胡、炒白芍、炙香附等助行气解郁。

（5）若睾丸疼痛：加元胡索、荔枝核等以达到疏肝理气止痛之目的。

9. 治疗小结

（1）治疗半个月后：患者的证候有了明显好转。按以上治疗方案，适当加减中西药配方及用量，再连续治疗三个月。

（2）治疗三个月后：病情基本痊愈。

10. 疗效评估

（1）自觉症状：基本消失。

（2）评估结果：治愈。

11. 现代研究简况

金匮肾气丸：见本篇第一章第九节虚证型治愈病例简介一“肾阳虚弱型重度性欲减退”中的相关内容。

二、阴虚火旺型重度前列腺炎综合征

1. 病例

（1）概况：程先生，42 岁，初中文化，农民工，休宁县人，已婚已育。于

2011 年 6 月 27 日来我科就诊。

（2）主诉：肛门胀痛 2 年余。

（3）现病史：患者长期在当地山区崎岖不平的小道上骑自行车卖木炭，而逐渐出现口干、便秘、肛门胀痛不适，不但不能骑自行车，而且影响走路、影响劳动。经中西医反复治疗，病情时好时坏。特别是今年以来，口干、便秘、肛门胀痛不适等症状更加严重，性欲性功能也明显降低。

（4）既往史：既往无泌尿生殖系感染、急性前列腺炎、外伤、手术等病史。

（5）家族史：其家族中有性格孤僻病史。

2. 检查简况

经男科体检和 EPS 等相关辅助检查未发现明显阳性体征。但 B 超检查：提示有前列腺结石。肛门指检：有内痔 3 个，表面无溃疡、无出血，未发现肛门肿瘤。

3. 中医证候

（1）全身症状：形体偏瘦，口干心烦、失眠多梦、无性欲。

（2）局部症状：肛门胀疼痛不适、便秘难解。

（3）舌脉之证：舌质红、苔薄黄、脉细数。

4. 临床诊断

（1）西医诊断：继发性ⅢA 型重度前列腺炎综合征。

（2）中医诊断：阴虚火旺型重度前列腺炎综合征。

5. 西医特色治疗

基本同本节治愈病例简介一“肾阳虚弱型重度前列腺炎综合征”的西医疗法。

6. 中医特色治疗

（1）治疗原则：滋阴降火 + 化瘀镇痛。

（2）常用配方：滋阴降火前列汤加减。

（3）常用药物：生地黄、山药、山萸肉、茯苓、泽泻、牡丹皮、知母、炒黄柏、柴胡、麦冬、当归、党参、炙大黄、川楝子等。

7. 配方分析

（1）滋阴降火前列汤：是我们特色治疗“阴虚火旺型重度前列腺炎综合征”的有效验方。

①功效：滋阴降火、化瘀镇痛。

②主治：阴虚火旺型重度前列腺炎综合征。

③方源：清代知柏地黄丸＋现代刘茂松经验。

④组成：知柏地黄丸＋柴胡、麦冬、当归、党参、炙大黄、川楝子等。

⑤方解：方中知柏地黄丸滋阴降火、清虚热治因为君；柴胡等舒解肝经阳明之郁为臣；炙大黄、广木香等破积导滞、通便泻热，川楝子等清肝火、除湿热、理气止痛为佐；麦冬、当归、党参等补气养血，辅助正气为使。全方共奏：滋阴降火、化瘀导滞、通便泻热、理气镇痛之功。

（2）知柏地黄丸：见本篇第三章第九节虚证型治愈病例简介三“阴虚火旺型重度早泄”中的相关内容。

8. 配方加减

（1）若口干尿黄：加玄参、麦冬等。

（2）若心烦盗汗：加柏子仁、酸枣仁、生黄芪等。

（3）若举而不坚：加淫羊藿、黄狗肾、紫丹参等。

（4）方中黄柏药性苦寒，故以炒为宜，以降其寒性，而且不宜重用和久用。

9. 治疗小结：

（1）治疗半个月后：患者的证候有了明显好转。按以上治疗方案，适当加减中西药配方及用量，再连续治疗三个月。

（2）治疗三个月后：病情基本痊愈。

10. 疗效评估

（1）自觉症状：基本消失。

（2）评估结果：治愈。

11. 现代研究简况

知柏地黄丸：见本篇第三章第九节虚证型治愈病例简介三“阴虚火旺型重度早泄”中的相关内容。

三、心脾两虚型重度前列腺炎综合征

1. 病例

（1）概况：2012 年 6 月 20 日，一位 40 岁左右的中年男子带着一位同龄的面无表情的男性来到我科咨询。患者姓胡，41 岁，高中文化，个体老板，徽州区人，离异未婚。

（2）主诉：患慢性前列腺炎 3 ～ 4 年。

（3）现病史：该患者诉 2001 年在厦门不幸患上了淋病，当时在厦门本地反复治疗数月，但还是留下了慢性前列腺炎的后遗症。以后在厦门、广州、上海、南京等地诊治慢性前列腺炎总共花费了 6 余万元人民币，不但无效，而且还引起了阳痿。所以自觉病情越来越重或是无药可治了，整天沉默寡语，郁闷不乐，失去了治疗信心、失去了生活勇气。

（4）既往史：既往无急性前列腺炎、外伤、手术等病史。

（5）家族史：其家族中有轻度精神性格异常病史。

2. 检查简况

经男科体检和 EPS 等相关辅助检查未发现明显阳性体征。

3. 中医证候

（1）全身症状：情绪低落、全身乏力、心烦失眠、腰膝酸软、下腹胀痛、无性欲等。

（2）局部症状：尿道灼热、阳器痿软。

（3）舌脉之证：舌质淡、苔薄白、脉细弦。

4. 临床诊断

（1）西医诊断：继发性Ⅴ型重度前列腺炎综合征。

（2）中医诊断：心脾两虚型重度前列腺炎综合征。

5. 西医特色治疗

基本同本节治愈病例简介一“肾阳虚弱型重度前列腺炎综合征”的西医疗法。

6. 中医特色治疗

（1）治疗原则：补益心脾 + 化瘀镇痛。

（2）常用配方：补益心脾前列汤加减。

（3）常用药物：人参、炒白术、茯苓、炙甘草、炙黄芪、当归、广木香、龙眼肉、炒柏子仁、炒酸枣仁、炙远志、茯神、炒白芍、炒枳壳、川楝子、广郁金等。

7. 配方分析

（1）补益心脾前列汤：是我们特色治疗“心脾两虚型重度前列腺炎综合征”有效验方。

①功效：补益心脾、化瘀镇痛。

②主治：心脾两虚型重度前列腺炎综合征。

③方源：宋代人参归脾丸＋现代刘茂松经验。

④组成：人参归脾丸＋茯神、柏子仁、炒白芍、炒枳壳、川楝子、广郁金等。

⑤方解：方中人参归脾丸补益心脾、治因为君；茯神、柏子仁等安神定志为臣；炒白芍、广郁金等疏肝解郁为佐；炒枳壳、川楝子等理气通络、化瘀镇痛为使。全方共奏：补益心脾、理气通络、化瘀镇痛之功。

（2）人参归脾丸：见本篇第一章第九节虚证型治愈病例简介三“心脾两虚型重度性欲减退”中的相关内容。

8. 配方加减

（1）若口干烦热：加玄参、麦冬等。

（2）若举而不坚：加淫羊藿、黄狗肾等。

9. 治疗小结：

（1）治疗半个月后：患者的证候有了明显好转，按以上治疗方案，适当加减中西药配方及用量，再连续治疗三个月。

（2）治疗三个月后：病情基本痊愈。

10. 疗效评估

（1）自觉症状：基本消失。

（2）评估结果：治愈。

11. 现代研究简况

人参归脾丸：见本篇第一章第九节虚证型治愈病例简介三“心脾两虚型重度性欲减退”中的相关内容。

第十节　实证型治愈病例简介

一、气滞血瘀型重度前列腺炎综合征

1. 病例

（1）概况：胡先生，45岁，初中文化，个体户，绩溪县人，已婚已育。于2012年5月8日来我科就诊。

（2）主诉：患慢性前列腺炎5～6年。

（3）现病史：患者在当地开个小店，生意不太好，精神压力较大，并逐渐出现会阴部不适以及排尿时有灼热感等症状。曾在当地和杭州多家医院就诊治疗，时好时坏，经常复发，因病情不能稳定而感到烦恼。

（4）既往史：既往无泌尿生殖系统感染、急性前列腺炎、外伤、手术等病史。

（5）家族史：其家族中无精神性格等异常病史。

2. 检查简况

经男科体检和EPS等相关辅助检查未发现明显阳性体征。

3. 中医证候

（1）全身症状：心烦胸闷、有叹息，性功能降低。

（2）局部症状：会阴、睾丸胀痛不适，阳器痿软。

（3）舌脉之证：舌质暗、苔略黄、脉滞。

4. 临床诊断

（1）西医诊断：继发性ⅢB型重度前列腺炎综合征。

（2）中医诊断：气滞血瘀型重度前列腺炎综合征。

5. 西医特色治疗

同本章第九节虚证型治愈病例简介一“肾阳虚弱型重度前列腺炎综合征”的西医疗法。

6. 中医特色治疗

（1）治疗原则：疏肝行滞+化瘀镇痛。

（2）常用配方：疏肝行滞前列汤加减。

（3）常用药物：柴胡、炒枳壳、炒白芍、炙甘草、川芎、炙香附、杵桃仁、红花、生地黄、当归、赤芍、桔梗、川牛膝、台乌药、川楝子等。

7. 配方分析

（1）疏肝行滞前列汤：是我们特色治疗“气滞血瘀型重度前列腺炎综合征”的有效验方。

①功效：疏肝行滞、化瘀镇痛。

②主治：气滞血瘀型重度前列腺炎综合征。

③方源：明代柴胡疏肝散+清代血府逐瘀汤+现代刘茂松经验。

④组成：柴胡疏肝散＋血府逐瘀汤＋台乌药、川楝子等。

⑤方解：本方以柴胡疏肝散行滞疏肝、解郁通络治因为君；以血府逐瘀汤活血化瘀、行气止痛为臣；以台乌药等除寒顺气为佐；川楝子等利气止痛为使。全方共奏：疏肝行滞、化瘀镇痛之功。

（2）柴胡疏肝散：见本篇第一章第十节实证型治愈病例简介一“肝郁气滞型重度性欲减退”中的相关内容。

（3）血府逐瘀汤：见本篇第二章第十节实证型治愈病例简介三“痰湿蕴阻型重度阳痿”中的相关内容。

8. 配方加减

（1）若便秘重：加炙大黄等。

（2）若气滞重：加檀香或降香等。

（3）若失眠多梦：加酸枣仁、茯神等。

（4）若气虚血瘀：加党参、炙黄芪等。

（5）若偏肾阴虚：加熟地黄、枸杞子、何首乌等。

（6）若湿阻苔腻：去生地黄，加炙苍术、川厚朴等。

（7）若肾阳虚甚：加红参10g、蛤蚧一对（研粉另吞服）等。

（8）方中桃仁、红花等活血化瘀药，有伤气之虞，不宜久服，病中即减量。

9. 治疗小结

（1）治疗半个月后：患者的证候有了明显好转。按以上方案适当加减中西药配方及用量，再连续治疗三个月。

（2）治疗三个月后：病情基本痊愈。

10. 疗效评估

（1）自觉症状：基本消失。

（2）评估结果：治愈。

11. 现代研究简况

（1）柴胡疏肝散：见本篇第一章第十节实证型治愈病例简介一“肝郁气滞型重度性欲减退”中的相关内容。

（2）血府逐瘀汤：见本篇第二章第十节实证型治愈病例简介三“痰湿蕴阻型重度阳痿”中的相关内容。

二、湿热下注型重度前列腺炎综合征

1. 病例

（1）概况：陈先生，48 岁，大学文化，工程师，江西人，已婚已育。于 2013 年 10 月 10 日来我科就诊。

（2）主诉：患慢性前列腺炎 7 ～ 8 年。

（3）现病史：患者在铁路系统上班，经常搬迁工作地点，生活不规律。曾患淋菌性尿道炎，后患慢性前列腺炎，随工作环境的搬迁而到处就医，时好时坏，没有治愈，感到很烦恼。

（4）既往史：既往无急性前列腺炎、外伤、手术等病史。

（5）家族史：其家族中无精神性格等异常病史。

2. 检查简况

经男科体检和 EPS 等相关辅助检查未发现明显阳性体征。

3. 中医证候

（1）全身症状：身倦乏力、腰膝酸软、心烦口苦，性欲减退。

（2）局部症状：会阴、睾丸偶有胀痛不适，阳器痿软。

（3）舌脉之证：形体较胖、舌质暗红、苔黄腻、脉滑数。

4. 临床诊断

（1）西医诊断：继发性Ⅱ型重度前列腺炎综合征。

（2）中医诊断：湿热下注型重度前列腺炎综合征。

5. 西医特色治疗

同本章第九节虚证型治愈病例简介一“肾阳虚弱型重度前列腺炎综合征”的西医疗法。

6. 中医特色治疗

（1）治疗原则：清热利湿＋通络镇痛。

（2）常用方剂：清热利湿前列汤加减。

（3）常用药物：川萆薢、炒白术、炒黄柏、石菖蒲、莲子心、紫丹参、车前子、茯苓、柴胡、皂角刺、炒枳壳、荔枝核等。

7. 配方分析

（1）清热利湿前列汤：是我们特色治疗“湿热下注型重度前列腺炎综合征”

的有效验方。

①功效：清热利湿、通络镇痛。

②主治：湿热下注型重度前列腺炎综合征。

③方源：清代程氏萆薢分清饮 + 现代刘茂松经验。

④组成：清代程氏萆薢分清饮 + 柴胡、皂角刺、炒枳壳、荔枝核等。

⑤方解：方中以清代程氏萆薢分清饮清热利湿、分清化浊治因为君；以柴胡、炒枳壳、荔枝核等疏肝通络、导滞止痛为臣。全方共奏：清热利湿、温阳化瘀、通络镇痛之功。

（2）程氏萆薢分清饮：是清代康雍年间新安名医程国彭治疗“淋证日久、湿热郁阻”的经典名方。主要由萆薢、白术、黄柏、石菖蒲、莲子心、紫丹参、车前子、茯苓组成。具体简介见本篇第三章第十节实证型治愈病例简介一“湿热下注型重度早泄”中的相关内容。

8. 配方加减

（1）若肾虚不举：加黄狗肾等。

（2）若血瘀重甚：酌加杵桃仁、红花等。

（3）若痰湿蕴阻：加法半夏、炙南星、炙苍术等。

9. 治疗小结

（1）治疗半个月后：患者的证候有了明显好转，按以上治疗方案，适当加减中西药配方及用量，再连续治疗三个月。

（2）治疗三个月后：病情基本痊愈。

10. 疗效评估

（1）自觉症状：基本消失。

（2）评估结果：治愈。

11. 现代研究简况

程氏萆薢分清饮：见本篇第三章第十节实证型治愈病例简介一“湿热下注型重度早泄”中的相关内容。

第三篇

精液异常特色疗法

本篇主要介绍我们采用现代中西医结合的特色疗法治疗功能性精液量减少、精液不液化、无精子症、少弱精子症共4大病症的临床经验和心得体会以及概念、观点、疗法等内容。在检查诊断方面主要采用现代科学仪器设备进行全面检查，基本按照WHO第五版标准诊断。在西医治疗方面主要采用现代“心理治疗+激素治疗+营养素治疗+抗生素治疗”等。在中医治疗方面主要以我们提出的“九证疗法”为纲，进行“辨体、辨病、辨证”分析治疗。

第一章　精液量减少

第一节　精液量减少的概念

成年男性正常精液量为 1.5mL ～ 6mL（WHO 诊断标准）。若一次排精量 < 1.5mL 为精液量减少；若 > 6mL 为精液量增多；若二次以上检查精液量都是 < 1.5mL 或 > 6mL 为病理性异常。有的人排出的精液仅数滴，而有的人则多至 10mL。精液量的多少与禁欲时间、性交频度、体位、时间、环境、性的兴奋强弱、精神心理、体质等因素都有一定的关系。总之，精液量异常可引起男性生育障碍。据报道，精液量减少约占男性生育障碍的 1.8%，而且还伴有精子浓度和精子活力降低或重度降低而严重影响生育。

由器质性病因引起的精液量减少为器质性精液量减少，约占精液量减少的少数，不在本书的讨论范围。由功能性病因引起的精液量减少为功能性精液量减少，约占精液量减少的大多数，是本书的主要内容。我们将重点介绍功能性精液量减少的病因、诊断、分类、分度、分证以及各种证型的中西医结合的特色疗法和疗效评估方法及标准。

第二节　西医病因病机

一、发病原因

功能性精液量减少的病因和发病机理比较复杂，至今还不完全清楚，但我们认为：功能性精液量减少的发病原因与精神心理因素、体质因素、疲劳因素、感染因素、药物因素、不良生活习惯等功能性致病因素有关。具体病因可参考第一篇第三章第二节“精液异常的病因病机”的相关内容。

二、发病机理

以上各种功能性致病因素→精液量减少→精神心理障碍（三者互为因果，影响了内分泌和生殖系统的神经功能协调行动）→下丘脑－垂体－性腺生殖轴的功能障碍（或称生殖系统神经功能障碍，包括睾丸、附睾、精囊腺、前列腺的功能）→精液量减少（加重了病情）→久治不愈（再次加重了病情）→部分患者失去了治疗信心→顽固性功能性精液量减少。

第三节　中医病因病机

一、古代中医病因病机

精液量减少，是现代西医诊断名称，历代中医则称为“虚劳少精”等。如隋代名医巢元方奉诏主编的《诸病源候论·虚劳精少候》曰：“肾主骨髓而藏于精，虚劳肾气虚弱，故精液少也。”又如清代陈士铎编著的《辨证录·种嗣门》云：“男子有泄精之时，具有一二滴之精，此种之人，亦不能生子。”其具体病因尚未查到详细记录。

二、现代中医病因病机

我们根据现代人们的生活习惯和疾病谱的变化，把精液量减少的病因病机分为以下 7 种常见病态体质证型进行分析讨论。

1. 肾阴亏虚型精液量减少

（1）主要病因：①内因主要是先天不足，体质虚弱等。②外因主要是长期房劳过度，或过度手淫，久病耗阴，或外感燥火，或过服温燥劫阴之品如人参、鹿茸、附子、肉桂等，使真阴之液暗耗。

（2）主要病机：以上内外之邪可致肾阴亏虚使肾阴阳失衡。肾阴亏虚是指肾阴不足，又称“肾精亏虚”。《素问·金匮真言论》云：“夫精者，身之本也。”故肾精是生殖之本，亦是产生精液和提供人体生命活动的物质基础，肾阴亏虚可致精液量减少、精子浓度和精子活力降低等。

2. 脾肾两虚型精液量减少

（1）主要病因：①肾虚主要是由于先天不足，或后天房事过度、或外感寒邪所致。②脾虚是因饮食不节致水湿困脾，或素体虚弱，或肾阳不足致脾阳虚弱，或经常外感水湿困脾。

（2）主要病机：脾肾两虚，是指即有脾虚又有肾虚之证。中医认为："肾为先天之本，脾为后天之本"。它们相互资生、相互促进、相互转化和相互依存。如明末清初《傅青主女科》曰："脾为后天，肾为先天，脾非先天之气不能化，肾非后天之气不能生"，说明了先天温养后天，后天补养先天的辩证关系。若脾土亏虚会影响肾水功能，肾水不足又会牵扯脾土运化，彼此相生相克，相乘相侮，互为因果，导致脾虚，肾虚或脾肾两虚而致先天和后天的阳气不足，推动无力，肾的封藏失职而致精液量减少、精子浓度和精子活力降低等。

3. 气血两虚型精液量减少

（1）主要病因：气血两虚是气血两伤所致。①气虚是指脾、肺、肾气不足。其病因主要是因先天禀赋不足，或平素体虚，或房室劳伤，或过度手淫，或饮食不节，或手术或大病损伤元气等所引起。②血虚则常由失血过多或脾胃虚弱，生化不足，以及七情过度，暗耗阴血等原因所引起。

（2）主要病机：气血两虚，是指既有气虚之象，又有血虚之证。气虚的病理反映可涉及全身各个方面，还可导致脏腑功能减退，从而表现一系列脏腑虚弱征象。使人体的生理功能处于降低状态，体力和精力都明显缺乏，易疲劳。又因气可推动血液的运行，血液可以运载气，气血相互滋生，故气虚则血少，血少则气虚，它们相互依赖、互为因果。总之，气血两虚可导致阴阳气血失衡、脏腑功能衰退。如清代康熙年间新安名医叶天士在《秘本种子金丹》中曰："疾病之关于胎孕者，男子则在精，女子则在血，无非不足而然。"又因"气为阳，血为阴"，故气血两虚可导致阴阳两虚和阴阳气血失衡、脏腑功能衰退而致精液量减少、精子浓度和精子活力降低等。

4. 阴虚火旺型精液量减少

（1）主要病因：①内因主要是长期房劳过度，或过度手淫，或久病耗阴。②外因主要是外感燥火，或过服温燥劫阴之品如人参、鹿茸、附子、肉桂等，使真阴之液暗耗。

（2）主要病机：以上内外之邪可致阴虚火旺。阴虚是指脏腑阴份亏虚，如精液和津液等阴精亏虚，无力制约阳气，而出现阳气偏盛的虚热状态，即"阴虚则生内热"或称"相火亢盛"或称"阴虚火旺"的病理变化。本证大多表现为慢性过程，阴愈虚则火易旺，火越旺则阴更虚，形成恶性循环，病情日益加重而致精液量减少、精子浓度和精子活力降低等。

5. 肾虚血瘀型精液量减少

（1）主要病因：①肾虚属于虚证，因先天禀赋不足，或后天房事过度、或外感寒邪等。②血瘀属于实证，因气虚、气滞、寒凝、血虚所致。

（2）主要病机：肾虚血瘀是指肾虚和血瘀同时存在的虚中夹实的复杂病证。肾虚血瘀理论是一种新的中医病因病机理论，是李积敏博士在二十世纪八十年代初正式提出的新理论。李积敏（字慎言）先生在《肾虚血瘀论》中曰："久病及肾，久病则虚……虚者肾虚也"；又曰："久病则虚，久病则瘀，虚可致瘀，瘀可致虚"，因为大多数久婚不育者都是经多方辗转治疗无效，病程迁延日久，久病则机体受损，脏腑气血虚弱，其中以肾虚为主，肾虚则五脏六腑皆虚，五脏六腑虚弱又可致肾之更虚；又曰："久病则瘀，瘀者血瘀也"。因此，血瘀是疑难病的重要病理因素之一。历代中医认为"久病及肾 、久病致虚""久病正衰，最易成瘀，瘀象夹杂，可致怪病、疑难病"。虚瘀互为因果、互相专化，不断加重病情，导致瘀滞形成，阻碍机体气血生新，则机体虚弱更甚。虚实夹杂，虚瘀相兼，病机错综复杂，给辨证及治疗带来了一定的难度。总之，肾虚血瘀可使阴阳气血失衡、脏腑功能衰退而致精液量减少、精子浓度和精子活力降低等。

6. 气滞血瘀型精液量减少

（1）主要病因：①内因主要是先天性格内向抑郁或多虑。②外因主要是长期受到喜、怒、忧、思、悲、恐、惊七情内伤，或久病入络。

（2）主要病机：以上内外之邪可致肝气郁结，或肝郁气滞，继而发展为气滞血瘀。肝主疏泄，"疏"即疏通；"泄"即发泄、升发。肝性喜条达而恶抑郁，所以暴怒及思虑不解等不良情志易影响肝的疏泄功能。又因足厥阴肝经之脉，绕阴器而行，故精液之疏泄亦为肝所主，肝郁气滞则影响精液的疏泄。气行则血行，气滞则血瘀，气血瘀滞不畅，脉络必涩不通，阻于精室而致精液量减少、精子浓度和精子活力降低等。

7. 痰湿蕴阻型精液量减少

（1）主要病因：①内因主要是先天不足，或脾胃虚弱。②外因主要是长期饮食不节、嗜食肥甘厚腻，或外感寒湿伤脾。

（2）主要病机：以上内外之邪可致痰湿蕴阻。痰湿即湿聚成痰也。所谓湿，即水湿，有外湿和内湿之分。因脾有运化水湿的功能，若是长期嗜食肥甘厚腻损伤脾胃功能，可致湿从内生即内湿。外湿是由于气候潮湿或涉水淋雨或居室潮湿，使外来水湿入侵人体而引起湿从外入。以上内外之湿邪可致脾胃失健，湿邪内聚，久之成痰。另外，若躯脂满溢（肥胖多阳虚）或素有脾肾阳虚，阳虚则不能化气行水而致水湿内停，亦可湿聚成痰。久之痰浊入络，蕴阻气机，气滞血瘀，痰蕴瘀互结，蕴阻精室，以致精液量减少、精子浓度和精子活力降低等。

第四节 西医诊断

一、诊断依据

诊断依据是：病史 + 症状 + 体检 + 辅检，其中实验室辅助检查“精液量 < 1.5mL”是诊断的主要依据，但还要重点了解以下情况。

1. 病史简况

（1）是否患过腮腺炎、睾丸炎、附睾炎、精囊腺炎、前列腺炎、尿道炎等疾病。

（2）有无性功能减退，性生活是否正常，平时精液量多少等。

2. 临床表现

大多数患者都无明显的临床症状，只是通过化验才发现“精液量减少”，极少数患者可伴有睾丸炎、精囊炎、CP 或伴有性功能减退等病史或临床表现。

3. 体检和辅检

基本同第一篇第五章病史和检查的相关内容。

二、诊断标准

WHO 诊断标准是：精液量 < 1.5mL。

三、诊断分类

我们还没有查到 WHO 或国家或其他专家关于精液量少的诊断分类方法和标准。

四、诊断分度

我们还没有查到 WHO 或国家或其他专家关于精液量少的诊断分度方法和标准。为了客观量化功能性精液量少的病情程度，便于临床研究和疗效评估，在此只能将我们在日常工作中的诊断分度方法和标准简介如下，具体内容见表 7－1 功能性精液量减少病情问卷评估简表，将其病情分为轻度、中度、重度三种类型，其特点是：简明实用。

（1）精液量正常：1.5～6mL/次。

（2）轻度减少：1.0～1.5mL/次。

（3）中度减少：0.5～1.0mL/次。

（4）重度减少：0.1～0.5mL/次。

表 7－1　功能性精液量减少病情评估简表（刘茂松标准）

病情	精液量正常	轻度减少	中度减少	重度减少
评估标准	1.5～6mL	1.0～1.5mL	0.5～1.0mL	0.1～0.5mL

五、鉴别诊断

主要是与人为因素引起的功能性精液量减少进行鉴别诊断，所以发现精液量减少时要排除人为因素或停一周后进行第二次取精检查方可诊断。

第五节　中医诊断

一、诊断依据

我们的诊断依据是：中医四诊结果＋西医检查结果。

二、诊断标准

我们的诊断标准是：中医证型＋西医诊断。如肾阳虚弱型功能性重度精液量减少。

三、诊断分证

根据我们提出的“九证分类法”，将男性功能性精液量减少分为虚证和实证二大类，共 7 种常见病态体质证型，被称为“新安刘氏精液量减少证型分类法”。

1. 虚证

主要有“肾精亏虚、脾肾两虚、气血两虚、阴虚火旺”等证型。

2. 实证

主要有“肾虚血瘀、气滞血瘀、痰湿蕴阻”等证型。

另外，还有少数是寒热虚实夹杂的复合病证，在此难以全面表达清楚，故在临证时还要认真进行“辨体、辨病、辨证”分析分类分证（型）。

第六节　西医特色疗法

一、常规疗法

主要是“性心理宣教治疗 + 病因治疗 + 营养素治疗 + 生活治疗”等。

二、特色疗法

主要是“激素 + 抗生素或手术或人工助孕治疗”等。

1. 激素治疗

（1）促性腺功能治疗：对于伴有内分泌功能或性腺功能减退者，给 HCG 针剂 2000IU，肌肉内注射，每周 2 次，半个月复查一次精液。

（2）补充睾酮治疗：对于伴有睾酮（T）值水平降低者，给十一酸睾酮针剂 250mg（1 支），肌肉内注射，每月 1 ～ 2 次，或口服十一酸睾酮胶丸（商品名：安雄）40mg，每天 1 次，半个月复查一次精液。

（3）生精治疗：主要有以下两种药物。

①口服氯米芬治疗：对精液量减少并伴有重度少弱精子者，给口服氯米芬胶囊，每天 1 次，每次 50mg（1 粒），半个月复查一次精液。

②口服他莫昔芬治疗：给口服他莫昔芬（tamoxifen）片每天 2 次，每次 10mg（1 片）口服，半个月复查一次精液。

2. 抗生素治疗

若查明伴有泌尿生殖系感染如支原体感染或伴有慢性前列腺炎等，则应采用药敏试验选择有效的抗生素治疗，或采用广谱或联合使用有效的抗生素治疗，有望改善前列腺等附性腺的分泌功能，从而达到增加精液量的目的。具体治疗方法可参考本篇第五章第六节“西医特色疗法”中的“抗生素治疗”。

3. 手术治疗

对伴有精索静脉曲张或伴有输精管梗阻或伴有隐睾等器质性原因所致的重度

精液量减少或无精子活少弱精子者应增加手术治疗。具体方法请泌尿外科会诊。

4. 人工助孕治疗

适用于年龄较大、经一年以上的科学规范治疗无效的重度精液量减少者。主要有夫精人工授精（AIH）和试管婴儿（IVF 或 ICSI）疗法。

三、精液量增多的特色疗法

精液量增多的发病率相对较低，如果是肾上腺皮质功能亢进所致的精液量过多，可按肾上腺皮质功能亢进症进行治疗，或对精液进行处理后进行人工授精（AIH）等方法治疗。

第七节　中医特色疗法

一、常规疗法

主要是“心理疏导＋改变思想观念＋改变不良生活习惯”等。

二、特色疗法

主要以“补肾填精＋化瘀通络”为总则，再以我们的“九证疗法”为纲，进行“辨体、辨病、辨证”分析治疗，具体见本章第九节和第十节中的相关内容。

三、中成药疗法

具体可参考第一篇第十章第五节“中成药简易疗法”中的相关内容。

第八节　疗效评估方法

因为我们还没有查到 WHO 或国家或其他专家关于精液量减少的疗效评估方法和评估标准，所以在此只能将我们在日常工作中研究使用的疗效评估方法和评估标准简介如下。

一、疗效评估方法

1. 评估依据

以治疗后实验室的检查结果作为疗效评估的主要依据。

2. 评估方法

为了客观地量化功能性精液量减少的疗效，我们设计了表7－2功能性精液量减少疗效评估简表，将治疗结果分为治愈、显效、有效、无效四种类型进行科学评估。

3. 评估标准

（1）治愈：精液量正常，达到2～6mL。

（2）显效：精液量显著改善，增加1.0mL以上。

（3）有效：精液量略有改善，增加0.5mL以上。

（4）无效：精液量未增加。

表7－2　功能性精液量减少疗效评估简表（刘茂松标准）

病情	治愈	显效	有效	无效
评估标准	正常1.5～6mL	增加1.0mL	增加0.5mL	未增加

二、疗效统计方法

基本同第一篇第十一章“疗效评估方法”中的疗效统计方法。

第九节　虚证型治愈病例简介

一、肾阴亏虚型重度精液量减少

1. 病例

（1）概况：王先生，29岁，初中文化，农民，歙县人。于2011年3月5日来我科就诊。

（2）主诉：婚后3年未育。

（3）现病史：患者性生活正常，但精液量很少。曾在屯溪、合肥、上海等地诊治2年多均无明显效果。

（4）既往史：既往无腮腺炎、泌尿生殖系统感染、外伤、手术等病史。

（5）家族史：其家族中无类似病史。其妻子在妇科检查：①有月经退后、量少、卵泡发育不良等。②宫颈液支原体培养阴性（-）。③血清和宫颈液抗精子抗体（AsAb）阴性（-）。

2. 检查简况

（1）体格检查：经男科体检未发现明显阳性体征。

（2）精液检查：①精液量0.5mL；pH值7.4；果糖0.60g/mL；液化时间25分钟；精子浓度1.00×10^6/mL；精子活力PR 0.00%；NP0.6%。②精液支原体培养阴性（-）。③精浆抗精子抗体（AsAb）阴性（-）。④精液白细胞计数检查$0.5<1.0\times10^6$/mL。

（3）其他检查：均在正常范围。

3. 中医证候

（1）全身症状：头昏耳鸣，口干咽燥、手足心热、夜间盗汗等。

（2）局部症状：举而不坚，精液量很少。

（3）舌脉之证：舌红苔少，脉沉细。

4. 临床诊断

（1）西医诊断：①原发性功能性重度精液量减少。②原发性功能性重度少弱精子症。

（2）中医诊断：①肾阴亏虚型重度精液量减少。②肾阴亏虚型重度少弱精子症。

5. 西医特色治疗

主要是给患者口服氯米芬（clomiphene citrate，CC）胶囊，每天1次，每次50mg（1粒），连服25天复查一次精液。其主要作用是提高精子浓度，对提高精子活力效果不大。

6. 中医特色治疗

（1）治疗原则：补肾填精+化瘀通络+增液生精。

（2）常用配方：补肾填精增液汤加减。

（3）常用药物：熟地黄、山药、山萸肉、菟丝子、枸杞子、鹿角胶、龟板胶、紫丹参、川牛膝、当归、炒白芍、川芎、炒枳壳、炙甘草、杜仲、淫羊藿等。

7. 配方分析

（1）补肾填精增液汤：是我们特色治疗“肾阴亏虚型重度精液量减少”的有效验方。

①功效：补肾填精、化瘀通络、增液生精。

②主治：肾阴亏虚型重度精液量减少。

③方源：明代左归丸＋清代四物汤＋现代刘茂松经验。

④组成：左归丸＋四物汤＋杜仲、淫羊藿等。

⑤方解：方中鹿角胶、龟板胶是血肉有情之品，是补肾填精之要药，故为补肾填精、增液生精之君药；四物汤活血化瘀、疏通经络、增液生精为臣；杜仲、淫羊藿等温补肾阳、提高性欲、增液生精为佐；炒枳壳等行气通络、炙甘草调和诸药为使。全方共奏：补肾填精、化瘀通络、增液生精之功。

（2）左归丸：是明代名医张景岳治疗“真阴不足”的经典名方。

①功效：滋阴补肾、填精益髓、增液生精。

②主治：真阴不足、腰酸膝软、盗汗遗精、神疲口燥等。

③组成：熟地黄、山药、山萸肉、菟丝子、枸杞子、鹿角胶、龟板胶、川牛膝。

④方解：左归丸属于大补元气的方剂，具有滋阴补肾，填精益髓的功效。它是明代名医张景岳将六味地黄丸化裁而成。张氏认为：“补阴不利水，利水不补阴，而补阴之法不宜渗”，故去“三泻”（茯苓、泽泻、牡丹皮），加入枸杞子、龟板胶、川牛膝加强滋补肾阴之力，又加入鹿角胶、菟丝子温润之品补阳益阴，阳中求阴，即“善补阴者，必于阳中求阴，则阴得阳升而泉源不竭”。本方“纯补无泻、阳中求阴”是其配伍特点。

方中重用熟地黄为君药，甘温滋肾，填补真阴，为补肾滋阴之要药。菟丝子味甘性平，补阳益阴；枸杞子甘平质润，补肝肾，益精血为臣。鹿角胶咸温，温肾助阳，生精益血；龟板胶成寒，滋阴潜阳，益肾健骨；龟鹿二胶合用，可滋补任督二脉，共助熟地黄益精添髓，滋补真阴之力为佐。山药滋肾补脾固精；山萸肉温补肝肾，涩精敛汗；川牛膝补肝肾，强筋骨，壮腰膝，活血通络为使。诸药合用，共奏滋阴补肾，填精益髓之功。其中枸杞子、龟板胶合熟地黄偏于益阴，鹿角胶、菟丝子偏于补阳，则全方阴阳并补，以补阴为主，乃“阳中求阴”之义。从而达到增加精液量、增加精子密度、提高精子活力和提高性功能之功。

⑤方源：本方源于明代《景岳全书》。

（3）四物汤：见第二篇第二章第九节虚证型治愈病例简介一“肾阳虚弱型重度阳痿”的相关内容。

8. 配方加减

（1）若大便秘结：加炙大黄等。

（2）若腰膝酸痛：加川断、杜仲、桑寄生等。

（3）若口干欲饮：加玄参、麦冬、石斛、牡丹皮等。

（4）本方久服易滞脾碍胃，可加入陈皮、砂仁等以理气而醒脾胃，防止进补妨运之弊。

9. 治疗小结

（1）治疗半月后：患者的证候和精液质量均有明显好转。按以上治疗方案，适当加减中西药配方及用量，再连续治疗三个月后的复查结果：①精液量 2.5mL；pH 值 7.4；果糖 1.60g/mL；液化时间 30 分钟；精子浓度 26.00×10^6/mL；精子活力 PR 23.65%；NP 28.00%。②其他项目均在正常范围。

（2）男方治疗同时：对其妻子进行调经、促排卵、健黄体等治疗受孕。

（3）孕后保胎治疗：为了防止流产，我们还给予孕后保胎治疗即给口服中药汤剂 + 黄体酮肌注和孕期保健方面的知识宣教。

10. 疗效评估

（1）自觉症状：基本消失。

（2）精液质量：已基本正常。

（3）妊娠情况：其妻已孕。

（4）评估结果：治愈。

11. 现代研究简况

（1）左归丸：关于左归丸的现代研究主要有以下几个方面。

①药理研究：综合近 10 年来公开发表的中西医药学术期刊论文，发现左归丸至少可治疗 50 种以上的西医疾病，尽管其适用于临床的病证复杂多变，但总的是以神经 - 内分泌 - 免疫网络功能的衰退和失调密切相关。实验研究提示，左归丸对神经 - 内分泌 - 免疫网络具有多组分、多途径、多环节和多靶点的整合调节作用。

左归丸主要有调节神经内分泌功能，改善物质代谢，增强非特异性免疫功能等作用。可明显提高雄性小白鼠血清睾丸酮的含量和提高其睾丸和精囊的重量。左归丸对下丘脑 - 垂体 - 甲状腺轴系统也有一定的调节作用。左归丸对物质代谢也同样有一定的调节作用。对正常动物有促进同化作用，可使正常小鼠或雏鸡的生长加快、体重增加。左归丸增强机体非特异性免疫能力，能使实验动物小白鼠的脾脏重量显著增加；能显著增加小鼠的巨噬细胞吞噬功能；能使实验模型（小白鼠）的淋巴细胞转化率明显回升等。

②临床应用：现代医学将其加减后广泛地应用于：①治疗老年性痴呆、更年期综合征、老年骨质疏松症、闭经、月经量少等属于肾阴不足，精髓亏虚等证。

（2）四物汤：关于四物汤的现代研究主要有以下几个方面。

①药理研究：四物汤具有纠正贫血、抗缺氧、抗自由基损伤、抗血栓形成、调节免疫功能及调节子宫活动的作用。

②临床应用：现代医学将其加减后广泛地应用于：治疗一切营血虚滞、妇人月经不调、崩漏等内、外、妇科数十种疾病。

二、脾肾两虚型重度精液量减少

1. 病例

（1）概况：吕先生，36 岁，本科学历，干部，黄山市人。于 2011 年 7 月 5 日来就诊。

（2）主诉：婚后 5 年未育。

（3）现病史：患者婚后性生活正常，但精液量很少。曾在黄山市中医院、合肥、上海等地诊治几年无效。

（4）既往史：既往无腮腺炎、泌尿生殖系统感染、外伤、手术等病史。

（5）家族史：其家族中无类似疾病史。其妻子在妇科检查：①有月经不调、经量少、卵泡发育不良。②宫颈黏液支原体培养阳性（-）。③血清和宫颈黏液抗精子抗体（AsAb）阳性（+）等病症。

2. 检查简况

（1）体格检查：经男科体检未发现明显阳性体征。

（2）精液检查：①精液量 0.6mL；pH 值 7.0；果糖 0.3g/mL；液化时间 60 分钟；精子浓度 1.65×10^6/mL；精子活率 5.20%；精子活力 PR 0.00%；NP 2.80%。②精液支原体培养阳性（-）。③精浆抗精子抗体（AsAb）阳性（+）。④精液白细胞计数检查 $0.5<1.0\times10^6$/mL。

（3）其他检查：均在正常范围。

3. 中医证候

（1）全身症状：性欲性不强，偶有乏力、腰酸畏寒、纳差便稀等。

（2）局部症状：举而不坚、精液量少。

（3）舌脉之证：舌质淡、苔薄白、脉细。

4. 临床诊断

（1）西医诊断：①原发性功能性重度精液量减少。②原发性功能性重度少弱精子症。

（2）中医诊断：①脾肾两虚型重度精液量减少。②脾肾两虚型重度少弱精子症。

5. 西医特色治疗

基本同本节治愈病例简介一“肾精亏虚型重度精液量减少”的西医治疗。

6. 中医特色治疗

（1）治疗原则：补肾健脾 + 化瘀通络 + 增液生精。

（2）常用配方：补肾健脾增液汤加减。

（3）常用药物：炙附片、肉桂、熟地黄、山药、山茱萸、茯苓、泽泻、牡丹皮、人参、炒白术、杵砂仁、焦三仙等。

7. 配方分析

（1）补肾健脾增液汤：是我们特色治疗“脾肾两虚型重度精液量减少”的有效验方。

①功效：补肾健脾、化瘀通络、增液生精。

②主治：脾肾两虚型重度精液量减少。

③方源：汉代金匮肾气丸 + 宋代参苓白术丸 + 现代刘茂松经验。

④组成：金匮肾气丸 + 参苓白术丸 + 砂仁、焦三仙等。

⑤方解：方中金匮肾气丸温补肾之元阳、稳固先天之本为君；参苓白术丸健脾气益、稳固后天之本为臣，以后天补先天，与金匮肾气丸同用，达到脾肾双补；砂仁醒脾和胃，行气化滞为佐；焦三仙（即焦麦芽、焦山楂、焦神曲三药合用，其中焦麦芽有很好的消化淀粉类食物的作用、焦山楂善于治疗肉类或油腻过多所致的食滞、焦神曲则有利于消化米面食物）具有良好的消积化滞功能，促进消化吸收为使。全方共奏：补肾健脾、化瘀通络、增液生精之功。

（2）金匮肾气丸：见第二篇第一章第九节虚证型治愈病例简介一“肾阳虚弱型重度性欲减退”中的相关内容。

（3）参苓白术丸：是宋代太医局调理脾胃的经典名方，本方在补气祖方“四君子汤”的基础上加味而成。

①功效：健脾益气、和胃渗湿。

②主治：体倦乏力，食少便溏。

③组成：人参、白术、茯苓、甘草、山药、白扁豆、桔梗、薏苡仁、莲肉、砂仁。

④方解：参苓白术丸的主要功效为健脾益气、利湿止泻。方中以人参、白术、茯苓、甘草（即四君子汤）平补脾胃之气为君。以白扁豆、薏苡仁、山药之甘淡，莲子之甘涩，助白术既可健脾，又可渗湿而止泻为臣。以砂仁芳香醒脾，化湿开胃，促中州运化，通上下气机，吐泻可止为佐。桔梗为太阴肺经的引经药入方，如舟车载药上行，达上焦以益肺气。此方对证而兼见肺气虚弱，久咳痰多者，亦颇为相宜，为培土生金之法。再加炙甘草调和诸药。综观全方，补中气、渗湿浊、行气滞，使脾气健运、湿邪得去，则诸症自除。因脾为生痰之源，故脾虚则易生痰湿，湿重则泄泻，因此健脾益气化湿就是本方治疗脾虚的精髓所在。

⑤方源：本方源于宋代官方太医局编著的《太平圣惠和剂局方》。它是在补气祖方“四君子汤”的基础上加味而成。

8. 配方加减

（1）若性欲减退：加淫羊藿等。

（2）若胃胀不适：加广木香、杵砂仁等。

9. 治疗小结

（1）治疗半月后：患者的证候和精液质量均有明显好转。按以上治疗方案，适当加减中西药配方及用量，再连续治疗三个月后的复查结果：①精液量2.15mL；pH值7.4；果糖1.50g/mL。液化时间25分钟；精子浓度20.03×10^6/mL；精子活力PR 23.10%；NP 26.05%。②其他检查均在正常范围。

（2）男方治疗同时：对其妻子进行消炎、消抗体、调经、促排卵、健黄体等治疗受孕。

（3）孕后保胎治疗：为了防止流产，我们还给予孕后保胎治疗即给口服中药汤剂+黄体酮肌注和孕期保健方面的知识宣教。

10. 疗效评估

（1）自觉症状：基本消失。

（2）精液质量：已基本正常。

（3）妊娠情况：其妻已孕。

（4）评估结果：治愈。

11. 现代研究简况

（1）金匮肾气丸：见第二篇第一章第九节虚证型治愈病例简介一“肾阳虚弱型重度性欲减退”中的相关内容。

（2）参苓白术丸：关于参苓白术丸的现代研究主要有以下几个方面。

①药理研究：a. 动物实验证明：参苓白术丸能延长小鼠负重游泳时间，增加小鼠缺氧耐力，降低小鼠血乳酸的含量，提高肝糖原含量，提高脾、胸腺系数。实验结论：参苓白术丸具有显著抗疲劳作用。b. 现代药理研究表明：参苓白术丸具有调节胃肠运动、抗溃疡、抗疲劳、抗炎、提高免疫力、镇咳祛痰、利尿等作用。全方煎剂小剂量对肠管有兴奋作用，大剂量则能抑制肠管收缩。单味人参、薏苡仁小量兴奋肠管，大量则呈抑制效应。白术、人参、甘草、桔梗能抗肠管痉挛，茯苓、白术能部分解除肠管抑制，人参、茯苓、桔梗、甘草均抗溃疡和降低胃酸分泌，人参、茯苓有促进免疫作用（包括细胞免疫和体液免疫），白术、茯苓有显著利尿作用，甘草、桔梗可抗炎、抗变态反应，并能显著镇咳祛痰。

②临床应用：据报道参苓白术丸在临床中多用于治疗由脾胃虚弱引起的食欲不振，大便溏泻、身体消瘦、脘腹胀满、精神疲倦、四肢无力等症。另外，经临床发现，参苓白术散还可用于治疗慢性腹泻、慢性胃炎、胃肠功能紊乱、慢性结肠炎、慢性肾炎、小儿营养不良、放化疗致胃肠道毒副反应、中心性浆液性脉络膜视网膜病变、慢性中耳炎等疾病。例如，治疗慢性结肠炎能健脾理气、利湿止泻，对慢性结肠炎之病机属脾虚者，疗效较佳。治疗慢性肝硬化可解除肝内毒素，促进肝细胞的再生和恢复，对肝硬化的治疗有一定的辅助作用。另外，还能减轻癌症放化疗的毒副作用，能明显改善放化疗所致的口淡乏味、恶心呕吐、脘腹胀痛、厌油厌食等胃肠道的毒副作用。

三、气血两虚型重度精液量减少

1. 病例

（1）概况：洪先生，31 岁，本科学历，干部，黄山市人。于 2011 年 5 月 9 日来就诊。

（2）主诉：婚后 3 年未育。

（3）现病史：患者性生活正常，但精液量很少。曾在屯溪、杭州、南京等地诊治无效。

（4）既往史：既往无腮腺炎、泌尿生殖系统感染、外伤、手术等病史。

（5）家族史：其家族中无类似疾病史。其妻子在妇科检查：①有月经不调、经量少、卵泡发育不良等病症。②宫颈液支原体培养阴性（-）。③血清和宫颈液抗精子抗体（AsAb）阴性（-）。

2. 检查简况

（1）体格检查：经男科体检未发现明显阳性体征。

（2）精液检查：①精液量0.8mL；pH值7.4；果糖0.70g/mL；液化时间25分钟；精子浓度5.60×10^6/mL；精子活力PR 0.00%；NP 12.0%。②精液支原体培养阴性（-）。③精浆抗精子抗体（AsAb）阴性（-）。④精液白细胞计数检查$0.5<1.0\times10^6$/mL。

（3）其他检查：均在正常范围。

3. 中医证候

（1）全身症状：形体较瘦，面色无华，神疲乏力，心悸气短，性欲较低。

（2）局部症状：举而不坚、时间短、精液量少。

（3）舌脉之证：舌质淡、苔薄白，脉沉细。

4. 临床诊断

（1）西医诊断：①原发性功能性重度精液量减少。②原发性功能性重度少弱精子症。

（2）中医诊断：①气血两虚型重度精液量减少。②气血两虚型重度少弱精子症。

5. 西医特色治疗

基本同本节治愈病例简介一“肾精亏虚型重度精液量减少”的西医治疗。

6. 中医特色治疗

（1）治疗原则：补气养血+化瘀通络+增液生精。

（2）常用配方：补气养血增液汤加减。

（3）常用药物：鹿角胶、人参、炒白术、茯苓、炙甘草、熟地黄、当归、炒白芍、川芎、肉桂、黄芪、紫丹参、川牛膝、杜仲等。

7. 配方分析

（1）补气养血增液汤：是我们特色治疗“气血两虚型重度精液量减少”的

有效验方。

①功效：补气养血、化瘀通络、增液生精。

②主治：气血两虚型重度精液量减少。

③方源：宋代十全大补汤+现代刘茂松经验。

④组成：十全大补汤+鹿角胶、柴胡、紫丹参、川牛膝、杜仲等。

⑤方解：本方以十全大补汤大补气血、固本培元、增强体质、增液生精为君；鹿角胶、人参、肉桂、黄芪、杜仲等能增强温补肾中元阳，兴男子阳事、增液生精为臣；紫丹参、川牛膝等能活血化瘀、温通经络、增液生精为佐；炒白芍等疏肝解郁、疏通气机增液生精为使。全方共奏：补气养血、化瘀通络、增液生精之功。

（2）十全大补汤：是宋太医局编的《太平惠民和剂局方》治疗气血两虚的经典名方。

①功效：补气养血，温阳扶正。

②主治：气血阴阳两虚之证。

③组成：四君子汤（人参、炒白术、茯苓、炙甘草）+四物汤（熟地黄、当归、炒白芍、川芎）即八珍汤+肉桂、黄芪。

④方解：本方是由八珍汤加黄芪、肉桂组成。方中以四君子汤大补脾肺之气；四物汤养血活血，滋阴和营；再以肉桂、黄芪温阳益气，鼓舞气血生长；生姜、大枣，鼓舞脾胃之气，以资气血生化之源。全方共奏：补脾益气、滋补阴血，是治疗气血两虚诸证的良方。

⑤方源：本方源于宋代《太平惠民和剂局方》。具体见第二篇第二章第十节实证型治愈病例简介一“肝郁气滞型重度阳痿”的相关内容。

8. 配方加减

（1）若阴虚内热：加生地、牡丹皮等。

（2）若脘腹胀满：加焦三仙、广木香等。

（3）若食欲减退：加杵砂仁、焦三仙、广木香等。

9. 治疗小结

（1）治疗半月后：患者的症状和精液质量均有明显好转。按以上治疗方案，适当加减中西药配方及用量，再连续治疗三个月后的复查结果：①精液量2.50mL；pH值7.4；果糖1.60g/mL。液化时间30分钟；精子浓度27.43×10^{6}/mL；精子活力PR 23.60%；NP 27.35%。②其他检查结果均在正常范围。

（2）男方治疗同时：对其妻子进行调经、促排卵、健黄体等治疗受孕。

（3）孕后保胎治疗：为了防止流产，我们还给予孕后保胎治疗即给口服中药汤剂＋黄体酮肌注和孕期保健方面的知识宣教。

10. 疗效评估

（1）自觉症状：基本消失。

（2）精液质量：已正常。

（3）妊娠情况：其妻已孕。

（4）评估结果：治愈。

11. 现代研究简况

（1）鹿角胶：主要功效是温补肝肾，益精养血。试验证明鹿角胶具有以下药理作用。

①对人体的淋巴母细胞转化有促进作用，效果较大肠菌脂多糖强。

②能促进周围血液中红细胞、白细胞、血小板数量的增加。

③对特别饲料饲养所选的豚鼠进行性肌营养障碍证，有显著的防治和治疗作用。

④能促进钙的吸收和体内的潴留，使血中钙略有增高，这种钙质载运作用可能与其所含甘氨酸有关，钙能降低毛细血管通透性，使渗出减少，有消炎、消肿和抗过敏作用。

⑤能安胎止血。

⑥能治疗宫寒不孕、胎动不安、吐血、阳痿滑精等。

（2）十全大补汤：关于十全大补汤的现代研究主要有以下几个方面。

①药理研究：十全大补汤具有增强和明显促进特异性免疫功能和非特异性免疫功能；能快速增加红细胞、血红蛋白，保护骨髓的造血功能，能纠正和减轻术后低蛋白血症和贫血等；有抗放射损伤的作用；还有延缓衰老和抗肿瘤等药理作用。

②临床应用：现代医学将其加减后广泛地应用于男科、女科、慢性萎缩性胃炎、席汉综合征、胃下垂、顽固性荨麻疹、贫血、神经衰弱、慢性气管炎、肺结核、癌症病人术前术后，或放疗、化疗前后，以及所有慢性消耗性疾病而证属气血阴阳两虚者（其舌脉特点是：舌质淡、苔薄白、脉虚弱无力）。

四、阴虚火旺型中度精液量减少

1. 病例

（1）概况：黄先生，29 岁，初中文化，农民，旌德县人。于 2012 年 6 月 2

日来就诊。

（2）主诉：婚后 4 年未育。

（3）现病史：患者婚后性生活正常，但精液量很少。曾在旌德县、芜湖、南京等地诊治 2 年多无效。

（4）既往史：既往无腮腺炎、泌尿生殖系统感染、外伤、手术等病史。

（5）家族史：其家族中无类似疾病史。其妻子在妇科检查：①有月经不调、经量少、卵泡发育不良等病症。②宫颈液支原体培养阳性（+）。③血清和宫颈液抗精子抗体（AsAb）阳性（++）。

2. 检查简况

（1）体格检查：经男科体检未发现明显阳性体征。

（2）精液检查：①精液量 0.9mL；pH 值 7.2；果糖 0.60g/mL。液化时间 40 分钟；精子浓度 3.05×10^6/mL；精子活力 PR 0.00%；NP 3.60%。②精液支原体培养阳性（+）。③精浆抗精子抗体（AsAb）阳性（+）。④精液白细胞计数检查 $0.5<1.0\times10^6$/mL。

（3）其他检查：均在正常范围。

3. 中医证候

（1）全身症状：心烦易怒，口干咽燥、足膝疼热等。

（2）局部症状：小便灼热感，精液量较少。

（3）舌脉之证：舌红少苔，脉数有力。

4. 临床诊断

（1）西医诊断：①继发性功能性中度精液量减少。②继发性功能性重度少弱精子症。③生殖系支原体感染。

（2）中医诊断：①阴虚火旺型中度精液量减少。②阴虚火旺型重度少弱精子症。

5. 西医特色治疗

（1）基本同本节治愈病例简介一“肾精亏虚型重度精液量减少”的西医治疗。

（2）抗生素治疗：给患者夫妇同时服用阿奇霉素分散片，每日 2 次，每次 0.25g（1 片），共 6 天，饭后服。

6. 中医特色治疗

（1）治疗原则：滋阴降火 + 化瘀通络 + 增液生精。

（2）常用配方：滋阴降火增液汤加减。

（3）常用药物：熟地黄、知母、炒黄柏、炙龟板、玄参、牡丹皮、紫丹参、川牛膝、菟丝子、枸杞子、炙黄芪、当归等。

7. 配方分析

（1）滋阴降火增液汤：是我们特色治疗“阴虚火旺型中度精液量减少”的有效验方。

①功效：滋阴降火、化瘀通络、增液生精。

②主治：阴虚火旺型中度精液量减少。

③方源：元代大补阴丸＋现代刘茂松经验。

④组成：大补阴丸＋玄参、牡丹皮、紫丹参、川牛膝、菟丝子、枸杞子、炙黄芪、当归等。

⑤方解：方中熟地黄能益髓填精，龟板为血肉有情之品，擅补精血，又可潜阳，二药重用，意在大补真阴，壮水制火培本为君；知母、炒黄柏清热泻火、滋阴凉金、相须为用、泻火保阴以治其标，并助君药滋润而为臣；玄参、牡丹皮、以助君药滋阴降火，兼制黄柏之苦燥为佐。丹参、牛膝活血、通络、增液，菟丝子、枸杞子补肾生精，黄芪、当归补气养血、生精活精为使。全方共奏：滋阴降火、化瘀通络、增液生精之功。

（2）大补阴丸：是金元时期名医朱丹溪治疗“肾阴亏虚，相火妄动”之经典名方。

①功效：滋阴降火。

②主治：阴虚火旺、潮热盗汗、咳嗽、耳鸣、遗精等。

③组成：熟地黄、知母、炒黄柏、炙龟板、猪脊髓等。

④方解：本方的配伍特点是培土清源，以滋阴培本为主，降火清源为辅。方中以熟地黄益髓填精；龟板为血肉有情之品，擅补精血，又大补真阴为君。黄柏，知母清热泻火，滋阴凉金，相须为用，泻火保阴以治其标，并助君药滋润为臣。再以猪脊髓，蜂蜜为丸，取其血肉甘润之质，助君药滋补精髓，兼制黄柏之苦燥为佐。诸药合用，使水充而阳亢有制，火降则阴液渐复，共收滋阴填精，清热降火之功。

⑤方源：本方源于元代《丹溪心法》，它是元代著名医家朱丹溪的一部重要著作，反映了朱丹溪关于痰证的辨证论治经验。

8. 配方加减

（1）若出现盗汗：加糯稻根、浮小麦、煅牡蛎等。

（2）若有不液化：去熟地黄，加皂角刺、炒枳壳等。

（3）若虚火妄动：加旱莲草、仙鹤草、侧柏叶、地骨皮等。

9. 治疗小结

（1）治疗半月后：患者的症状和精液质量均有明显好转。按以上治疗方案，适当加减中西药配方及用量，再连续治疗三个月后的复查结果：①精液量2.10mL；pH值7.4；果糖2.5g/mL；液化时间30分钟；精子浓度 23.41×10^6/mL；精子活力PR 19.65%；NP 23.50%。②其他检查结果均在正常范围。

（2）男方治疗同时：对其妻子进行消炎、消抗体、调经、促排卵、健黄体等治疗受孕。

（3）孕后保胎治疗：为了防止流产，我们还给予孕后保胎治疗即给口服中药汤剂+黄体酮肌注和孕期保健方面的知识宣教。

10. 疗效评估

（1）自觉症状：基本消失。

（2）精液质量：已正常。

（3）妊娠情况：其妻已孕。

（4）评估结果：治愈。

11. 现代研究简况

关于大补阴丸的现代研究主要有以下几个方面。

（1）药理研究：能够降低正常及四氧嘧啶糖尿病模型小鼠的血糖，对阴虚小鼠的血糖降低有保护作用，对正常小鼠的体液免疫和细胞免疫功能均有一定的增强作用，对阴虚小鼠的体液免疫和细胞免疫功能降低有显著的保护作用。

（2）临床应用：现代医学将其加减后广泛地应用于：治疗肺结核，肾结核，甲状腺功能亢进，糖尿病、精液量减少等属阴虚之证。

第十节　实证型治愈病例简介

一、肾虚血瘀型中度精液量减少

1. 病例

（1）概况：李先生，28岁，初中文化，农民工，屯溪人。于2012年8月13日来就诊。

（2）主诉：婚后3年未育。

（3）现病史：患者性生活正常，但精液量很少。曾在屯溪、合肥、上海等地诊治无效。

（4）既往史：既往无腮腺炎、泌尿生殖系统感染、外伤、手术等病史。

（5）家族史：其家族中无类似疾病史。其妻子在妇科检查：①有月经退后、量少、卵泡发育不良等病症。②宫颈液支原体培养阴性（-）。③血清和宫颈液抗精子抗体（AsAb）阳性（++）。

2. 检查简况

（1）体格检查：经男科体检未发现明显阳性体征。

（2）精液检查：①精液量1.0mL；pH值7.4；果糖0.60g/mL。液化时间50分钟；精子浓度3.60×10^6/mL；精子活力PR 1.36%；NP 5.20%。②精液支原体培养阴性（-）。③精浆抗精子抗体（AsAb）阴性（-）。④精液白细胞计数检查$0.5<1.0\times10^6$/mL。

（3）其他检查：均在正常范围。

3. 中医证候

（1）全身症状：全身乏力，腰膝酸软、胸胁胀痛等。

（2）局部症状：精液量较少，偶有射精痛等。

（3）舌脉之证：舌质暗，苔薄黄，脉沉涩。

4. 临床诊断

（1）西医诊断：①原发性功能性中度精液量减少。②原发性功能性中度少弱精子症。

（2）中医诊断：①肾虚血瘀型中度精液量减少。②肾虚血瘀型中度少弱精子症。

5. 西医特色治疗

基本同本章第九节虚证型治愈病例简介一“肾精亏虚型重度精液量减少”的西医治疗。

6. 中医特色治疗

（1）治疗原则：补肾温阳+化瘀通络+增液生精。

（2）常用配方：补肾化瘀增液汤加减。

（3）常用药物：熟地黄、当归、山药、山茱萸、菟丝子、枸杞子、鹿角胶、杜仲、肉桂、炙附片、柞桃仁、红花、炒白芍、川芎、炒枳壳、炙甘草等。

7. 配方分析

（1）补肾化瘀增液汤：是我们特色治疗“肾虚血瘀型中度精液量减少”的有效验方。

①功效：补肾温阳、化瘀通络、增液生精。

②主治：肾虚血瘀型中度精液量减少。

③方源：明代右归丸＋清代桃红四物汤＋现代刘茂松经验。

④组成：右归丸＋桃红四物汤＋炒枳壳、炙甘草等。

⑤方解：右归丸中鹿角胶是血肉有情之品，是补肾填精之要药，故为补肾填精、增液生精为君；以熟地黄、山药、山茱萸、菟丝子、枸杞子、杜仲、肉桂、炙附片、鹿角胶等补肾温阳、增液生精为臣；以桃红四物汤等化瘀通络、增液生精为佐；以炒枳壳等行气通络，炙甘草调和诸药为使。全方共奏：补肾温阳、化瘀通络、增液生精之功。

（2）右归丸：是明代名医张景岳治疗“肾阳不足、肾精亏虚”的经典名方。具体见第二篇第三章第九节虚证型治愈病例简介一“肾气不固型重度早泄”的相关内容。

本方源于明代《景岳全书》。具体见第二篇第一章第十节实证型治愈病例简介一“肝郁气滞型重度性欲减退”的相关内容。

（3）桃红四物汤：见第二篇第二章第九节虚证型治愈病例简介一“肾阳虚弱型重度阳痿”的相关内容。

8. 配方加减

（1）若精液不液化：加皂角刺等。

（2）若有食欲减退：加焦三仙、广木香等。

（3）若有腰膝酸痛：加川断、杜仲、桑寄生等。

（4）若有心烦叹息：加柴胡、炙香附、广郁金等。

（5）若有精道瘀阻：加皂角刺、炮山甲、路路通等。

（6）若有胃胀不适：加广木香、陈皮、砂仁等以理气而醒脾胃，防止进补妨运之弊。

9. 治疗小结

（1）治疗半月后：患者的症状和精液质量均有明显好转。按以上治疗方案，适当加减中西药配方及用量，再连续治疗三个月后的复查结果：①精液量 2.00mL；pH 值 7.4；果糖 1.60g/mL。液化时间 15 分钟；精子密度 28.32 ×

10^6/mL；精子活力 PR 23.87%；NP 26.75%。②其他检查结果均在正常范围。

（2）男方治疗同时：对其妻子进行消炎、消抗体、调经、促排卵、健黄体等治疗受孕。

（3）孕后保胎治疗：为了防止流产，我们还给予孕后保胎治疗即给口服中药汤剂＋黄体酮肌注和孕期保健方面的知识宣教。

10. 疗效评估

（1）自觉症状：基本消失。

（2）精液质量：已正常。

（3）妊娠情况：其妻已孕。

（4）评估结果：治愈。

11. 现代研究简况

（1）右归丸：见第二篇第三章第九节虚证型治愈病例简介一“肾气不固型重度早泄”的相关内容。

（2）桃红四物汤：见第二篇第二章第九节虚证型治愈病例简介一“肾阳虚弱型重度阳痿”的相关内容。

二、气滞血瘀型重度精液量减少

1. 病例

（1）概况：万先生，35岁，高中文化，个体户，屯溪人。于2012年5月7日来就诊。

（2）主诉：婚后7年未育。

（3）现病史：性生活正常，但精液量较少。曾在屯溪、合肥、南京、上海等地诊治无效。

（4）既往史：既往无腮腺炎、泌尿生殖系统感染、外伤、手术等病史。

（5）家族史：其家族中无类似疾病史。其妻子在妇科检查：①月经基本正常、但卵泡发育不良。②宫颈黏液支原体培养阴性（－）。③血清和宫颈黏液抗精子抗体（AsAb）阳性（＋）。

2. 检查简况

（1）体格检查：经男科体检未发现明显阳性体征。

（2）精液检查：①精液量0.85mL；pH值7.4；果糖0.60g/mL。液化时间60分钟；精子浓度3.60×10^6/mL；精子活力 PR 2.00%；NP 5.20%。②精液支

原体培养阴性（-）。③精浆抗精子抗体（AsAb）阴性（-）。④精液白细胞计数检查 $0.2 < 1.0 \times 10^6$/mL。

（3）其他检查：均在正常范围。

3. 中医证候

（1）全身症状：全身乏力、面色晦暗、心烦胸闷、有叹息。

（2）局部症状：会阴睾丸偶有坠胀不适，精液量少。

（3）舌脉之证：舌质暗、苔薄黄、脉滞弱。

4. 临床诊断

（1）西医诊断：①继发性功能性重度精液量减少。②继发性功能性中度少弱精子症。

（2）中医诊断：①气滞血瘀型重度精液量减少。②气滞血瘀型中度少弱精子症。

5. 西医特色治疗

基本同本章第九节虚证型治愈病例简介一“肾精亏虚型重度精液量减少”的西医治疗。

6. 中医特色治疗

（1）治疗原则：疏肝行滞+化瘀通络+增液生精。

（2）常用配方：行滞化瘀增液汤加减。

（3）常用药物：柴胡、炒枳壳、炒白芍、炙甘草、川芎、熟地黄、当归、炙香附、炙龟板、玄参、紫丹参、川牛膝、菟丝子、枸杞子等。

7. 配方分析

（1）行滞化瘀增液汤：是我们特色治疗“气滞血瘀型重度精液量减少”的有效验方。

①功效：疏肝行滞、化瘀通络、增液生精。

②主治：气滞血瘀型重度精液量减少。

③方源：明代柴胡疏肝散+宋代四物汤+现代刘茂松经验。

④组成：柴胡疏肝散+四物汤+炙香附、炙龟板、玄参、紫丹参、川牛膝、菟丝子、枸杞子等。

⑤方解：方中柴胡疏肝散疏肝行滞、通络增液为君；四物汤、炙龟板、玄参等补血养血、增液生精为臣；紫丹参、川牛膝等活血化瘀、通络增液为佐；菟丝子、枸杞子等补肾生精活精为使。全方共奏：疏肝行滞、化瘀通络、增液生精

之功。

（2）柴胡疏肝散：见第二篇第一章第十节实证型治愈病例简介一“肝郁气滞型重度性欲减退”的相关内容。

（3）四物汤：见第二篇第二章第九节虚证型治愈病例简介一“肾阳虚弱型重度阳痿”的相关内容。

8. 配方加减

若肝郁化火：去柴胡、炙香附等药物，加牡丹皮、天花粉、石斛等。

9. 治疗小结

（1）治疗半个月后：患者的症状有了明显好转。按以上治疗方案，适当加减中西药配方及用量，再连续治疗三个月后的复查结果：①精液量 2.00mL；pH 值 7.4；果糖 1.60g/mL。液化时间 10 分钟；精子浓度 20.32×10^6/mL；精子活力 PR 24.67%；NP 26.15%。②其他检查均在正常范围。

（2）男方治疗同时：对其妻子进行消炎、消抗体、调经、促排卵、健黄体等治疗受孕。

（3）孕后保胎治疗：为了防止流产，我们还给予孕后保胎治疗即给口服中药汤剂 + 黄体酮肌注和孕期保健方面的知识宣教。

10. 疗效评估

（1）自觉症状：基本消失。

（2）精液质量：已正常。

（3）妊娠情况：其妻已孕。

（4）评估结果：治愈。

11. 现代研究简况

（1）柴胡疏肝散：见第二篇第一章第十节实证型治愈病例简介一“肝郁气滞型重度性欲减退”的相关内容。

（2）四物汤：见第二篇第二章第九节虚证型治愈病例简介一“肾阳虚弱型重度阳痿”的相关内容。

三、痰湿蕴阻型重度精液量减少

1. 病例

（1）概况：徐先生，男，31 岁，大专文化，导游，黄山人。于 2012 年 6 月 23 日来就诊。

（2）主诉：婚后4年未育。

（3）现病史：性生活正常，但精液量少。曾在屯溪、杭州、南京、上海等地诊治无效。

（4）既往史：曾患过急性淋病已治愈，但无腮腺炎、外伤、手术等病史。

（5）家族史：其家族中无类似疾病史。其妻子在妇科检查：①月经退后、卵泡发育不良。②宫颈黏液支原体培养阳性（+）。③宫颈黏液抗精子抗体（AsAb）阳性（+）等。

2. 检查简况

（1）体格检查：经男科体检未发现明显阳性体征，双侧睾丸大小及质地正常。

（2）精液检查：①精液量0.80mL；pH值7.4；果糖0.50g/mL；液化时间80分钟；精子浓度2.50×10^6/mL；精子活力PR 0.86%；NP 5.30%。②精液支原体培养阳性（+）。③精浆抗精子抗体（AsAb）阳性（+）。④精液白细胞计数检查1.5×10^6/mL。

（3）其他检查：均在正常范围。

3. 中医证候

（1）全身症状：乏力纳差、口苦心烦、大便稀软等。

（2）局部症状：阴囊湿黏、精液量较少。

（3）舌脉之证：舌质淡、苔黄腻、脉滑数。

4. 临床诊断

（1）西医诊断：①原发性功能性重度精液量减少。②原发性功能性中度少弱精子症。③生殖系支原体感染。

（2）中医诊断：①痰湿蕴阻型重度精液量减少。②痰湿蕴阻型中度少弱精子症。

5. 西医特色治疗

基本同本章第九节虚证型治愈病例简介四“阴虚火旺型中度精液量减少”的西医治疗。

6. 中医特色治疗

（1）治疗原则：燥湿化痰+化瘀通络+增液生精。

（2）常用配方：燥湿化痰增液汤加减。

（3）常用药物：炙苍术、炙香附、茯苓、法半夏、炙胆星、杵桃仁、红花、熟地黄、当归、赤芍、川芎、柴胡、炒枳壳、菟丝子、枸杞子等。

7. 配方分析

（1）燥湿化痰增液汤：是我们特色治疗“痰湿蕴阻型重度精液量减少”的有效验方。

①功效：燥湿化痰、化瘀通络、增液生精。

②主治：痰湿蕴阻型重度精液量减少。

③方源：清代苍附导痰丸＋清代期血府逐瘀汤＋现代刘茂松经验。

④组成：苍附导痰丸＋血府逐瘀汤＋菟丝子、枸杞子等。

⑤方解：方中苍附导痰丸燥湿化痰、理气通络治因增液为君；血府逐瘀汤活血祛瘀、行气止痛，辅助理气通络增液为臣；菟丝子、枸杞子等补肾生精为佐。全方共奏：燥湿化痰、化瘀通络、增液生精之功。

（2）苍附导痰丸：见第二篇第一章第十节实证型治愈病例简介二“痰湿蕴阻型重度性欲减退”的相关内容。

（3）血府逐瘀汤：见第二篇第二章第十节实证型治愈病例简介三“痰湿蕴阻型重度阳痿”的相关内容。

8. 配方加减

（1）在本方中禁用炙附片类药物。

（2）若是有暑湿：加藿香、佩兰等。

（3）若痰湿化热：应加清热凉血类药物酌情使用。

9. 治疗小结

（1）治疗半月后：患者的症状和精液质量均有明显好转。按以上治疗方案，适当加减中西药配方及用量，再连续治疗三个月后的复查结果：①精液量 1.80mL；pH 值 7.4；果糖 1.50g/mL。液化时间 20 分钟；精子浓度 26.21×10^6/mL；精子活力 PR 24.76%、NP 25.65%。②其他检查结果均在正常范围。

（2）男方治疗同时：对其妻子进行调经、促排卵、健黄体等治疗受孕。

（3）孕后保胎治疗：为了防止流产，我们还给予孕后保胎治疗即给口服中药汤剂＋黄体酮肌注和孕期保健方面的知识宣教。

10. 疗效评估

（1）自觉症状：基本消失。

（2）精液质量：已正常。

（3）妊娠情况：其妻已孕。

（4）评估结果：治愈。

11. 现代研究简况

（1）苍附导痰丸：见第二篇第一章第十节实证型治愈病例简介二“痰湿蕴阻型重度性欲减退”的相关内容。

（2）血府逐瘀汤：见第二篇第二章第十节实证型治愈病例简介三“痰湿蕴阻型重度阳痿”的相关内容。

第二章　精液不液化

第一节　精液不液化的概念

精液不液化，是指精液排出后 >60 分钟以上仍不液化。因精液不液化会影响精子的活力而导致男性生育障碍，约占男性不育门诊的 14.8%。

因为人类的精液射出体外后具有很快凝固并在短时间内又很快液化的特点。正常男性的精液刚射出时呈稠厚的胶冻状，有利于精液在女性阴道中停留，随后约在 5 ～ 60 分钟内开始液化成液体（呈米汤样），有利于精子的游动。正常的精液中存在凝固和液化酶（因子），前者主要来源于精囊，后者主要来源于前列腺，由于两种因子的协调作用，使精液在体内由液态→体外→胶冻状→液体状。当凝固与液化因子间的平衡被打破，精液可表现为液化异常。

因为我们在长期的临床工作中发现精液不液化与功能性因素有关，所以我们将重点介绍功能性精液不液化的病因、诊断、分类、分度、分证以及各种证型的中西医结合的特色疗法和疗效评估方法及标准。

第二节　西医病因病机

一、发病原因

功能性精液不液化的病因和发病机理比较复杂，至今还不完全清楚，但我们认为：精液不液化的发病原因与精神心理因素、体质因素、疲劳因素、感染因素、药物因素、不良生活习惯等功能性致病因素有关。具体病因可参考第一篇第三章第二节“精液异常的病因病机”的相关内容。

二、发病机理

以上各种功能性致病因素→精液不液化→精神心理障碍（三者互为因果，影响了内分泌和生殖腺系统的神经功能协调行动）→下丘脑－垂体－性腺生殖腺轴的功能障碍（或称生殖腺系统神经功能障碍，包括睾丸、附睾、精囊腺、前列腺的功能，主要是前列腺液化酶的分泌功能下降和精浆成分如锌、镁、柠檬酸、果糖等含量及精液 pH 值的改变）→精液不液化（加重了病情）→久治不愈（再次加重了病情）→部分患者失去了治疗信心→顽固性精液不液化。

第三节　中医病因病机

一、古代中医病因病机

精液不液化，是现代西医诊断名称，历代中医学对此并无专论，而是统称为“无子”。但究其证候则有“精热、精寒、精厚、精凝”等之别，其具体病因尚未查到详细记录。

二、现代中医病因病机

我们根据现代人们的生活习惯和疾病谱的变化，把精液不液化的病因病机分为以下 4 种常见病态体质证型进行分析讨论。

1. 肾阳虚弱型精液不液化

（1）主要病因：①内因主要是先天不足、平素体弱。②外因主要是房室劳伤、过度手淫，或外感寒湿。

（2）主要病机：以上内外之邪可致肾阳虚弱，使肾阴阳失衡。因肾中藏有元阴和元阳，是人体生殖、发育的根本，故肾的阴阳平衡则能维持人体生理功能的正常。若有耗伤，则诸种病变由之而生。肾的病证虽有多种，主要有肾阳虚、肾阴虚两大类型。肾为先天之本，藏真阴而寓元阳，肾之阴阳即相互资生、相互促进、相互转化和相互依存，相生相克，相乘相侮，相互影响，互为因果，故肾之阴阳是对立而又统一的两个方面，始终保持着动态的平衡。若肾阳虚弱，则阳气不足而致畏寒肢凉等“虚寒”证候，导致肾精寒凝而精液不液化，影响精子活力。

2. 阴虚火旺型精液不液化

（1）主要病因：①内因主要是长期房劳过度，或过度手淫，或久病耗阴。②外因主要是或外感燥火，或过服温燥劫阴之品如人参、鹿茸、附子、肉桂等，使真阴之液暗耗。

（2）主要病机：以上内外之邪可致阴虚火旺。阴虚是指脏腑阴份亏虚，如精液和津液等阴精亏虚，无力制约阳气，而出现阳气偏盛的虚热状态，即“阴虚则生内热”或称“相火亢盛”或称“阴虚火旺”的病理变化。本证大多表现为慢性过程，阴愈虚则火易旺，火越旺则阴更虚，形成恶性循环，病情日益加重而致精液不液化等。

3. 痰湿凝滞型精液不液化

（1）主要病因：①内因主要是先天不足，脾胃虚弱。②外因主要是长期饮食不节、嗜食肥甘厚腻，或外感寒湿伤脾。

（2）主要病机：以上内外之邪可致痰湿阻滞。痰湿即湿聚成痰也。所谓湿，即水湿，有外湿和内湿之分。因脾有运化水湿的功能，若是长期嗜食肥甘厚腻损伤脾胃功能，可致湿从内生即内湿。外湿是由于气候潮湿或涉水淋雨或居室潮湿，使外来水湿入侵人体而引起湿从外入。以上内外之湿邪可致脾胃失健，湿邪内聚，久之成痰。另外，若躯脂满溢（肥胖多阳虚）或素有脾肾阳虚，阳虚则不能化气行水而致水湿内停，亦可湿聚成痰。痰湿属于阴寒，易于凝滞而致精液不液化等。

4. 湿热下注型精液不液化

（1）主要病因：①内因主要是先天不足，脾胃虚弱等。②外因主要是长期饮食不节、嗜食肥甘厚腻，或外感寒湿伤脾或是直接外感湿热。

（2）主要病机：以上内外之邪可致湿热下注。所谓湿热是指湿与热同时存在的症状。以上内外之湿邪可致脾胃失健，湿邪内聚，久之成痰。另外，若躯脂满溢（肥胖多阳虚）或素有脾肾阳虚，阳虚则不能化气行水而致水湿内停，亦可湿聚成痰。若痰湿久留不除而化热，或因阳热体质而使湿从阳化热。以上湿与热互为因果、互相转化，不断加重病情，导致湿热产生，或直接外感湿热。若湿热流注于下焦称为湿热下注，若下注于膀胱则称为膀胱湿热，导致肾与膀胱气化失常，失于宣泄，阻滞精窍，使经络阻塞不通而致精液不液化等。

第四节　西医诊断

一、诊断依据

诊断依据是：病史＋症状＋体检＋辅助检查，其中实验室辅助检查“精液液

化时间 >60 分钟”是诊断的主要依据，但还要重点了解以下情况。

1. 病史简况

（1）有无附属性腺感染史如尿道炎、前列腺炎、精囊腺炎等。

（2）有无不良的生活饮食习惯，是否长期嗜食甘甜油腻饮食。

（3）是否长期过多地服用滋补类中药等。

2. 临床表现

大多数患者都无明显的临床症状，只是通过化验才发现“精液不液化”，极少数患者可伴有睾丸炎、精囊炎、CP 或伴有性功能减退等病史或临床表现。

3. 体检和辅检

基本同第一篇第五章病史和检查的相关内容。特点是：精液 >60 分钟不液化。

二、诊断标准

WHO 诊断标准：精液 >60 分钟未液化。

三、诊断分类

我们还没有查到 WHO 或国家或其他专家关于精液不液化的诊断分类方法和标准。

四、诊断分度

目前还没有查到 WHO 或国家或其他专家关于精液不液化的诊断分度方法和标准。为了客观量化精液不液化的病情程度，便于临床研究和疗效评估，在此只能将我们在日常工作中的诊断分度方法和标准简介如下，具体内容见表 8-1 精液不液化病情问卷评估简表，将病情分为轻度、中度、重度三种类型，其特点：简明实用。

（1）液化正常：液化时间 <60 分钟。

（2）轻度不液化：液化时间在 60 ～ 100 分钟。

（3）中度不液化：液化时间在 100 ～ 300 分钟。

（4）重度不液化：液化时间 >300 分钟。

表 8－1　精液不液化病情评估简表（刘茂松标准）

病情	液化时间正常	轻度不液化	中度不液化	重度不液化
液化情况	液化正常	液化延迟	不液化	顽固性不液化
评估标准	<60 分钟	60～100 分钟	100～300 分钟	>300 分钟

五、鉴别诊断

主要是与人为因素引起的精液不液化症进行鉴别诊断，所以发现精液不液化时要排除取精时的环境或运送标本途中的温度（如低温雨雪天气）等人为因素，必要时应停一周后到医院恒温取精室内重新取精检验。

第五节　中医诊断

一、诊断依据

我们的诊断依据是：中医四诊结果＋西医检查结果。

二、诊断标准

我们的诊断标准是：中医证型＋西医诊断。如肾阳虚弱型功能性重度精液不液化。

三、诊断分证

根据我们提出的"九证分类法"，将男性功能性精液不液化分为虚证和实证二大类，共 4 种常见病态体质证型，被称为"新安刘氏精液不液化证型分类法"。

1. 虚证

主要有"肾阳虚弱、阴虚火旺"等证型。

2. 实证

主要有"痰湿凝滞、湿热下注"等证型。

另外，还有少数是寒热虚实夹杂的复合病证，在此难以全面表达清楚，故在临证时还要认真进行"辨体、辨病、辨证"分析分类分证（型）。

第六节　西医特色疗法

一、常规疗法

主要是“性心理宣教治疗 + 病因治疗 + 营养素治疗 + 生活治疗”等。

二、特色疗法

主要是“抗生素治疗 + 促液化治疗 + 局部治疗或人工助孕治疗”等。

1. 抗生素治疗

若查明伴有泌尿生殖系感染如支原体感染或伴有慢性前列腺炎等，则应根据药敏试验选择有效的抗生素治疗，或采用广谱或联合使用有效的抗生素治疗，有望改善前列腺等附性腺的分泌功能，从而达到增加精液量的目的。具体疗法可参考第三篇第五章前列腺炎综合征的抗生素特色疗法。

2. 促液化治疗

（1）口服化痰药：口服痰易净等化痰类药物，有助于精液液化。

（2）肌注蛋白酶：可用 a－糜蛋白酶，每次 5mg（4000 U），每周 2 次肌内注射，连续 1 个月，或用玻璃质酸酶，每天 1 次，肌内注射 1500 U，连续 20～30 天。

3. 局部治疗

（1）阴道栓剂：将 a－淀粉酶 50mg 与可可脂制成阴道栓剂，性交后立即将一枚药栓塞入阴道，令其自溶，促进精液液化，a－淀粉酶除了有液化精液的作用外，其分解产生的糖原可能对女性生殖道有一定的作用。

（2）阴道注入液体：用糜蛋白酶 5mg，加入 1mL 的生理盐水中，于性交后立即注入阴道内，抬高臀部 30 分钟，可促使精液液化，降低精液黏稠度，但对精子活力基本无影响。

4. 人工助孕治疗

适用于年龄较大、经一年以上的科学规范治疗无效的重度精液不液化患者。主要有夫精人工授精（AIH）和试管婴儿（IVF 或 ICSI）疗法。

第七节　中医特色疗法

一、常规疗法

主要是“心理疏导 + 改变思想观念 + 改变不良生活习惯”等。

二、特色疗法

主要以“补肾温阳 + 燥湿化痰 + 化瘀通络”为总则，再以我们的“九证疗法”为纲，进行“辨体、辨病、辨证”分析治疗，具体见本章第九节和第十节中的相关内容。

三、中成药疗法

具体可参考第一篇第十章第五节“中成药简易疗法”中的相关内容。

第八节　疗效评估方法

因我们还没有查到 WHO 或国家或其他专家关于精液不液化的疗效评估方法和评估标准，所以在此只能将我们在日常工作中研究使用的疗效评估方法和评估标准简介如下。

一、疗效评估方法

1. 评估依据

是以治疗后实验室的检查结果作为疗效评估的主要依据。

2. 评估方法

为了客观地量化精液不液化的疗效，我们设计了表 8 - 2 精液不液化疗效评估简表，将治疗结果分为治愈、有效、无效三种类型进行科学评估。

3. 评估标准

（1）治愈：精液液化时间正常（ <60 分钟）。

（2）有效：精液液化时间有缩短（降低一级，如由重度降至中度或由中度降至轻度）。

（3）无效：精液液化时间无改善。

表 8－2 精液不液化疗效评估简表（刘茂松标准）

治疗结果	治愈	有效	无效
评估标准	液化时间正常	液化时间降低一级	液化时间无改善

二、疗效统计方法

基本同第一篇第十一章“疗效评估方法”中的疗效统计方法。

第九节 虚证型治愈病例简介

一、肾阳虚弱型重度精液不液化

1. 病例

（1）概况：叶先生，35 岁，高中文化，南京军区司令部司机（现役军人），已婚未育。于 2011 年 6 月 8 日慕名而来我科就诊。

（2）主诉：婚后 5 年未育。

（3）现病史：患者因精液不液化，曾在南京军区总院等医院治疗 2 年无效。

（4）既往史：既往无腮腺炎、泌尿生殖系统感染、外伤、手术等病史。

（5）家族史：其家族中无类似疾病史。其妻子经妇科检查基本正常。

2. 检查简况

（1）体格检查：经男科体检未发现明显阳性体征。

（2）精液检查：①精液量 1.5mL；pH 值 7.4；果糖 1.2g/mL；液化时间 > 300 分钟不液化；精子浓度 52×10^6/mL；精子活力 PR 2.35%、NP 7.20%。②精液支原体培养阴性（－）。③精浆抗精子抗体（AsAb）阴性（－）。④精液白细胞计数 0.5 < 1.0×10^6/mL。

（3）其他辅检：均在正常范围。

3. 中医证候

（1）全身症状：全身乏力、腰膝酸软、畏寒肢凉，性功能减退等。

（2）局部症状：阳器不坚、精液如胶冻状。

（3）舌脉之证：舌质淡，苔薄白，脉细弱。

4. 临床诊断

（1）西医诊断：①原发性重度精液不液化。②原发性中度弱精子症。

（2）中医诊断：①肾阳虚弱型重度精液不液化。②肾阳虚弱型中度弱精子症。

5. 西医特色治疗

主要参照本章第六节“西医特色疗法”中的相关内容。

6. 中医特色治疗

（1）治疗原则：补肾温阳 + 化瘀通络 + 促进液化。

（2）常用配方：补肾温阳液化汤加减。

（3）常用药物：鹿角霜、肉桂、炙附片、熟地黄、山药、山萸肉、茯苓、泽泻、牡丹皮、紫丹参、川牛膝、皂角刺、菟丝子、枸杞等。

7. 配方分析

（1）补肾温阳液化汤：是我们特色治疗“肾阳虚弱型重度精液不液化”的有效验方。

①功效：补肾温阳、化瘀通络、促进液化。

②主治：肾阳虚弱型重度精液不液化。

③方源：汉代金匮肾气丸 + 现代刘茂松经验。

④组成：金匮肾气丸 + 鹿角霜、紫丹参、川牛膝、皂角刺、菟丝子、枸杞等。

⑤方解：方中鹿角霜 + 金匮肾气丸补肾温阳治因为君，其中鹿角霜系梅花鹿之角熬制后的角渣，亦是梅花鹿督脉所发，气旺血充，故能补督脉，益精血，温补肾中元阳，但其效力较鹿角片略弱而温和，缓缓温补肾中元阳，温通化瘀、助进液化；紫丹参、川牛膝等化瘀通络、净化气血为臣；皂角刺等行气破积为佐；菟丝子、枸杞等补肾生精、活精为使。全方共奏：补肾温阳、化瘀通络、促进液化之功。

（2）金匮肾气丸：见第二篇第一章第九节虚证型治愈病例简介一“肾阳虚弱型重度性欲减退”中的相关内容。

8. 配方加减

若有内热：加玄参、地骨皮等滋阴凉血、生津之品。

10. 治疗小结

（1）治疗半月后：患者的症状和精液质量均有明显好转，液化时间为 30 分钟。按以上治疗方案，适当加减中西药配方及用量，再连续治疗三个月后的复查结果：①精液量：3.5mL；pH 值：7.4；果糖 3.0g/mL；液化时间：20 分钟；精子浓度：36.2×10^6/mL；精子活力：PR 25.35%、NP 26.40%。②其他检查结果均在正常范围。

（2）治疗三个月后：其妻已孕，我们还给予孕期保健方面的知识宣教。

9. 疗效评估

（1）自觉症状：基本消失。

（2）精液质量：已正常。

（3）妊娠情况：其妻已孕。

（4）评估结果：治愈。

11. 现代研究简况

（1）鹿角霜与鹿茸、鹿角片是同一类的中药，同样具有性激素样等药理作用，能促进子宫发育、抗疲劳、改善睡眠、提高机体免疫功能、延缓衰老等功效。但鹿角霜是鹿角熬制后的角渣，其中的主要成分已被提取，故其效力较鹿角片略弱而温和，缓缓温补肾中元阳，更为适合本证使用。

（2）金匮肾气丸：见第二篇第一章第九节虚证型治愈病例简介一“肾阳虚弱型重度性欲减退”中的相关内容。

二、阴虚火旺型重度精液不液化

1. 病例

（1）概况：洪先生，38 岁，本科学历，干部，宁国市人，已婚未育。于 2011 年 11 月 10 日来我科咨询。

（2）主诉：婚后 7 年未育。

（3）现病史：患者因精液不液化，曾在宁国、宣州、芜湖、合肥、上海等地经中西医治疗 6 年无效，对治疗失去了信心。

（4）既往史：既往无腮腺炎、泌尿生殖系统感染、外伤、手术等病史。

（5）家族史：其家族中无类似疾病史。其妻子在妇科检查：①有月经提前、量少、卵泡发育不良等病症。②宫颈黏液支原体培养阳性（+）。③血清和宫颈黏液抗精子抗体（AsAb）阳性（++）。

2. 检查简况

（1）体格检查：经男科体检未发现明显阳性体征。

（2）精液检查：①精液量 1.5mL；pH 值 7.4；果糖 1.0g/mL；液化时间 > 300 分钟；精子浓度 27.45×10^6/mL；精子活力 PR 0.00%、NP 5.32%。②精液支原体培养阳性（+）。③精浆抗精子抗体（AsAb）阳性（++）。④精液白细胞计数 $>1.0 \times 10^6$/mL。

（3）其他辅检：均在正常范围。

3. 中医证候

（1）全身症状：有口干、尿黄、大便秘结、心烦、少眠、盗汗等。

（2）局部症状：性欲较高、阳器易举、精液黏稠量少。

（3）舌脉之证：舌红、苔薄，脉细数。

4. 临床诊断

（1）西医诊断：①原发性重度精液不液化。②原发性重度弱精子症。③生殖系支原体感染。

（2）中医诊断：①阴虚火旺型重度精液不液化。②阴虚火旺型重度弱精子症。

5. 西医特色治疗

（1）促液化治疗：主要参照本章第六节“西医特色疗法”中的相关内容。

（2）抗生素治疗：给患者夫妇同时服用阿奇霉素分散片，每日 2 次，每次 0.25g（1 片），共六天，饭后服。

6. 中医特色治疗

（1）治疗原则：滋阴降火 + 化瘀通络 + 促进液化。

（2）常用配方：滋阴降火液化汤加减。

（3）常用药物：知母、炒黄柏、生地黄、山药、山萸肉、茯苓、泽泻、牡丹皮、地骨皮、紫丹参、川牛膝、炒枳壳、皂角刺、仙灵脾等。

7. 配方分析

（1）滋阴降火液化汤：是我们特色治疗“阴虚火旺型重度精液不液化”的有效验方。

①功效：滋阴降火、化瘀通络、促进液化。

②主治：阴虚火旺型重度精液不液化。

③方源：清代知柏地黄汤 + 现代刘茂松经验。

④组成：本方由知柏地黄丸 + 地骨皮、丹参、牛膝、枳壳、皂角刺、仙灵脾等组成。

⑤方解：方中知母、生地黄等滋阴，炒黄柏、地骨皮、牡丹皮等降火治因为君；紫丹参、川牛膝等化瘀通络、净化气血为臣；皂角刺、炒枳壳等行气破积为佐；仙灵脾等补肾温阳，防止滋阴降火过度而造成肾中受寒之弊为使。全方共奏：滋阴降火、化瘀通络、促进液化、生精活精之功。

（2）知柏地黄汤：见第二篇第三章第九节虚证型治愈病例简介三“阴虚火旺型重度早泄”的相关内容。

8. 配方加减

（1）若口干尿黄：加生石斛等。

（2）若举而不坚：加淫羊藿、桂枝等。

（3）若心烦少眠：加柏子仁、酸枣仁、炙远志等。

（4）方中黄柏药性苦寒，故以炒为宜，以降其寒性，而且不宜重用和久用。

9. 治疗小结

（1）治疗半月后：患者的症状和精液质量均有明显好转。按以上治疗方案，适当加减中西药配方及用量，再连续治疗三个月后的复查结果：①精液量：2.5mL；pH 值：7.4；果糖 2.5g/mL；液化时间：10 分钟；精子浓度：35.32×10^6/mL；精子活力：PR 24.65%、NP 27.60%。②其他项目均在正常范围。

（2）男方治疗同时：对其妻子进行调经、促排卵、健黄体和甲状腺功能低下等治疗。

（3）治疗三个月后：其妻子已受孕，我们还给予孕期保健方面的知识宣教。

10. 疗效评估

（1）自觉症状：基本消失。

（2）精液质量：全部正常。

（3）妊娠情况：其妻已孕。

（4）评估结果：治愈。

11. 现代研究简况

知柏地黄汤：见第二篇第三章第九节虚证型治愈病例简介三“阴虚火旺型重度早泄”中的相关内容。

第十节　实证型治愈病例简介

一、痰湿凝滞型重度精液不液化

1. 病例

（1）概况：朱先生，31 岁，初中文化，水电工，休宁县人，已婚未育。于 2012 年 5 月 11 日来我科就诊。

（2）主诉：婚后 3 年未育。

（3）现病史：患者因精液不液化，曾在休宁县、屯溪、合肥等地治疗 2 年无效。

（4）既往史：既往无腮腺炎、泌尿生殖系统感染、外伤、手术等病史。

（5）家族史：其家族中亦无类似疾病史。其妻子在妇科检查发现：①有月经不调、经量少、卵泡发育不良。②宫颈黏液支原体培养阳性（+）。③血清和宫颈黏液抗精子抗体（AsAb）阳性（++）。④双侧输卵管梗阻。

2. 检查简况

（1）体格检查：经男科体检未发现明显阳性体征。

（2）精液检查：①精液量 2.0mL；pH 值 7.4；果糖 1.5g/mL；液化时间 > 300 分钟不液化；精子浓度 23.46×10^6/mL；精子活力 PR 0.00%、NP 7.20%。②精液支原体培养阳性（+）。③精浆抗精子抗体（AsAb）阳性（+）。④精液白细胞计数 $>1.0\times10^6$/mL。

（3）其他辅检：均在正常范围。

3. 中医证候

（1）全身症状：体形偏胖，身重乏力，大便较软，性功能减退。

（2）局部症状：阴囊湿黏，精液黏稠不化。

（3）舌脉之证：舌质淡、苔黄腻，脉弦滑。

4. 临床诊断

（1）西医诊断：①原发性重度精液不液化。②原发性重度弱精子症。③生殖系支原体感染。

（2）中医诊断：①痰湿凝滞型重度精液不液化。②痰湿凝滞型重度弱精子症。

5. 西医特色治疗

基本同本章第九节治愈病例简介二“阴虚火旺型重度精液不液化”的西医治疗。

6. 中医特色治疗

（1）治疗原则：燥湿化痰 + 化瘀通络 + 促进液化。

（2）常用配方：燥湿化痰液化汤加减。

（3）常用药物：炙苍术、法半夏、炙香附、炙胆星、炒枳壳、陈皮、茯苓、紫丹参、皂角刺、三棱、莪术、桂枝、仙灵脾、菟丝子、枸杞子等。

7. 配方分析

（1）燥湿化痰液化汤：是我们特色治疗“痰湿凝滞型重度精液不液化”的有效验方。

①功效：燥湿化痰、化瘀通络、促进液化。

②主治：痰湿凝滞型重度精液不液化。

③方源：清代苍附导痰丸 + 现代刘茂松经验。

④组成：苍附导痰丸 + 丹参、皂角刺、三棱、莪术、桂枝、仙灵脾、菟丝子、枸杞子等。

⑤方解：本中苍附导痰丸燥湿化痰、理气通络治因为君；紫丹参、川牛膝等活血祛瘀、理气通络为臣；炒枳壳、皂角刺、三棱、莪术等行气破积、解凝行滞为佐；桂枝、仙灵脾、菟丝子、枸杞子等补肾、温阳、生精为使。全方共奏：燥湿化痰、化瘀通络、促进液化、生精活精之功。

（2）苍附导痰丸：见第二篇第一章第十节实证型治愈病例简介二“痰湿蕴阻型重度性欲减退”中的相关内容。

8. 配方加减

（1）若是有湿热：加炒黄柏清热凉血类药物。

（2）若体质偏寒：加桂枝、煨姜等以增其温通化凝、促液化之功。

（3）在本方中禁忌炙附片类药物同时使用。

9. 治疗小结

（1）治疗半月后：患者的症状和精液质量均有明显好转。按以上治疗方案，适当加减中西药配方及用量，再连续治疗三个月后的复查结果：①精液量 3.6mL；pH 值 7.4；果糖 3.0g/mL；液化时间 10 分钟；精子浓度 97.85×10^6/mL；精子活力 PR 23.53%；NP 26.70%。②其他项目均在正常范围。

（2）因其妻子患有：双侧输卵管梗阻。故建议他们去上海做 IVF－ET 治疗获得成功。

（3）治疗半年后：妻子已受孕，我们还给予管后治疗即中药煎服＋黄体酮肌注长期保胎治疗和孕期保健方面的知识宣教。

10. 疗效评估

（1）自觉症状：基本消失。

（2）精液质量：已正常。

（3）妊娠情况：其妻已孕。

（4）评估结果：治愈（管前治疗＋IVF－ET＋管后治疗）。

11. 现代研究简况

苍附导痰丸：见第二篇第一章第十节实证型治愈病例简介二“痰湿蕴阻型重度性欲减退”中的相关内容。

二、湿热下注型重度精液不液化

1. 病例

（1）概况：张先生，32 岁，初中文化，屯溪人，已婚未育。于 2012 年 8 月 3 日来我科就诊。

（2）主诉：婚后 3 年未育。

（3）现病史：患者因精液不液化，曾在屯溪、歙县、合肥等地治疗 2 年无效。

（4）既往史：既往无腮腺炎，患过尿道炎。其家族中无类似疾病史。

（5）家族史：其妻子在妇科检查：①月经不调、卵泡发育不良、子宫内膜薄。②宫颈黏液支原体培养阳性（＋）。③宫颈黏液抗精子抗体（AsAb）阳性（＋＋）。

2. 检查简况

（1）体格检查：经男科体检未发现明显阳性体征。

（2）精液检查：①精液量 2.0mL；pH 值 7.4；果糖 1.5g/mL；液化时间＞300 分钟不液化；精子浓度 12×10^6/mL；精子活力 PR 2.0%、NP 3.35%。②精液支原体培养阳性（＋）。③精浆抗精子抗体（AsAb）阳性（＋）。④精液白细胞计数＞1.0×10^6/mL。

（3）其他辅检：均在正常范围。

3. 中医证候

（1）全身症状：口苦身重，全身乏力，腰膝酸软，下腹坠胀不适。

（2）局部症状：小便黄赤，阴囊皮肤湿黏，精液黏稠不化。

（3）舌脉之证：舌质淡红、苔黄腻，脉弦滑略数。

4. 临床诊断

（1）西医诊断：①原发性重度精液不液化。②原发性中度少弱精子症。③生殖系支原体感染。

（2）中医诊断：①湿热下注型重度精液不液化。②湿热下注型中度少弱精子症。

5. 西医特色治疗

基本同本章第九节治愈病例简介二“阴虚火旺型重度精液不液化”的西医治疗。

6. 中医特色治疗

（1）治疗原则：清热利湿 + 化瘀通络 + 促进液化。

（2）常用配方：清热利湿液化汤加减。

（3）常用药物：龙胆草、炒黄柏、茯苓、泽泻、车前子、柴胡、当归、紫丹参、炒枳壳、皂角刺、菟丝子、仙灵脾等。

7. 配方分析

（1）清热利湿液化汤：是我们特色治疗“湿热下注型重度精液不液化”的有效验方。

①功效：清热利湿、化瘀通络、促进液化。

②主治：湿热下注型重度精液不液化。

③方源：清代程氏萆薢分清饮 + 现代刘茂松经验。

④组成：程氏萆薢分清饮 + 紫丹参、炒枳壳、皂角刺、菟丝子、仙灵脾等。

⑤方解：方中清代程氏萆薢分清饮清热利湿、分清化浊、祛邪治因为君；紫丹参等活血祛瘀、行气止痛，辅助理气通络为臣；炒枳壳、皂角刺等行气破积、解凝行滞、净化气血、促进液化为佐；菟丝子、仙灵脾等补肾温阳，温通化凝，促进液化、补肾生精活精为使。全方共奏：燥湿化痰、温通化瘀、促进液化、生精活精之功。

（2）程氏萆薢分清饮：是清代康雍年间新安名医程国彭治疗“淋证日久、湿热郁阻”的名方。主要由萆薢、白术、黄柏、石菖蒲、莲子心、紫丹参、车前子、茯苓组成。具体见第二篇第三章功能性早泄第十节实证型治愈病例简介一“湿热下注型重度早泄”的相关内容。

8. 配方加减

（1）若阳虚不举：加黄狗肾等。

（2）若血瘀较重：加杵桃仁、红花等。

（3）若痰湿较重：加炒厚朴、炙苍术等。

10. 治疗小结

（1）治疗半月后：患者的症状和精液质量均有明显好转。按以上治疗方案，适当加减中西药配方及用量，再连续治疗三个月后的复查结果：①精液量2.6mL；pH值7.4；果糖2.5g/mL；液化时间30分钟；精子浓度37.85×10^6/mL；精子活力PR 24.53%；NP 27.40%。②其他项目均在正常范围。

（2）男方治疗同时：对其妻子进行消炎、消抗体、调经、促排卵、健黄体等治疗。

（3）治疗三个月后：其妻子已受孕，我们还给予孕期保健方面的知识宣教。

9. 疗效评估

（1）自觉症状：基本消失。

（2）精液质量：已正常。

（3）妊娠情况：其妻已孕。

（4）评估结果：治愈

11. 现代研究简况

程氏萆薢分清饮：见第二篇第三章第十节实证型治愈病例简介一“湿热下注型重度早泄”中的相关内容。

第三章　无精子症

第一节　无精子症的概念

无精子症，是指在一份完整的精液中无精子存在（WHO 诊断标准）。我们认为：如果在精液常规检查未发现精子，必需要将精液离心后取沉渣再做镜检，而且要每周检查一次，若连续 3 次离心后检查均未发现精子，则可确诊为无精子症。据报道，无精子症约占男性不育门诊的 6.36%。

WHO 第五版诊断标准将无精子症分为三大类：①真性无精子症（又称生精功能障碍性真性无精子症）。②隐匿型精子症（又称生精功能障碍性隐匿型精子症）。③假性无精子症（又称阻塞性无精子症）。

由器质性病因引起的无精子症为器质性无精子症，约占无精子症的绝大多数，不在本书的讨论范围。若是由功能性病因引起的无精子症为功能性无精子症，约占无精子症的极少数，是本书的主要内容。我们将重点介绍功能性无精子症的病因、诊断、分类、分度、分证以及各种证型的中西医结合的特色疗法和疗效评估方法及标准。

第二节　西医病因机理

因为无精子症的病因和发病机理比较复杂，所以至今还不完全清楚。仅有少数约 5% 的患者患有先天性或遗传性疾病如内分泌或性激素水平异常或隐睾、睾丸发育不良等疾病；约 20% 的患者曾患过腮腺炎、睾丸炎、睾丸外伤、附睾炎、前列腺炎、精囊炎等相关疾病；约有 5% 的患者患输精管梗阻；约有 70% 的患者无原发性疾病史，亦无其他明显的阳性体征，其病因是不明原因的睾丸生精功能障碍，给病因诊断和病因治疗带来了很大的困难而成为医学难题。现在只能将 WHO 提出的目前比较公认的传统病因与我们提出的现代西医病因病机综合学术新观点简介如下。

一、真性无精子症

真性无精子症是指睾丸不能产生精子，所以精液常规镜检和精液离心后镜检都无精子存在。约占无精子症的90%。特点是：体检睾丸体积正常或偏小。抽血检查 FSH 水平正常或升高。睾丸活检：无精子细胞，或可见 sertoli 细胞聚集。因其睾丸曲细精管有严重的病理变化，所以几乎无生精功能，几乎无精原细胞、初级精母细胞、次级精母细胞、精子细胞存在，或有极少的精原细胞、初级精母细胞，他们需要治疗三个月以上。

1. 发病原因

（1）器质性病因：因为真性无精子症的发病原因是睾丸生精功能障碍性器质性疾病，具体病因可参考第一篇第三章第二节“精液异常的病因病机”的相关内容。

（2）功能性病因：真性无精子症虽然属于睾丸生精功能障碍性器质性疾病，但往往也伴有精神心理因素、体质因素、疲劳因素和不良生活习惯等功能性病因，可加重无精子症的病情。具体病因可参考第一篇第三章第二节“精液异常的病因病机”的相关内容。

2. 发病机理

以上器质性和功能性病因→真性无精子症→精神心理障碍（三者互为因果，影响了内分泌和生殖系统的神经功能协调行动）→下丘脑－垂体－睾丸生殖轴的功能障碍（或称生殖系统神经功能障碍，包括睾丸、附睾、精囊腺、前列腺的功能）→真性无精子症→久治不愈（加重了病情）→部分患者失去了治疗信心→顽固性功能性真性无精子症。

二、隐匿型精子症的病因病机

隐匿型精子症：又称偶有精子症。特点是：体检睾丸体积正常或偏小。抽血检查 FSH 水平基本正常或轻度升高。他们的睾丸有很低的生精功能，有极少的精原细胞、初级精母细胞、次级精母细胞、精子细胞和精子存在。精液常规镜检无精子，但精液离心后镜检偶有精子存在。其主要病因是：睾丸或睾丸后的内外不良因素干扰了睾丸、附睾、前列腺、精囊腺等生殖腺的正常生理功能，造成生殖内环境紊乱，导致不同阶段的生精细胞的生长、发育、成熟障碍，主要表现为精母细胞分化障碍和精子成熟障碍。只要对症治疗，消除病因，改善生殖内环境，促进生精细胞的生长、发育、成熟，治疗半个月就能看到疗效了。

三、假性无精子症

假性无精子症又称阻塞性无精子症。特点是：体检睾丸体积正常，抽血检查FSH水平正常，精液常规或离心后镜检均为无精子，但睾丸活检显示在精曲小管中有较多的完整的精子细胞存在。其病因病机是输精管道阻塞，精子不能排出体外。假性无精子症约占无精子症的5%。他们也可能伴有疲劳、不良生活习惯、污染、疾病、药物等外界致病因素而加重假性无精子症的病情。

第三节　中医病因病机

一、古代中医病因病机

无精子症，是现代西医诊断名称，历代中医对此并无专论，而是统称为“无子”，究其症候则有“精少、精寒、精冷、精薄”等之别。另外，还有肾虚、肝损以及气衰、痰多、火盛、气郁等病因，其具体病因病机尚未查到详细记录。

二、现代中医病因病机

我们根据现代人们的生活习惯和疾病谱的变化，把真性无精子和隐匿型精子的病因病机分为以下6种常见证型进行分析讨论。

1. 肾阳虚弱型真性无精子和隐匿型精子症

(1) 主要病因：①内因主要是先天不足、平素体弱。②外因主要是房室劳伤、过度手淫，或外感寒湿。

(2) 主要病机：以上内外之邪可致肾阳虚弱使肾阴阳失衡。因肾中藏有元阴和元阳，是人体生殖、发育的根本，故肾的阴阳平衡则能维持人体生理功能的正常。若有耗伤，则诸种病变由之而生。肾的病证虽有多种，主要有肾阳虚、肾阴虚两大类型。肾为先天之本，藏真阴而寓元阳，肾之阴阳即相互资生、相互促进、相互转化和相互依存，相生相克，相乘相侮，相互影响，互为因果，故肾之阴阳是对立而又统一的两个方面，它们始终保持着动态的平衡。因肾阳为一身阳气之根本，具有温煦生殖和全身生理功能的作用。若肾阳虚则不能温煦生殖功能而影响生育。如清初《傅青主男女科》曰：“夫冰寒之地，不长草木，重阴之渊，不长鱼龙。”严重的肾阳虚弱又称“命门火衰”。《景岳全书》云：“命门为元气之根”，故肾阳虚则全身之阳气皆虚而致真性无精子或隐匿型精子等。

2. 肾阴亏虚型真性无精子和隐匿型精子症

（1）主要病因：①内因主要是长期房劳过度，或过度手淫，或久病耗阴。②外因主要是或外感燥火，或过服温燥劫阴之品如人参、鹿茸、附子、肉桂等，使真阴之液暗耗。

（2）主要病机：以上内外之邪可致肾阴亏虚。肾阴亏虚是指肾阴不足，又称“肾精亏虚”。《素问·金匮真言论》云：“夫精者，身之本也。”故肾精是生殖之本，亦是产生精液和提供人体生命活动的物质基础。肾精能调节脏腑之精，供其活动需要，能生髓、养骨、补脑、并参与血液和精子的生成，能提高机体的抗病能力，若肾精亏虚则可致真性无精子或隐匿型精子等。

3. 脾肾两虚型真性无精子和隐匿型精子症

（1）主要病因：①内因主要是先天不足，或后天房事过度，或外感寒邪。②外因主要是饮食不节致水湿困脾，或素体虚弱，或肾阳不足致脾阳虚弱，或经常外感水湿困脾。

（2）主要病机：脾肾两虚，是指即有脾虚又有肾虚之证。中医认为：“肾为先天之本，脾为后天之本”。它们相互资生、相互促进、相互转化和相互依存。如明末清初《傅青主女科》曰：“脾为后天，肾为先天，脾非先天之气不能化，肾非后天之气不能生”，说明了先天温养后天，后天补养先天的辩证关系。若脾土亏虚会影响肾水功能，肾水不足又会牵扯脾土运化，彼此相生相克，相乘相侮，互为因果，导致脾虚，肾虚或脾肾两虚而致先天和后天的阳气不足，推动无力，肾的封藏失职而致真性无精子或隐匿型精子等。

4. 气血两虚型真性无精子和隐匿型精子症

（1）主要病因：气血两虚是气血两伤所致。①气虚是指脾、肺、肾气不足，是由先天禀赋不足，或平素体虚，或房室劳伤，或过度手淫，或饮食不节，或手术或大病损伤元气等所引起。②血虚则常由失血过多或脾胃虚弱，生化不足，以及七情过度，暗耗阴血等原因所引起。

（2）主要病机：气血两虚，是指既有气虚之象，又有血虚之证。气虚的病理反映可涉及全身各个方面，还可导致脏腑功能减退，从而表现一系列脏腑虚弱征象。使人体的生理功能处于降低状态，体力和精力都明显缺乏，易疲劳。又因气可推动血液的运行，血液可以运载气，气血相互滋生，故气虚则血少，血少则气虚，它们相互依赖、互为因果。总之，气血两虚可导致阴阳气血失衡、脏腑功能衰退。如清代康熙年间新安名医叶天士在《秘本种子金丹》中曰：“疾病之关于胎孕者，男子则在精、女子则在血，无非不足而然。”又因“气为阳，血为阴”，故气血两虚可导致阴阳两虚和阴阳气血失衡、脏腑功能衰退而致真性无精子或隐匿型精子等。

5. 肾虚血瘀型真性无精子和隐匿型精子症

（1）主要病因：①肾虚属于虚证，主要病因是先天禀赋不足，或后天房事过度，或外感寒邪。②血瘀属于实证，主要病因是由气虚、气滞、寒凝、血虚等所致。

（2）主要病机：肾虚血瘀是指肾虚和血瘀同时存在的虚中夹实的复杂病证。肾虚血瘀理论是一种新的中医病因病机理论，是李积敏博士在20世纪80年代初正式提出的新理论。李积敏（字慎言）先生在《肾虚血瘀论》中曰：“久病及肾，久病则虚……虚者肾虚也”；又曰：“久病则虚，久病则瘀，虚可致瘀，瘀可致虚”，因为大多数久婚不育者都是经多方辗转治疗无效，病程迁延日久，久病则机体受损，脏腑气血虚弱，其中以肾虚为主，肾虚则五脏六腑皆虚，五脏六腑虚弱又可致肾之更虚；又曰：“久病则瘀，瘀者血瘀也”。因此，血瘀是疑难病的重要病理因素之一。历代中医认为“久病及肾 、久病致虚”“久病正衰，最易成瘀，瘀象夹杂，可致怪病、疑难病”。虚瘀互为因果、互相转化，不断加重病情，导致瘀滞形成，阻碍机体气血生新，则机体虚弱更甚。虚实夹杂，虚瘀相兼，病机错综复杂，给辨证及治疗带来了一定的难度。总之，肾虚血瘀可使阴阳气血失衡、脏腑功能衰退而致真性无精子或隐匿型精子等。

6. 痰湿蕴阻型真性无精子和隐匿型精子症

（1）主要病因：①内因主要是先天不足、脾胃虚弱。②外因主要是长期饮食不节、嗜食肥甘厚腻，或外感寒湿伤脾。

（2）主要病机：以上内外之邪可致痰湿蕴阻。痰湿即湿聚成痰也。所谓湿，即水湿，有外湿和内湿之分。因脾有运化水湿的功能，若是长期嗜食肥甘厚腻损伤脾胃功能，可致湿从内生即内湿。外湿是由于气候潮湿或涉水淋雨或居室潮湿，使外来水湿入侵人体而引起湿从外入。以上内外之湿邪可致脾胃失健，湿邪内聚，久之成痰。另外，若躯脂满溢（肥胖多阳虚）或素有脾肾阳虚，阳虚则不能化气行水而致水湿内停，亦可湿聚成痰。久之痰浊入络，蕴阻气机，气滞血瘀，痰蕴瘀互结，蕴阻精室，精气不通而致真性无精子或隐匿型精子等。

第四节　西医诊断

一、诊断依据

诊断依据是：病史＋症状＋体检＋辅助检查，其中实验室辅助检查“精液离心后镜检无精子”或“精液离心后镜检偶见精子”是诊断的主要依据，但还要重点了解以下情况。

1. 病史简况

（1）家族史：主要了解患者的家族中是否有遗传性疾病或类似疾病史。

（2）父母史：患者父母是否近亲结婚？如果是近亲结婚，患遗传性疾病的概率相对较高。

（3）个人史：①患者是否患有嗅觉丧失、视觉障碍等问题，因为这些问题常合并 Kallmann 综合征。②患者是否患过腮腺炎、睾丸炎、附睾炎、结核病等。③患者是否患有先天性遗传性疾病、生殖器发育不良例如双侧或单侧隐睾、睾丸下降不全等，是否做过这些手术？④患者职业情况。如是否长期从事无防护的油漆作业、高温作业、长期接触 X 线或化学或农药等。⑤患者是否有不良嗜好。如是否有长期吸毒也是造成无精子症。⑥患者生殖器部位是否有手术、外伤等病史。⑦患者是否有婚育史。

2. 临床表现

大多数患者都无明显的临床症状，只是通过化验才发现“无精子”，极少数患者可伴有隐睾、睾丸发育不良或曾患过睾丸炎、精囊炎、CP 或伴有性功能减退等病史或临床表现。

3. 体格检查

主要重点检查第二性征和内外生殖器。

（1）第二性征检查：包括皮肤、毛发的多少和分布情况，如胡须、腋毛、阴毛的有无及多少；喉结的大小、乳腺是否呈女性化发育，对诊断很有价值。如果男性第二性特征不明显往往提示性腺功能低下。例如 Klinefelter 综合征患者，身材较高、往往指距大于身高、皮肤较白嫩、乳房或略有发育、无胡须、无阴毛、无腋毛、喉结不明显等。

（2）外生殖器检查：①阴茎、睾丸检查，主要检查阴茎、睾丸的大小、有无畸形等。睾丸的大小和质地是睾丸生精功能的重要标志。如果单侧睾丸容积 < 15mL，质地柔软而不饱满，常提示有生精障碍。②附睾检查，主要包括附睾的大小、硬度、完整性、有无缺失、有无囊肿、有无增厚、结节和触痛。例如 Klinefelter 综合征患者的阴茎较小、睾丸小而软等。

（3）精索检查：①输精管检查，注意检查双侧输精管是否存在、是否增粗或变细、是软是硬、有无压痛、有无结节、有无中断等。②精索静脉检查，检查时嘱患者加大腹压，可触及轻度曲张的精索静脉。若有精索静脉曲张，要进行临床分度描述〔轻度（Ⅰ度）：局部触及不到曲张的静脉，这时患者会感觉到有些不适，但 B 超检查可发现精索静脉有扩张；中度（Ⅱ度）：患者站立时可触及曲张的静脉，但外表看不到；重度（Ⅲ度）：患者站立时阴囊部能看到曲张的静脉呈蚯蚓状或呈团状〕。

4. 常规辅检

在辅助检查中，检验室的精液检查是无精子症的主要诊断依据，但要排除禁欲时间、天气寒冷、取精方法等人为因素。

（1）精液离心检查：每周检查 1 次，连续 3 次检查均未发现精子。

（2）精液细胞学检查：据黄宇烽等研究表明，无论是生育或是不育的男性的精液中均存在精子和生精细胞。若精液中既无精子又无生精细胞，说明睾丸精曲小管的基膜发生障碍，属于原发性睾丸生精功能障碍。正常生育男性各级生精细胞的比例为精原细胞 0.8%；初级精母细胞 8.0%；次级精母细胞 7.0%。如果某种生精细胞比例超出正常范围，而精子细胞减少，说明生精细胞成熟障碍。

（3）精浆生化检查：通过对精浆生化的检查，可以了解附属性腺的功能，并为无精子症鉴别诊断提供依据。①果糖：果糖由精囊腺产生。如果果糖为 0，说明可能存在精囊的先天性缺失、发育不全或射精管梗阻。②a - 葡糖苷酶：精浆内中性 a - 葡糖苷酶作为常用的监测附睾功能的指标。阻塞性无精子患者，a - 葡糖苷酶明显降低。③抑制素 B：抑制素 B 是由睾丸的 Leydig 和 SertoLi 细胞产生，调节生殖内分泌。目前认为精浆抑制素 B 的测定对评价睾丸的生殖功能的优于 FSH。鲁海鸥等研究提示正常生育男性精浆中的抑制素 B 为 2.3s ±0.51ng/mL，无精子症患者精浆抑制素 B 为 0.23 ±0.14ng/mL。

（4）内分泌生殖激素检查：无精子症患者检查内分泌生殖激素尤为重要，可以间接了解睾丸功能。

①FSH、LH 增高，而 T 降低：说明睾丸功能损伤，常见的有 Klinefelter 综合征、睾丸炎后、睾丸外伤引起睾丸萎缩的患者。

②FSH、LH、T 均降低：为低促性腺激素型性腺功能低下，常见的有 Kallmann 综合征和垂体病变引起性腺功能低下。

③PRL 成倍升高：说明存在高泌乳素血症或脑垂体腺瘤。需要进一步做核磁共振（MRI）检查脑垂体的情况。

④FSH 正常，LH 和 T 明显降低：这是选择性 LH 缺陷。

⑤FSH 值很低，而 LH、T 值正常：可能为选择性 FSH 缺陷。

⑥FSH、LH、T 值均正常：结合体检，应怀疑梗阻性无精子症的可能，并进一步做输精管造影或睾丸活体组织检查确定。

5. 特殊辅检

（1）染色体核型检查：对无精子症患者一般常规作染色体核型分析，据统计，约有 13.7% 的无精子症患者存在染色体核型异常，包括 47，XXY，染色体的易位、倒置。

（2）AZF 基因检查：部分无精子症患者可检测到 AZF 基因的缺失。研究发现，AZFa 和 AZFb 缺失的患者，一般很少能从睾丸中取得精子。而 AZFc 缺失能够从睾丸中获取精子。

（3）附睾穿刺检查：在体检时发现睾丸大小正常、附睾头或尾部有明显结节，应高度怀疑阻塞性无精子症方可进行附睾穿刺检查，否则不要轻易地进行该项检查。

（4）睾丸活检：自从单精子卵泡微注射试管技术（ICSI）在临床上的广泛应用以来，睾丸活检不再只是一种单纯的诊断方法，部分无精子患者通过睾丸多点穿刺，可获得精子，施行 ICSI 而获得生育机会。Kim 等人的研究表明，有 30% 的无精子症患者，通过睾丸活检获得了精子。也有报道 Klinefelter 综合征患者经中西医药物治疗后再行睾丸活检，取得精子施行 ICSI 术，得到一个无染色体异常的正常婴儿（睾丸活检的部位应在睾丸上极的中部或外侧部，避免对睾丸重要血管的损伤）。有研究表明，对同一个体两侧睾丸活检结果的差异发生率为 28%。对于期望从睾丸内获取精子，准备作 ICSI 的患者，应尽量采用双侧，多点穿刺，当发现有精子时，应立即将活检的组织置于固定液中，一般用 Bovin 液，可以保持其结构的完整性。

（5）经直肠 B 超检查（TRUS）：TRUS 可以比较清楚地探测到精囊、射精管、前列腺的疾病。对精液量很少的无精子症往往可以发现先天性精囊缺失等病变。

（6）输精管造影检查：怀疑存在梗阻性无精子症并准备做输精管吻合术的患者才适应做输精管造影术，一般输精管造影术与输精管吻合术同时进行。

（7）其他检查：必要时通过 CT、MRI 检查脑垂体是否存在病变。

二、诊断标准

WHO 诊断标准：在一份完整的精液中无精子存在。我们将其分为以下三种情况。

（1）特发性真性无精子症：精液离心镜检为无精子，而睾丸活检显示在精曲小管内无精子细胞存在，可做出此诊断。但诊断要符合以下条件。①睾丸活检标本中没有发现精子。②双侧睾丸总体积＜30mL 或单侧体积＜15mL。③血浆中 FSH 升高。④不符合其他诊断。

（2）特发性隐匿型精子症：若一份新鲜精液标本经显微镜检查未发现精子，但经离心沉淀后镜检可发现精子，而且不符合其他诊断。

（3）阻塞性无精子症：如果精液离心镜检为无精子，而睾丸活检显示在精曲小管中有精子细胞存在，可做出此诊断。但诊断要符合以下条件。①睾丸活检标本中存在精子。②双侧睾丸总体积≥30mL 或单侧体积≥15mL。③血浆中 FSH 正常。④不符合其他诊断。

三、诊断分类

目前尚未查到 WHO 或国家或其他专家关于无精子症的诊断分类方法和标准。

四、诊断分度

目前尚未查到 WHO 或国家或其他专家关于无精子症的诊断分度方法和标准。

五、鉴别诊断

主要是与人为因素引起的无精子症、功能性（特发性）真性无精子症、功能性（特发性）隐匿型精子症、阻塞性无精子症等相鉴别。

第五节 中医诊断

一、诊断依据

我们的诊断依据是：中医四诊结果 + 西医检查结果。

二、诊断标准

我们的诊断标准是：中医证型 + 西医诊断。如肾阳虚弱型功能性重度无精子症。

三、诊断分证

根据我们提出的“九证分类法”，将男性功能性无精子症分为虚证和实证二大类，共 6 种常见病态体质证型，被称为“新安刘氏无精子症证型分类法”。

1. 虚证

主要有“肾阳虚弱、肾精亏虚型、脾肾两虚型、气血两虚”等证型。

2. 实证

主要有“肾虚血瘀、痰湿瘀阻”等证型。

另外，还有少数是寒热虚实夹杂的复合病证，在此难以全面表达清楚，故在临证时还要认真进行“辨体、辨病、辨证”分析分类分证（型）。

第六节 西医特色疗法

一、常规疗法

主要是“性心理宣教治疗 + 病因治疗 + 营养素治疗 + 生活治疗”等。如果能发现引起无精子症的确切病因，应该首先治疗原发性病因。

二、特色疗法

主要是“激素 + 维生素 + 微量元素或 + 抗生素或 + 手术或人工助孕”等。

1. 激素治疗

适用于内分泌生殖激素水平正常的特发性功能性无精子症或特发性重度功能

性少弱精子症或 FSH、LH 低于正常值（或伴有 T 值降低）的特发性功能性无精子症。若生精障碍性无精子症是先天性睾丸发育不良（如 Klinefelter 综合征）基本上是不可逆的，内科的药物治疗基本没有希望，但可以提高睾丸的容积、提高性功能。对于低促性腺激素型功能性无精子症患者（如 Kallmann 综合征）通过长期药物补充治疗，部分患者有希望恢复生精功能，然后采用单精子卵泡注射（ICSI，第二代试管婴儿）技术治疗。

（1）雄性激素治疗：①适应证：主要适用于睾丸发育不良（睾丸偏小，单侧容积在 10 ～ 14mL 或双侧睾丸容积在 10 ～ 28mL）或睾丸大小正常而血清睾酮（T）值较低的功能性无精子症。②常用药物：目前常用药物有十一酸睾酮（安雄）胶丸。③服药方法：每天服 40mg（1 粒），每月复查 1 次精液观察疗效。据报道小剂量雄激素治疗既有刺激睾丸精曲小管生精上皮的生精功能，又能提高睾丸间质细胞的分泌功能。

（2）克罗米芬治疗：①适应证：同上。②常用药物：目前常用药物有克罗米芬（clomiphene citrate，CC）。③服药方法：服药方法有两种，一种是连续服药法，即每日口服克罗米芬胶囊 50mg（1 粒），连续服用 3 个月，如果有效可继续服用，直至精子数恢复到 2000 万/mL 以上。另一种是周期服药法，即每日口服克罗米芬胶囊 50mg（1 粒），连续服用 25 天为 1 个周期，休息 5 天后继续按上法服药。一般连用 6 个月，如果有效，可用药 6 ～ 24 个月。每日口服克罗米芬胶囊 25mg ～ 50mg，一般无明显的副作用，但少数患者长期用药会出现轻度抑郁、视力减退、恶心、眩晕、过敏性皮炎和脱发等，但停药后会逐渐恢复。

（3）他莫昔芬治疗：①适应证：同上。②常用药物：目前常用药物有他莫昔芬（tamoxifen），其化学结构和作用机制与克罗米芬相似，但其内源性雌激素作用更弱，因此，也常规应用于治疗功能性无精子症和功能性少弱精子症。它能增加促黄体生成素释放激素（LHRH）的分泌，从而起到内源性 LH 和 FSH 刺激睾丸的效果。③服药方法：常用剂量为每日口服 2 次，每次 10mg（1 片），至少要持续服用 6 个月。如果精液质量有改善，治疗还可持续到 2 年。否则，不必继续治疗。他莫昔芬的副作用比克罗米芬更少，仅见少数患者有毛发增多和睾丸容积增大的倾向，但停药后会消失。

（4）HCG 和 HMG 治疗：①适应证：同上。②常用药物：目前常用药物有 HCG 和 HMG 针剂。对先天性和后天性低促性腺激素型性腺功能低下的功能性无精子症，可获得一定的效果。③用药方法：通常将 HCG 和 HMG 联合使用。最佳治疗方案是开始单独用 HCG，每周 4000 ～ 6000IU（4 ～ 6 支），分 2 ～ 3 次肌注，使 Legdig 细胞成熟，4 周后加用 HMG，每次 75 ～ 150IU（1 ～ 2 支），每周 3 次，连续治疗 3 ～ 18 个月，当获得完全的生精作用后，可单独使用 HMG 维持。

总之，CC、tamoxifen、HCG、HMG 类药物能促进内源性内分泌生殖激素的分泌，能使精曲小管产生精子，可使精子密度升高，但对提高精子活力效果不明显。

（5）溴隐亭治疗：①适应证：主要用于高泌乳素血症性功能性无精子症或重度功能性少弱精子症的治疗。②常用药物：目前常用药物有溴隐亭。③服药方法：开始每晚服 1.25mg（1/2 片），3 天后增加至每次 2.5mg（1 片），每日 1 ～ 2次，用药 12 周观察疗效。

（6）其他药物治疗：①血管舒缓素（Kallikren）治疗：据日本樱木范明报道，血管舒缓素能改善末梢循环血管的通透性，每次 100 单位（1 粒），每日 3 次口服，能使 25% 的少弱精子患者的精子密度升高。②吲哚美辛（商品名：消炎痛）治疗：每次 25 mg（1 片），每日 3 次口服，长期服用可改善重度少弱精子症的病情。③精氨酸治疗：精氨酸是精子代谢过程中所需要的物质，每天口服 4 g，连用 3 ～ 6 个月对改善精子质量有辅助作用。

2. 抗生素治疗

对有生殖道或附性腺的慢性感染或隐性感染者，如慢性前列腺炎、精囊炎、附睾炎、尿道炎等应做细菌培养 + 药敏试验而选择敏感的抗生素进行治疗，如果没有条件或病人没有时间做细菌培养 + 药敏试验者，可首选氨基糖甙类、大环内酯类、喹诺酮类和硝咪唑类抗生素进行口服或静脉滴注联合治疗，可望改善和净化生殖内环境和生精及精道的功能。

（1）氨基糖甙类 + 大环内酯类联合治疗：可用奈替米星类针剂每次 0.2g（2 支）静脉滴注，每天 1 次，共 1 周；同时口服阿奇霉素分散片每日 2 次，每次 0.25g（1 片），共 1 周。

（2）大环内酯类 + 硝咪唑类联合治疗：可用阿奇霉素分散片口服，每日 2 次，每次 0.25g（1 片），共 1 周；同时用甲硝唑针 0.5 ～ 1.0g 或用替硝唑 0.4 ～ 0.8g（1 ～ 2 瓶）静脉滴注，每天 1 次，共 1 周。

（3）强力霉素类 + 硝咪唑类联合治疗：可用咪诺环素（美满霉素）口服，每日 2 次，每次 0.1g（1 片），共 1 周；同时服用替硝唑片每日 2 次，每次 0.5 ～ 1.0g（1 ～ 2 片），共 1 周。

（4）喹诺酮类+强力霉素类联合治疗：可用左氧氟沙星针0.2～0.4g（1～2瓶）或培氟沙星针0.4～0.8g（1～2瓶）静脉滴注，每天1次，共1周。同时服用咪诺环素（美满霉素），每日2次，每次0.1g（1片），共1周。

3. 手术治疗

适用于伴有隐睾或有Ⅱ～Ⅲ度精索静脉曲张或有附睾或有输精管梗阻的无精子症，具体治疗方法请泌尿外科会诊治疗。

4. 人工助孕治疗

适用于年龄较大、经以上治疗无效的无精子症患者。主要有供精人工授精（AID）和试管婴儿（IVF或ICSI）疗法。

第七节　中医特色疗法

一、常规疗法

主要是“心理疏导+改变思想观念+改变不良生活习惯”等。

二、特色疗法

主要以“补肾填精+温阳通络”为总则，再以我们的“九证疗法”为纲，进行“辨体、辨病、辨证”分析治疗，具体见本章第九节和第十节中的相关内容。

三、中成药疗法

具体可参考第一篇第十章第五节“中成药简易疗法”中的相关内容。

第八节　疗效评估方法

因我们还没有查到WHO或国家或其他专家关于无精子症的疗效评估方法和评估标准，所以在此只能将我们在日常工作中研究使用的疗效评估方法和评估标准简介如下。

一、疗效评估方法

1. 评估依据

以治疗后实验室的检查结果作为疗效评估的主要依据。

2. 评估方法

为了客观地量化功能性无精子症和功能性隐匿型精子症的疗效，我们设计了表 9－1 功能性无精子症疗效评估简表，将治疗结果分为治愈、显效、有效、无效四种类型进行科学评估。

3. 评估标准

（1）治愈：精子浓度正常（$\geqslant 15.00\times10^6$/mL）或其妻子已受孕。

（2）显效：显著改善，精子浓度达到（5.00 ～ 1.00）$\times10^6$/mL。

（3）有效：略有改善，精液离心后镜检有精子存在。

（4）无效：无改善，精液离心后镜检仍无精子。

表 9－1 功能性无精子症疗效评估简表（刘茂松标准）

治疗结果	治愈	显效	有效	无效
精子浓度	>1.5 千万	>5 百万	有精子	无精子

二、疗效统计方法

基本同第一篇第十一章“疗效评估方法”中的疗效统计方法。

第九节 虚证型治愈病例简介

一、肾阳虚弱型隐匿型精子症

1. 病例

（1）概况：汪先生，32 岁，初中文化，农民工，休宁县人，已婚未育。于 2011 年 3 月 14 日来我科就诊。

（2）主诉：婚后 5 年未育。

（3）现病史：患者婚后 5 年未育的原因是无精子。曾在休宁、屯溪、歙县、合肥、上海等地诊治 3 年无效。

（4）既往史：患者7～8岁时曾患腮腺炎已治愈，但无睾丸炎以及其他泌尿生殖系统感染、外伤、手术等病史。

（5）家族史：其家族中无类似疾病史。其妻子经妇科检查基本正常。

2. 检查简况

（1）体格检查：经男科体检未发现明显阳性体征，左右睾丸大小分别为13、12mL，质地正常。

（2）精液检查：①精液量1.5mL；pH值7.0；果糖1.00g/mL；液化时间10分钟；经3次精液离心后镜检都未见精子。②精液支原体培养阴性（－）。③精浆抗精子抗体（AsAb）阴性（－）。④精液白细胞计数检查 $0.5<1.0\times10^{6}$/mL。

（3）常规辅检：血液内分泌性激素、甲状腺激素等检查和B超等检查均在正常范围。

（4）特殊辅检：①染色体检查：染色体核型分析正常。②在上海行睾丸穿刺活检提示：偶见1～2个成熟精子。

3. 中医证候

（1）全身症状：全身乏力、畏寒肢冷、腰膝酸软、性欲较低。

（2）局部症状：举而不坚、精液量少。

（3）舌脉之证：舌质淡，苔薄白，脉细。

4. 临床诊断

（1）西医诊断：原发性功能性隐匿型精子症。

（2）中医诊断：肾阳虚弱型隐匿型精子症。

5. 西医特色治疗

主要给激素、维生素、微量元素治疗。

（1）克罗米芬治疗：每晚口服1次50mg（1粒），连服25天后复查精液质量。

（2）补充维生素：如维生素A、B、C、E或多维元素等。

（3）补充微量元素：如锌、硒等。

6. 中医特色治疗

（1）治疗原则：补肾温阳＋化瘀通络＋生精活精。

（2）常用配方：补肾温阳生精汤加减。

（3）常用药物：炙附片、肉桂、生地、山药、山茱萸、茯苓、泽泻、牡丹皮、菟丝子、枸杞子、覆盆子、车前子、五味子、仙灵脾、紫丹参、炒枳壳等。

7. 配方分析

（1）补肾温阳生精汤：是我们特色治疗“肾阳虚弱型隐匿型精子症”的有效验方。

①功效：补肾温阳、化瘀通络、生精活精。

②主治：肾阳虚弱型隐匿型精子症。

③方源：汉代金匮肾气丸＋元代五子衍宗丸＋现代刘茂松经验。

④组成：金匮肾气丸＋五子衍宗丸＋仙灵脾、紫丹参、炒枳壳等。

⑤方解：方中金匮肾气丸补肾温阳、改善体质，治本为君；五子衍宗丸补肾生精为臣；仙灵脾等温补肾阳，辅助君药促进生精为佐；紫丹参、炒枳壳等活血化瘀、行气通络为使。全方共奏：补肾温阳、化瘀通络、生精活精之功。

（2）金匮肾气丸：见第二篇第一章第九节虚证型治愈病例简介一“肾阳虚弱型重度性欲减退”的相关内容。

（3）五子衍宗丸：是金元时期名医朱丹溪治疗“肾精不足、阴损阳虚”所致阳痿、早泄、遗精、不育之经典名方。

①功效：补肾益精。

②主治：肾精不足诸证。

③组成：菟丝子、枸杞子、覆盆子、车前子、五味子。

④方解：方中以性温味甘的菟丝子及性平味甘的枸杞子为君药，菟丝子为平补阴阳之品，枸杞子为平补肾精肝血之品，两药以入肝肾经为主，功能滋补肝肾益精髓。虽属温补，但不燥不峻，久用无弊。覆盆子及五味子系该方臣药，覆盆子甘酸微温，既能收涩固精缩尿，又能补益肝肾，五味子甘温而涩，能补肾涩精止遗，为治肾虚精关不固遗精、滑精之常用药。全方仅用一味甘性微寒的车前子为佐药，以微寒的属性对方内其他药的温性略起制约作用，同时与前四味药配伍，对热淋涩痛，尿后余沥不尽能起清热渗湿利尿之效。全方药味温和，是补肾固精的要方，妙在“补而不火、补泄平衡”。故特别适合无精、少精之不育症的治疗。明代名医王肯堂云：“五子衍宗丸为繁衍宗嗣种子第一方也，故名”。另外，《妇科证治准绳》中“衍”为广布、常流之意，本方五药皆用“种子”，取“以子补子”之义，有添精补肾，助于繁衍宗嗣的作用，故称“五子衍宗丸”。

⑤方源：本方源于元代《丹溪心法》。具体见本篇第一章第九节虚证型治愈病例简介四“阴虚火旺型中度精液量减少”的相关内容。

8. 配方加减

若出现内热：可加玄参、麦冬、地骨皮等。

9. 治疗小结

（1）治疗半月后：患者的症状和精液质量均有明显好转。按以上治疗方案，适当加减中西药配方及用量，再连续治疗五个月后的复查结果：①精液量：2.5mL；pH 值：7.4；果糖 2.50g/mL；液化时间：10 分钟；精子浓度：9.32×10^6/mL；精子活力：PR 3.45%、NP 4.70%。②其他检查结果均在正常范围。

（2）男方治疗有效：故建议他们去上海做第二代试管婴儿（ICSI）治疗成功。

（3）管后保胎治疗：为了防止流产，我们还给予管后保胎治疗即给口服中药汤剂＋黄体酮肌注和孕期保健方面的知识宣教。

10. 疗效评估

（1）自觉症状：基本消失。

（2）精液质量：治后精子浓度提升率≥60%；精子活力 PR＋NP 提升率≥60%。

（3）妊娠情况：其妻已孕（采用管前治疗＋ICSI＋管后治疗）。

（4）评估结果：治愈。

11. 现代研究

（1）金匮肾气丸：见第二篇第一章第九节虚证型治愈病例简介一“肾阳虚弱型重度性欲减退”的相关内容。

（2）五子衍宗丸：关于五子衍宗丸的现代研究主要有以下几个方面。

①药理研究：a. 能够增加雄性小白鼠的生殖器官（包括附属性器官）的重量，从而改善雄性性功能，保护睾丸生精功能等。b. 性激素样效果，能调节下丘脑－垂体－性腺轴功能、促进生精和精子成熟及精子活动度、降低精子畸形率。c. 抗衰老、降血糖、抗氧自由基等作用。d. 可以增强免疫等多种功能。

②临床应用：现代医学将其加减后广泛地应用于：治疗男性阳痿、早泄和无精子症和少弱精子症以及女性肾虚型功能性不孕症，故有“五子补肾阳，六味滋肾阴”之说。

二、肾阴亏虚型隐匿型精子症

1. 病例

（1）概况：程先生，35 岁，初中文化，个体户，歙县人，已婚未育。于 2011 年 4 月 11 日来我科就诊。

（2）主诉：婚后 6 年未育。

（3）现病史：患者婚后 6 年未育的原因是无精子。曾在歙县、上海等地诊治

3 年无效。

（4）既往史：患者无腮腺炎、睾丸炎以及其他泌尿生殖系统感染、外伤、手术等病史。

（5）家族史：其家族中无类似疾病史。其妻子经妇科检查基本正常。

2. 检查简况

（1）体格检查：经男科体检未发现阳性体征，左右睾丸大小分别为 15、14mL，质地正常。

（2）精液检查：①精液量 1.3mL；pH 值 7.0；果糖 1.00g/mL；液化时间 10 分钟；经 3 次精液离心后镜检都未见精子。②精液支原体培养阴性（－）。③精浆抗精子抗体（AsAb）阴性（－）。④精液白细胞计数检查 $0.5<1.0\times10^6$/mL。

（3）常规辅检：血液内分泌性激素、甲状腺激素等检查和 B 超等检查均在正常范围。

（4）特殊辅检：①染色体检查：染色体核型分析正常。②在上海行睾丸穿刺活检提示：偶见 1 ～ 2 个成熟精子。

3. 中医证候

（1）全身症状：头昏耳鸣，口干便秘、手足心热、夜间出汗等。

（2）局部症状：举而不坚，精液量较少。

（3）舌脉之证：舌红苔薄，脉沉细。

4. 临床诊断

（1）西医诊断：原发性功能性隐匿型精子症。

（2）中医诊断：肾阴亏虚型隐匿型精子症。

5. 西医特色治疗

基本同本节治愈病例一“肾阳虚弱型隐匿型精子症”的治疗。

6. 中医特色治疗

（1）治疗原则：补肾填精＋化瘀通络＋生精活精。

（2）常用配方：补肾填精生精汤加减治疗。

（3）常用药物：熟地黄、山药、山萸肉、菟丝子、枸杞子、鹿角胶、龟板胶、川牛膝、菟丝子、枸杞子、覆盆子、车前子、五味子、仙灵脾、紫丹参、炒枳壳等。

7. 配方分析

（1）补肾填精生精汤：是我们特色治疗“肾阴亏虚型隐匿型精子症”的有

效验方。

①功效：补肾填精、化瘀通络、生精活精。

②主治：肾阴亏虚型隐匿型精子症。

③方源：明代左归丸 + 元代五子衍宗丸 + 现代刘茂松经验。

④组成：左归丸 + 五子衍宗丸 + 仙灵脾、紫丹参、炒枳壳等。

⑤方解：方中鹿角胶、龟板胶是血肉有情之品，是补肾填精之要药，故本方以左归丸补肾填精、生精活精为君；以五子衍宗丸补肾生精为臣；仙灵脾等温补肾阳，辅助君药促进生精为佐；紫丹参、炒枳壳等活血化瘀、行气通络为使。全方共奏：补肾填精、化瘀通络、生精活精之功。

（2）左归丸：是明代名医张景岳治疗真阴不足的经典名方，由熟地黄、山药、山萸肉、菟丝子、枸杞子、鹿角胶、龟板胶、川牛膝组成。具体见本篇第一章第九节虚证型治愈病例简介一“肾阴亏虚型重度精液量减少”的相关内容。

（3）五子衍宗丸：见本节治愈病例简介一“肾阳虚弱型隐匿型精子症”的相关内容。

8. 配方加减

（1）若大便秘结：加炙大黄等。

（2）若腰膝酸痛：加川断、杜仲、桑寄生等。

（3）若口干欲饮：加玄参、麦冬、石斛、牡丹皮等。

（4）本方久服易滞脾碍胃，可加入陈皮、砂仁等以理气而醒脾胃，防止进补妨运之弊。

9. 治疗小结

（1）治疗半月后：患者的症状和精液质量均有明显好转。按以上治疗方案，适当加减中西药配方及用量，再连续治疗五个月后的复查结果：①精液量：2.5mL；pH 值：7.4；果糖 2.00g/mL；液化时间：10 分钟；精子浓度：8.12×10^6/mL；精子活力：PR 6.45%、NP 5.10%。②其他项目均在正常范围。

（2）男方治疗有效：故建议他们去上海做第二代试管婴儿（ICSI）治疗成功。

（3）管后保胎治疗：为了防止流产，我们还给予管后保胎治疗即给口服中药汤剂 + 黄体酮肌注和孕期保健方面的知识宣教。

10. 疗效评估

（1）自觉症状：基本消失。

（2）精液质量：治后精子浓度提升率≥60%；精子活力 PR + NP 提升率≥60%。

（3）妊娠情况：其妻已孕（采用管前治疗 + ICSI + 管后治疗）。

（4）评估结果：治愈。

11. 现代研究

（1）左归丸：见本篇第一章第九节虚证型治愈病例简介一“肾阴亏虚型重度精液量减少”的相关内容。

（2）五子衍宗丸：见本节治愈病例简介一“肾阳虚弱型隐匿型精子症”的相关内容。

三、脾肾两虚型真性无精子症

1. 病例

（1）概况：曾先生，33 岁，本科学历，干部，歙县人，已婚未育。于 2012 年 8 月 6 日来我科就诊。

（2）主诉：婚后 4 年未育。

（3）现病史：患者婚后 4 年未育的原因是无精子症。曾在歙县、杭州、上海等地诊治几年无效，精神压力很大。

（4）既往史：患者既往无泌尿生殖系统感染、外伤、手术等病史，但 7 ～ 8 岁时曾患腮腺炎已治愈，当时是否并发睾丸炎已不清楚。

（5）家族史：其家族中无类似疾病史。其妻子经妇科检查基本正常。

2. 检查简况

（1）体格检查：经男科体检未发现明显阳性体征，双侧睾丸大小及质地正常。

（2）精液检查：①精液量 1. 2mL；pH 值 7. 0；果糖 1. 00g/mL；液化时间 30 分钟；经 3 次精液离心后镜检都未见精子。②精液支原体培养阴性（ - ）。③精浆抗精子抗体（AsAb）阴性（ - ）。④精液白细胞计数检查 $<1.0\times10^6$/mL。

（3）常规辅检：血液内分泌性激素、甲状腺激素等检查和 B 超等检查均在正常范围。

（4）特殊辅检：①染色体检查：染色体核型分析正常。②在上海行睾丸穿刺活检提示：可见少量生精细胞，未见成熟精子。

3. 中医证候

（1）全身症状：全身乏力、腰酸畏寒、纳差便溏、性欲降低。

（2）局部症状：举而不坚、精液量少。

（3）舌脉之证：舌质淡、有齿痕、苔薄白、脉细弱。

4. 临床诊断

（1）西医诊断：原发性功能性真性无精子症。

（2）中医诊断：脾肾两虚型真性无精子症。

5. 西医特色治疗

基本同本节治愈病例简介一“肾阳虚弱型隐匿型精子症”的西医疗法。

6. 中医特色治疗

（1）治疗原则：补肾健脾＋化瘀通络＋生精活精。

（2）常用配方：补肾健脾生精汤加减。

（3）常用药物：人参、白术、茯苓、甘草、山药、白扁豆、桔梗、菟丝子、枸杞子、覆盆子、车前子、五味子、紫丹参、焦三仙、广木香、干姜、砂仁等。

7. 配方分析

（1）补肾健脾生精汤：是我们特色治疗“脾肾两虚型真性无精子症”的有效验方。

①功效：补肾健脾、化瘀通络、生精活精。

②主治：脾肾两虚型真性无精子症。

③方源：宋代参苓白术丸＋元代五子衍宗丸＋现代刘茂松经验。

④组成：参苓白术丸＋五子衍宗丸＋紫丹参、焦三仙、广木香、干姜等。

⑤方解：方中以参苓白术丸健脾益气、和胃渗湿治因为君；以五子衍宗丸补肾生精为臣；紫丹参等化瘀通络为佐；焦三仙、广木香、干姜等温胃健脾、醒脾和胃，消积化滞、行气通便为使。全方共奏：补肾健脾、化瘀通络、生精活精之功。

（2）参苓白术丸：见本篇第一章第九节虚证型治愈病例简介二“脾肾两虚型重度精液量减少”的相关内容。

（3）五子衍宗丸：见本节治愈病例简介一“肾阳虚弱型隐匿型精子症”的相关内容。

8. 配方加减

（1）若性欲减退：加淫羊藿等。

（2）若大便稀软：加厚朴、山药、薏仁米等。

9. 治疗小结

（1）治疗半月后：患者的症状和精液质量均有明显好转。按以上治疗方案，适当加减中西药配方及用量，再连续治疗三个月后的复查结果：①精液量 2.15mL；pH 值 7.4；果糖 1.50g/mL。液化时间 25 分钟；精子浓度 6.03×10^6/mL；精子活力 PR 3.10%；NP 2.05%。②其他检查结果均在正常范围。

（2）男方治疗有效：故建议他们去上海做第二代试管婴儿（ICSI）治疗成功。

（3）管后保胎治疗：为了防止流产，我们还给予管后保胎治疗即给口服中药汤剂 + 黄体酮肌注和孕期保健方面的知识宣教。

10. 疗效评估

（1）自觉症状：基本消失。

（2）精液质量：治后精子浓度提升率≥60%；精子活力 PR + NP 提升率≥60%。

（3）妊娠情况：其妻已孕（管前治疗 + IVF - ET + 管后治疗）。

（4）评估结果：治愈。

11. 现代研究简况

（1）人参归脾丸：见第二篇第一章第九节虚证型治愈病例简介三“心脾两虚型重度性欲减退”的相关内容。

（2）五子衍宗丸：见本节治愈病例简介一“肾阳虚弱型隐匿型精子症”的相关内容。

四、气血两虚型真性无精子症

1. 病例

（1）概况：程先生，35 岁，本科学历，干部，歙县人，已婚未育。于 2012 年 3 月 12 日来我科就诊。

（2）主诉：婚后 6 年未育。

（3）现病史：患者未育的原因是无精子症。曾在杭州、南京、上海等地诊治几年无效。

（4）既往史：患者既往无腮腺炎、泌尿生殖系统感染、外伤、手术等病史。

（5）家族史：其家族中无类似疾病史。其妻子在妇科检查：①有月经不调、经量少、卵泡发育不良、子宫内膜较薄等病症。②宫颈液支原体培养阳性（-）。③血清和宫颈液抗精子抗体（AsAb）阳性（-）。

2. 检查简况

（1）体格检查：经男科体检未发现明显阳性体征，双侧睾丸大小及质地正常。

（2）精液检查：①精液量1.2mL；pH值7.4；果糖0.70g/mL；液化时间25分钟；经3次精液离心后镜检都未见精子。②精液支原体培养阴性（－）。③精浆抗精子抗体（AsAb）阴性（－）。④精液白细胞计数检查$<1.0\times10^6$/mL。

（3）常规辅检：血液内分泌性激素、甲状腺激素等检查和B超等检查均在正常范围。

（4）特殊辅检：①染色体检查：染色体核型分析正常。②在上海行睾丸穿刺活检提示：可见少量生精细胞，未见成熟精子。

3. 中医证候

（1）全身症状：面色无华，神疲乏力，心悸气短，性欲较低。

（2）局部症状：举而不坚、时间短、精量少。

（3）舌脉之证：舌质淡、苔薄白，脉沉细。

4. 临床诊断

（1）西医诊断：原发性功能性真性无精子症。

（2）中医诊断：气血两虚型真性无精子症。

5. 西医特色治疗

基本同本节治愈病例简介一"肾阳虚弱型隐匿型精子症"的西医疗法。

6. 中医特色治疗

（1）治疗原则：补气养血＋化瘀通络＋生精活精。

（2）常用配方：补气养血生精汤加减。

（3）常用药物：人参、炒白术、茯苓、生地、当归、炒白芍、川芎、肉桂、炙黄芪、菟丝子、枸杞子、覆盆子、车前子、五味子、川牛膝、炒枳壳等。

7. 配方分析

（1）补气养血生精汤：是我们特色治疗"气血两虚型真性无精子症"的有效验方。

①功效：补气养血、化瘀通络、生精活精。

②主治：气血两虚型真性无精子症。

③方源：宋代十全大补汤＋元代五子衍宗丸＋现代刘茂松经验。

④组成：十全大补汤＋五子衍宗丸＋川牛膝、炒枳壳等。

⑤方解：本方以十全大补汤大补气血、固本培元、增强体质、提高生精功能，治因为君；鹿角胶乃血肉之精，系梅花鹿之督脉所发，气旺血充，故能补督脉、益精血，温补肾中元阳，以大补先天阳气之不足；紫河车亦为血肉有情之品，大补精血之不足，二者和用大补气血为臣；川牛膝、川芎等活血化瘀、行滞通络为佐；炒白芍、炒枳壳等疏肝解郁、行气通络，促进生精为使。全方共奏：补气养血、化瘀通络、生精活精之功。

（5）十全大补汤：见本篇第一章第九节虚证型治愈病例简介三“气血两虚型重度精液量减少”的相关内容。

（3）五子衍宗丸：见本节治愈病例简介一“肾阳虚弱型隐匿型精子症”的相关内容。

8. 配方加减

（1）若性欲较低：加淫羊藿等。

（2）若脘腹胀满：加焦三仙、广木香、杵砂仁等。

9. 治疗小结

（1）治疗半月后：患者的症状和精液质量均有明显好转。按以上治疗方案，适当加减中西药配方及用量，再连续治疗三个月后的复查结果：①精液量2.50mL；pH值7.4；果糖1.60g/mL。液化时间30分钟；精子浓度8.43×10^{6}/mL；精子活力PR 5.60%；NP 1.35%。②其他项目均在正常范围。

（2）男方治疗有效：故建议他们去上海做第二代试管婴儿（ICSI）治疗成功。

（3）管后保胎治疗：为了防止流产，我们还给予管后保胎治疗即给口服中药汤剂＋黄体酮肌注和孕期保健方面的知识宣教。

10. 疗效评估

（1）自觉症状：基本消失。

（2）精液质量：治后精子浓度提升率≥60%；精子活力PR＋NP提升率≥60%。

（3）妊娠情况：其妻已孕（管前治疗＋ICSI＋管后治疗）。

（4）评估结果：治愈。

11. 现代研究简况

（1）鹿角胶：见本篇第一章第九节虚证型治愈病例简介三“气血两虚型重度精液量减少”的相关内容。

(2) 十全大补汤：见本篇第一章第九节虚证型治愈病例简介三“气血两虚型重度精液量减少”的相关内容。

(3) 五子衍宗丸：见本节治愈病例简介一“肾阳虚弱型隐匿型精子症”的相关内容。

第十节　实证型治愈病例简介

一、肾虚血瘀型真性无精子症

1. 病例

(1) 概况：吴先生，36 岁，初中文化，农民工，祁门县人，已婚未育。于 2013 年 5 月 13 日来我科就诊。

(2) 主诉：婚后 8 年未育。

(3) 现病史：患者婚前曾使女友怀孕一次，婚后 8 年未育的原因是无精子症。曾在祁门、屯溪、杭州、上海等地诊治几年无效。

(4) 既往史：患者曾患过急性尿道炎（淋病）已治愈，无腮腺炎、睾丸炎、前列腺炎、外伤、手术等病史。

(5) 家族史：其家族中无类似疾病史。其妻子在妇科检查发现：①双侧输卵管通而不畅半盆腔粘连。②月经不调、卵泡发育不良、子宫内膜薄等病症。③宫颈黏液支原体培养阳性（+）。④宫颈黏液抗精子抗体（AsAb）阳性（+）。

2. 检查简况

(1) 体格检查：经男科体检未发现明显阳性体征，双侧睾丸大小及质地正常。

(2) 精液检查：①精液量 1.0mL；pH 值 6.8；果糖 0.50g/mL；液化时间 10 分钟；经 3 次精液离心后镜检都未见精子。②精液支原体培养阳性（+）。③精浆抗精子抗体（AsAb）阳性（+）。④精液白细胞计数检查 $>1.0\times10^6$/mL。

(3) 常规辅检：血液内分泌性激素、甲状腺激素等检查和 B 超等检查均在正常范围。

(4) 特殊辅检：①染色体检查：染色体核型分析正常。②睾丸穿刺活检提示：可见少量生精细胞，未见成熟精子。

3. 中医证候

（1）全身症状：全身乏力，腰膝酸软、睾丸会阴胀痛等。

（2）局部症状：精液量较少，偶有射精痛等。

（3）舌脉之证：舌质暗，苔薄黄，脉沉涩。

4. 临床诊断

（1）西医诊断：①原发性功能性真性无精子症。②生殖系支原体感染。

（2）中医诊断：肾虚血瘀型真性无精子症。

5. 西医特色治疗

（1）激素治疗：给克罗米芬，每晚口服 1 次 50mg（1 粒），连服 25 天后复查精液质量。

（2）抗生素治疗：给患者夫妇同时服用阿奇霉素分散片，每日 2 次，每次 0.25g（1 片），饭后服，共六天。

（3）维生素治疗：给多维元素片，每日 2 次，每次 1 片。

6. 中医治疗

（1）治疗原则：补肾填精 + 化瘀通络 + 生精活精。

（2）常用配方：补肾化瘀生精汤加减。

（3）常用药物：熟地黄、山药、山萸肉、菟丝子、枸杞子、鹿角胶、龟板胶、川牛膝、当归、炒白芍、川芎、桃仁、红花、炒枳壳、仙灵脾等。

7. 配方分析

（1）补肾化瘀生精汤：是我们特色治疗“肾虚血瘀型真性无精子症”的有效验方。

①功效：补肾填精、化瘀通络、生精活精。

②主治：肾虚血瘀型真性无精子症。

③方源：明代左归丸 + 清代桃红四物汤 + 现代刘茂松经验。

④组成：左归丸 + 桃红四物汤 + 炒枳壳、仙灵脾等。

⑤方解：左归丸中的鹿角胶、龟板胶是血肉有情之品，是补肾填精之要药，故以左归丸补肾填精、化瘀生精为君；桃红四物汤等活血祛瘀为臣；川芎、炒枳壳等行气通络、促进生精为佐，与臣药共同净化气血；淫羊藿、菟丝子、鹿角胶等温补肾阳、提高性欲、增加精子密度、提高精子活力等为使。全方共奏：补肾填精、化瘀通络、生精活精之功。

（2）左归丸：见本篇第一章第九节虚证型治愈病例简介一“肾精亏虚型重

度精液量减少”的相关内容。

（3）桃红四物汤：见第二篇第二章第九节虚证型治愈病例简介一“肾阳虚弱型重度阳痿”的相关内容。

8. 配方加减

（1）若精道瘀阻：加炮山甲、路路通等。

（2）若心烦叹息：加柴胡、炙香附、广郁金等。

（3）若腰膝酸痛：加川断、杜仲、桑寄生、川楝子等。

（4）若胃胀不适：加广木香、陈皮、砂仁等以理气而醒脾胃，防止进补妨运之弊。

9. 治疗小结

（1）治疗半月后：患者的症状和精液质量均有明显好转。按以上治疗方案，适当加减中西药配方及用量，再连续治疗三个月后的复查结果：①精液量2.00mL；pH值7.4；果糖1.60g/mL。液化时间15分钟；精子浓度5.23×10^6/mL；精子活力PR 6.76%；NP 10.45%。②其他检查结果均在正常范围。

（2）男方治疗有效：故建议他们去上海做第二代试管婴儿（ICSI）治疗成功。

（3）管后保胎治疗：为了防止流产，我们还给予管后保胎治疗即给口服中药汤剂+黄体酮肌注和孕期保健方面的知识宣教。

10. 疗效评估

（1）自觉症状：基本消失。

（2）精液质量：治后精子浓度提升率≥60%；精子活力PR+NP提升率≥60%。

（3）妊娠情况：其妻已孕。

（4）评估结果：治愈（管前治疗+ICSI+管后治疗）。

11. 现代研究简况

（1）左归丸：见本篇第一章第九节虚证型治愈病例简介一“肾精亏虚型重度精液量减少”的相关内容。

（2）四物汤：见第二篇第二章第九节虚证型治愈病例简介一“肾阳虚弱型重度阳痿”的相关内容。

二、痰湿蕴阻型真性无精子症

1. 病例

（1）概况：李先生，35 岁，初中文化，个体户，歙县人，已婚未育。于 2013 年 7 月 6 日来我科就诊。

（2）主诉：婚后 6 年未育。

（3）现病史：患者婚后 6 年未育的原因是无精子。曾在杭州、上海等地诊治 5 年无效。

（4）既往史：患者既往无腮腺炎、睾丸炎、前列腺炎、尿道炎、外伤、手术等病史。

（5）家族史：其家族中无类似疾病史。其妻子在妇科检查基本正常。

2. 检查简况

（1）体格检查：经男科体检未发现明显阳性体征，双侧睾丸大小及质地正常。

（2）精液检查：①精液量 1.5mL；pH 值 7.2；果糖 1.35g/mL。液化时间 > 100 分钟；3 次精液经离心后镜检都未见精子。②精液支原体培养阳性（+）。③精浆抗精子抗体（AsAb）阳性（+）。④精液白细胞计数检查 $<1.0\times10^6$/mL。

（3）常规辅检：血液内分泌性激素、甲状腺激素等检查和 B 超等检查均在正常范围。

（4）特殊辅检：①染色体检查：染色体核型分析正常。②在上海行睾丸穿刺活检提示：可见少量生精细胞，未见成熟精子。

3. 中医证候

（1）全身症状：体胖乏力、阴囊湿黏、大便稀软等。

（2）局部症状：精液量少而黏稠。

（3）舌脉之证：舌质淡、苔黄腻，脉弦滑。

4. 临床诊断

（1）西医诊断：①原发性功能性真性无精子症。②生殖系支原体感染。

（2）中医诊断：痰湿蕴阻型真性无精子症。

5. 西医特色治疗

（1）激素治疗：给克罗米芬，每晚口服 1 次 50mg（1 粒），连服 25 天后复查精液质量。

（2）抗生素治疗：给患者夫妇同时服用阿奇霉素分散片，每日 2 次，每次 0.25g（1 片），饭后服，共 6 天。

（3）维生素治疗：给多维元素后，每日 2 次，每次 1 片。

6. 中医特色治疗

（1）治疗原则：燥湿化痰 + 化瘀通络 + 生精活精。

（2）常用配方：燥湿化痰生精汤加减。

（3）常用药物：炙苍术、法半夏、炙胆星、炙香附、炒枳壳、茯苓、紫丹参、皂角刺、三棱、莪术、菟丝子、枸杞子、覆盆子、车前子、五味子等。

7. 配方分析

（1）燥湿化痰生精汤：是我们特色治疗“痰湿蕴阻型真性无精子症”的有效验方。

①功效：燥湿化痰、化瘀通络、生精活精。

②主治：痰湿蕴阻型真性无精子症。

③方源：清代苍附导痰丸 + 元代五子衍宗丸 + 现代刘茂松经验。

④组成：苍附导痰丸 + 五子衍宗丸 + 紫丹参、皂角刺、三棱、莪术等。

⑤方解：本中苍附导痰丸燥湿化痰、理气通络治因为君；紫丹参等活血祛瘀、理气通络为臣；炒枳壳、皂角刺、三棱、莪术等行气破积、解凝行滞为佐；菟丝子、枸杞子、覆盆子、车前子、五味子等补肾生精为使。全方共奏：燥湿化痰、化瘀通络、生精活精之功。

（2）苍附导痰丸：见第二篇第一章第十节实证型治愈病例简介二“痰湿蕴阻型重度性欲减退”的相关内容。

（3）五子衍宗丸：见本章第九节虚证型治愈病例简介一“肾阳虚弱型隐匿型精子症”的相关内容。

8. 配方加减

（1）若出现内热：加玄参、地骨皮等清热凉血药物。

（2）在本方中禁忌炙附片类药物同时使用。

9. 治疗小结

（1）治疗半月后：患者的症状和精液质量均有明显好转。按以上治疗方案，适当加减中西药配方及用量再连续治疗五个月后的复查结果：①精液量：2.0mL；pH 值：7.4；果糖 2.80g/mL；液化时间：15 分钟；精子浓度：6.54×10^6/mL；精子活力：PR 3.71%、NP 5.50%。②其他检查结果均在正常范围。

（2）男方治疗有效：故建议他们去上海做第二代试管婴儿（ICSI）治疗成功。

（3）管后保胎治疗：为了防止流产，我们还给予管后保胎治疗即给口服中药汤剂+黄体酮肌注和孕期保健方面的知识宣教。

10. 疗效评估

（1）自觉症状：基本消失。

（2）精液质量：治后精子浓度提升率≥60%；精子活力PR+NP提升率≥60%。

（3）妊娠情况：其妻已孕（管前治疗+IVF-ET+管后治疗）。

（4）评估结果：治愈。

11. 现代研究

（1）苍附导痰丸：见第二篇第一章第十节实证型治愈病例简介二“痰湿蕴阻型重度性欲减退”的相关内容。

（2）五子衍宗丸：见本章第九节虚证型治愈病例简介一“肾阳虚弱型隐匿型精子症”的相关内容。

第四章　少弱精子症

第一节　少弱精子症的概念

少弱精子症，是指精子浓度和精子活力都低于参考值下限（WHO 第五版诊断标准）。少弱精子症是引起男性生育障碍的常见原因，约占男性不育门诊的 70%。因为大多数少精子症和弱精子症都是同时存在的，而且其病因、病理、诊断、治疗都有很多相同之处，所以我们将少精子症和弱精子症放在一起讨论。

一、少精子症

少精子症，是指在一份完整的精液中精子总数或浓度低于参考值下限（精子浓度 $<15.00 \times 10^6$/mL，或精子总数 $<39 \times 10^6$）（WHO 第五版诊断标准）。

单纯的少精子症的精子活力（PR + NP）应该是在正常值范围，但实际上约有 70% 的少精子症都伴有不同程度的精子活力降低。大约有 70% 的少精子症体检和其他辅助检查都基本正常，查不出明确的西医学病因，或无其他合适的诊断，故 WHO 将其称为特发性少精子症。

二、弱精子症

弱精子症，是指在一份完整的精液中前向运动的精子（PR $<32\%$）或精子总活力（PR + NP 0 $<40\%$）低于参考值下限（第五版 WHO 诊断标准）。

单纯的弱精子症的精子浓度应该是在正常值的范围，但实际上约有 60% 的弱精子症都伴有不同程度的精子浓度降低。大约有 70% 的弱精子症体检和其他辅助检查都基本正常，查不出明确的西医学病因，或无其他合适的诊断，故 WHO 将其称为特发性弱精子症。精子活率 $<10\%$ 以下的重度弱精子症，又称为死精子症。

三、少弱精子症

少弱精子症，是指精子浓度和精子活力都低于参考值下限。大约有70%的少弱精子症都查不出明确的西医学病因，或无其他合适的诊断，故WHO将其称为特发性少弱精子症。

由睾丸前、睾丸、睾丸后等器质性病因引起的少弱精子症称为器质性少弱精子症，约占少弱精子症的少数，不在本书的讨论范围。由非器质性即功能性病因引起的少弱精子症称为功能性少弱精子症，约占少弱精子症的大多数，是本书的主要内容。在此，我们将重点讨论其病因、诊断、分类、分度、分证以及各种证型的中西医结合的特色疗法和疗效评估方法及标准。

第二节　西医病因病机

一、主要病因

功能性少弱精子症的病因和发病机理比较复杂，至今还不完全清楚，但我们认为：功能性少弱精子症与精神心理因素、体质因素、疲劳因素、泌尿生殖系感染因素、药物因素、不良生活习惯等功能性致病因素有关。具体病因可参考第一篇第三章第二节“精液异常的病因病机”的相关内容。

二、发病机理

以上各种功能性致病因素→少弱精子症→精神心理障碍（三者互为因果，影响了内分泌和生殖系统的神经功能协调行动）→下丘脑－垂体－性腺生殖轴的功能障碍（或称生殖系统神经功能障碍，包括睾丸、附睾、精囊腺、前列腺的功能）→少弱精子症（加重了病情）→久治不愈（再次加重了病情）→部分患者失去了治疗信心→顽固性功能性少弱精子症。

第三节　中医病因病机

一、古代中医病因病机

功能性少弱精子症是现代西医学的诊断名称，古代中医学对此并无专论，而是统称为“无子”。究其症候则有“精少、精寒、精冷、精薄”等之别。另外，还有肾虚、肝损以及气衰、痰多、火盛、气郁等病因，其具体病因病机尚未查到详细记录。

二、现代中医病因病机

我们根据现代人们的生活习惯和疾病谱的变化，把少弱精子症的病因病机分为以下8种常见病态体质证型进行分析讨论。

1. 肾阳虚弱型少弱精子症

（1）主要病因：①内因主要是先天不足，或体质虚弱等。②外因主要是房室劳伤，或过度手淫，或外感寒湿，或手术或大病损伤元气等。

（2）主要病机：以上内外之邪可致肾阳虚弱使肾阴阳失衡。因肾中藏有元阴和元阳，是人体生殖、发育的根本，故肾的阴阳平衡则能维持人体生理功能的正常。若有耗伤，则诸种病变由之而生。肾的病证虽有多种，主要有肾阳虚、肾阴虚两大类型。肾为先天之本，藏真阴而寓元阳，肾之阴阳即相互资生、相互促进、相互转化和相互依存，相生相克，相乘相侮，相互影响，互为因果，故肾之阴阳是对立而又统一的两个方面，它们始终保持着动态的平衡。因肾阳为一身阳气之根本，具有温煦生殖和全身生理功能的作用。若肾阳虚则不能温煦生殖功能而影响生育。如清初《傅青主男女科》曰：“夫冰寒之地，不长草木，重阴之渊，不长鱼龙。”严重的肾阳虚弱又称“命门火衰”。《景岳全书》云：“命门为元气之根”，故肾阳虚则全身之阳气皆虚而致少弱精子症等。

2. 肾阴亏虚型少弱精子症

（1）主要病因：①内因主要是先天不足，或体质虚弱等。②外因主要是长期房劳过度，或过度手淫，或久病耗阴，或外感燥火，或过服温燥劫阴之品，使真阴之液暗耗。

（2）主要病机：以上内外之邪可致肾阴亏质。肾阴亏虚是指肾阴不足，又称“肾精亏虚”。《素问·金匮真言论》云：“夫精者，身之本也。”故肾精是生殖之本，亦是产生精液和提供人体生命活动的物质基础，提供脏腑活动需要，并参与血液和精子的生成，若肾精亏虚则可致少弱精子症。

3. 脾肾两虚型少弱精子症

（1）主要病因：①肾虚的主要病因是先天不足，或后天房事过度、或外感寒邪等。②脾虚的主要病因是先天不足，或后天饮食不节致水湿困脾，或素体虚弱，或肾阳不足致脾阳虚弱，或经常外感水湿困脾等。

（2）主要病机：脾肾两虚，是指即有脾虚又有肾虚之证。中医认为：“肾为先天之本，脾为后天之本”，它们相互资生、相互促进、相互转化和相互依存。如明末清初《傅青主女科》曰：“脾为后天，肾为先天，脾非先天之气不能化，肾非后天之气不能生”，说明了先天温养后天，后天补养先天的辩证关系。若脾土亏虚会影响肾水功能，肾水不足又会牵扯脾土运化，彼此相生相克，相乘相侮，互为因果，导致脾虚，肾虚或脾肾两虚而致先天和后天的阳气不足，推动无力，肾的封藏失职而致少弱精子症等。

4. 气血两虚型少弱精子症

（1）主要病因：气血两伤所致。①气虚是指脾、肺、肾气不足。主要是由先天禀赋不足，或平素体弱，或房室劳伤，或过度手淫，或饮食不节，或手术或大病损伤元气等所引起。②血虚则常由失血过多或脾胃虚弱，生化不足，以及七情过度，暗耗阴血等原因所引起。

（2）主要病机：气血两虚，是指既有气虚之象，又有血虚之证。气虚的病理反映可涉及全身各个方面，还可导致脏腑功能减退，从而表现一系列脏腑虚弱征象。使人体的生理功能处于降低状态，体力和精力都明显缺乏，易疲劳。又因气可推动血液的运行，血液可以运载气，气血相互滋生，故气虚则血少，血少则气虚，它们相互依赖、互为因果。总之，气血两虚可导致阴阳气血失衡、脏腑功能衰退。如清代康熙年间新安名医叶天士在《秘本种子金丹》中曰：“疾病之关于胎孕者，男子则在精、女子则在血，无非不足而然。”又因“气为阳，血为阴”，故气血两虚可导致阴阳两虚和阴阳气血失衡、脏腑功能衰退而致少弱精子症等。

5. 肾虚血瘀型少弱精子症

（1）主要病因：①肾虚属于虚证，主要是先天不足，或后天房事过度或外感寒邪等。②血瘀属于实证，主要是由气虚、气滞、寒凝、血虚等所致。

（2）主要病机：肾虚血瘀是指肾虚和血瘀同时存在的虚中夹实的复杂病证。肾虚血瘀理论是一种新的中医病因病机理论，是李积敏博士在二十世纪八十年代初正式提出的新理论。李积敏（字慎言）先生在《肾虚血瘀论》中曰：“久病及肾，久病则虚……虚者肾虚也”；又曰：“久病则虚，久病则瘀，虚可致瘀，瘀可致虚”，因为大多数久婚不育者都是经多方辗转治疗无效，病程迁延日久，久病则机体受损，脏腑气血虚弱，其中以肾虚为主，肾虚则五脏六腑皆虚，五脏六腑虚弱又可致肾之更虚；又曰：“久病则瘀，瘀者血瘀也”。因此，血瘀是疑难病的重要病理因素之一。历代中医认为“久病及肾 、久病致虚”“久病正衰，最易成瘀，瘀象夹杂，可致怪病、疑难病”。虚瘀互为因果、互相转化，不断加重病情，导致瘀滞形成，阻碍机体气血生新，则机体虚弱更甚。虚实夹杂，虚瘀相兼，病机错综复杂，给辨证及治疗带来了一定的难度。总之，肾虚血瘀可使阴阳气血失衡、脏腑功能衰退而致少弱精子症等。

6. 肝气郁结型少弱精子症

（1）主要病因：①内因主要是先天性格内向、抑郁或多虑。②外因主要是长期受到喜、怒、忧、思、悲、恐、惊七情内伤，或久病入络。

（2）主要病机：以上内外之邪可致肝气郁结，或肝郁气滞，继而发展为气滞血瘀。肝主疏泄，“疏”即疏通；“泄”即发泄、升发。肝性喜条达而恶抑郁，所以暴怒及思虑不解等不良情志易影响肝的疏泄功能。又因足厥阴肝经之脉，绕阴器而行，故精液之疏泄亦为肝所主，肝郁气滞则影响精液的疏泄。气行则血行，气滞则血瘀，气血瘀滞不畅，脉络必涩不通，阻于精室而致少弱精子症等。

7. 痰湿蕴阻型少弱精子症

（1）主要病因：①内因主要是先天不足，脾胃虚弱。②外因主要是长期饮食不节、嗜食肥甘厚腻，或外感寒湿伤脾。

（2）主要病机：以上内外之邪可致痰湿蕴阻。痰湿即湿聚成痰也。所谓湿，即水湿，有外湿和内湿之分。因脾有运化水湿的功能，若是长期嗜食肥甘厚腻损伤脾胃功能，可致湿从内生即内湿。外湿是由于气候潮湿或涉水淋雨或居室潮湿，使外来水湿入侵人体而引起湿从外入。以上内外之湿邪可致脾胃失健，湿邪内聚，久之成痰。另外，若躯脂满溢（肥胖多阳虚）或素有脾肾阳虚，阳虚则不能化气行水而致“水湿内停”，亦可湿聚成痰。久之痰浊入络，蕴阻气机，气滞血瘀，痰蕴瘀互结，蕴阻精室，精气不通，致少弱精子症等。

8. 湿热下注型少弱精子症

（1）主要病因：①内因主要是先天不足，脾胃虚弱。②外因主要是外感寒湿伤脾，或外感湿热。

（2）主要病机：以上内外之邪可致湿热下注。所谓湿热是指湿与热同时存在的症状。所谓湿，即水湿，有外湿和内湿之分。因脾有“运化水湿”的功能，若是长期嗜食肥甘厚腻损伤脾胃功能，可致湿从内生即内湿。外湿是由于气候潮湿或涉水淋雨或居室潮湿，使外来水湿入侵人体而引起湿从外入。以上内外之湿邪可致脾胃失健，湿邪内聚，久之成痰。另外，若躯脂满溢（肥胖多阳虚）或素有脾肾阳虚，阳虚则不能化气行水而致水湿内停，亦可湿聚成痰。所谓热，是一种热象。热的来源与湿有关，或湿热同时存在，或因夏秋季节天热湿重，或因湿久留不除而化热，或因阳热体质而使湿从阳化热。以上湿与热互为因果、互相转化，不断加重病情，导致湿热产生，或直接外感湿热。若湿热流注于下焦称为湿热下注，若下注于膀胱则称为膀胱湿热，导致肾与膀胱气化失常，失于宣泄，阻滞精窍，使经络阻塞不通而致少弱精子症。

第四节 西医诊断

一、诊断依据

诊断依据是：病史+症状+体检+辅助检查，其中实验室辅助检查"精子浓度和精子活力都低于参考值下限"是诊断的主要依据，但还要重点了解以下情况。

1. 病史简况

基本与本篇第三章无精子症相类同。

2. 临床表现

大多数患者都无明显的临床症状，只是通过化验才发现"少弱精子"，极少数患者可伴有睾丸炎、精囊炎、CP或伴有性功能减退等病史或临床表现。

3. 体检和辅检

基本与本篇第三章无精子症相类同。特点是：精子浓度和精子活力都低于参考值下限。

4. 特殊辅检

（1）精液分析检查：应该采用国际标准的电子计算机辅助精液分析（CASA）技术进行精液检查，可发现精子浓度和精子活力都低于参考值下限。但要排除天气寒冷、取精方法、禁欲时间等人为因素。

（2）精液生化检查：精液生化检查可以了解附属性腺的功能，并可为少弱精子症鉴别诊断提供依据。①果糖：果糖由精囊腺产生。如果果糖为0，说明可能存在精囊的先天性缺失、发育不全或射精管梗阻；②a－葡糖苷酶：精浆内中性a一葡糖苷酶作为常用的监测附睾功能的指标。

（3）免疫学检查：免疫学检查可以确定是否存在自身免疫学等问题。常用的有：①精液和血液抗精子抗体（AsAb）检查；②精子的凝集试验；③体内性交后试验（PCT）；④体外精子－宫颈黏液接触试验（SCMC）等等。

（4）尿液和前列腺液检查：有尿道炎或前列腺炎时，尿液检查脓细胞或白细胞增多，前列腺液检查白细胞 >10/HP 或 $>1.0\times10^6$/mL；尿液或尿道分泌物或前列腺液培养可发现支原体或某一种或某几种细菌生长的阳性结果。据统计生殖道感染约占少弱精子症的 26%。近年来发现支原体、衣原体等感染引起少弱精子症的发生率有上升趋势，约占少弱精子症的 60% 左右。

（5）性腺激素检查：少弱精子症患者测定内分泌生殖激素尤为重要，可以间接了解睾丸的生精功能。①FSH、LH 明显增高（或伴有 T 值降低）属于睾丸原发性少弱精子症，说明睾丸的生精功能有损伤或降低，常见的有睾丸炎后或睾丸外伤引起睾丸萎缩的患者。②FSH、LH 低于正常值（或伴有 T 值降低）属于继发性少弱精子症。如低促性腺激素型性腺功能低下，常见的有垂体病变引起性腺功能低下。③PRL 成倍升高：说明存在高泌乳素血症或脑垂体腺瘤。需要进一步做核磁共振（MRI）等检查脑垂体的情况。

（6）染色体核型检查：对重度少弱精子症或女方有胚胎停育或有自然流产史的患者一般要常规作染色体核型分析等检查，可以确定是否存在染色体异常和遗传学等问题。

（7）AZF 基因检查：对重度少弱精子症患者可检测到 AZF 基因的缺失。据报道，AZFa 和 AZFb 缺失的患者，一般很少能从睾丸中取得精子。而 AZFc 缺失能够从睾丸中获取精子。

（8）B 超检查：目前多数是采用经直肠 B 超检查（TRUS）：能比较清楚地探测到精囊、射精管、前列腺的疾病。对精液量很少的少弱精子症往往可以发现先天性精囊缺失等病变。

二、诊断标准

WHO 第五版新标准是目前全世界通用的金标准，即精子浓度和精子活力都低于参考值下限，可分为以下三种情况。

（1）特发性少精子症：精子浓度 $<15\times10^6$/mL，而且不符合其他诊断。

（2）特发性弱精子症：前向运动的精子（PR）<32% 或精子活力 PR + NP <40%，而且不符合其他诊断。

（3）特发性少弱精子症：精子浓度 $<15\times10^6$/mL，同时伴有精子活力 PR + NP <40% 或 PR <32%，而且不符合其他诊断。

三、诊断分类

目前尚未查到 WHO 或国家或其他专家关于少弱精子症的诊断分类方法和标准。

四、诊断分度

目前尚未查到 WHO 或国家或其他专家关于少弱精子症的诊断分度方法和标准。为了客观量化少弱精子症的病情程度，便于临床研究和疗效评估，在此只能将我们在日常工作中的诊断分度方法和标准简介如下，具体内容见表 10－1 功能性少弱精子症病情问卷评估简表，将其病情分为轻度、中度、重度三种类型，其特点：简明实用。

（1）少精子症

①正常：精子浓度为 $\geqslant 15\times10^6$/mL。

②轻度：精子浓度为（10～15）$\times10^6$/mL。

③中度：精子浓度为（5～10）$\times10^6$/mL。

④重度：精子浓度为 $<5\times10^6$/mL。

（2）弱精子症

①正常：精子活力为 PR ≥32% 或 PR + NP ≥40%。

②轻度：精子活力为 PR + NP 20～38% 或 PR 20～32%。

③中度：精子活力为 PR + NP 10～20% 或 PR 10～20%。

④重度：精子活力为 PR + NP <10% 或 PR <10%。

（3）少弱精子症

精子浓度为 $<15\times10^6$/mL，同时其精子活力为 PR + NP <40% 或 PR <32%，其诊断分度标准同上。

表 10－1　功能性少弱精子症病情评估简表（刘茂松标准）

病情	正常	轻度	中度	重度
少精子（浓度 $\times10^6$/mL）	≥15	10～15	5～10	<5
弱精子（PR + NP %）	≥40	20～38	10～20	<10

五、鉴别诊断

主要是与人为因素引起的功能性少弱精子症相鉴别，鉴别方法是：禁欲一周后重新取精检验进行全面分析鉴别诊断。

第五节　中医诊断

一、诊断依据

我们的诊断依据是：中医四诊结果 + 西医检查结果。

二、诊断标准

我们的诊断标准是：中医证型 + 西医诊断。如肾阳虚弱型功能性重度少弱精子症。

三、诊断分证

根据我们提出的“九证分类法”，将男性功能性少弱精子症分为虚证和实证二大类，共 8 种常见病态体质证型，被称为“新安刘氏少弱精子症证型分类法”。

1. 虚证

主要有“肾阳虚弱、肾阴亏虚、脾肾两虚、气血两虚”等证型。

2. 实证

主要有“肾虚血瘀、肝气郁结、痰湿瘀阻、湿热下注“等证型。

另外，还有少数是寒热虚实夹杂的复合病证，在此难以全面表达清楚，故在临证时还要认真进行“辨体、辨病、辨证”分析分类分证（型）。

第六节　西医特色疗法

一、常规疗法

主要是“性心理宣教治疗 + 病因治疗 + 营养素治疗 + 生活治疗”等。如果能发现引起少弱精子症的确切病因，应该首先治疗原发性病因。

二、特色疗法

主要是“激素治疗 + 抗生素治疗或 + 手术或人工助孕”等疗法。

1. 激素治疗

主要适用于重度少精子症的治疗，治疗方法基本同本篇第三章第六节西医特色疗法的“激素治疗”。

2. 抗生素治疗

主要适用于伴有生殖道感染的少弱精子症的治疗，治疗方法基本同本篇第三章第六节西医特色疗法的“抗生素治疗”。

3. 手术治疗

适用于伴有隐睾或有Ⅱ～Ⅲ度精索静脉曲张或有附睾或有输精管梗阻的少弱精子症，具体治疗方法请泌尿外科会诊治疗。

4. 人工助孕治疗

适用于年龄较大、经一年以上的科学规范治疗无效的重度少弱精子症。主要有夫精人工授精（AIH）和试管婴儿（IVF 或 ICSI）疗法。

第七节　中医特色疗法

一、常规疗法

主要是“心理疏导＋改变思想观念＋改变不良生活习惯”等。

二、特色疗法

主要以“补肾温阳＋化瘀通络”为总则，再以我们的“九证疗法”为纲，进行“辨体、辨病、辨证”分析治疗，具体见本章第九节和第十节中的相关内容。

三、中成药疗法

具体可参考第一篇第十章第五节“中成药简易疗法”中的相关内容。

第八节　疗效评估方法

因我们还没有查到 WHO 或国家或其他专家关于少弱精子症的疗效评估方法和评估标准，所以在此只能将我们在日常工作中研究使用的疗效评估方法和评估标准简介如下。

一、疗效评估方法

1. 评估依据

是以治疗后患者自觉症状的改善程度和实验室的检查结果作为疗效评估的主要依据。

2. 评估方法

为了客观地量化功能性少弱精子症的疗效，我们设计了表 10－2 功能性少弱精子症疗效评估简表，将治疗结果分为治愈、显效、有效、无效四种类型进行科学评估。

3. 评估标准

（1）少精子症：

①治愈：治后精子浓度$\geq 15\times10^{6}$/mL 或其妻子已受孕。

②显效：治后精子浓度提升率≥60%。

③有效：治后精子浓度提升率≥30%。

④无效：治后精子浓度提升率＜30%或降低。

（2）弱精子症：

①治愈：治后精子活力 PR ≥32%或 PR＋NP≥40%或妊娠。

②显效：治后精子活力 PR 或 PR＋NP 提升率≥60%。

③有效：治后精子活力 PR 或 PR＋NP 提升率≥30%。

④无效：治后精子活力 PR 或 PR＋NP 提升率＜30%或降低。

（3）少弱精子症：

①精子浓度和精子活力的评估方法和标准同上。②如果精子浓度提高了，精子活力下降了，疗效评估为：该疗法对提高精子浓度有效或效果较好，而对提高精子活力无效或效果较差。③如果精子浓度下降了，精子活力提高了，疗效评估为：该疗法对提高浓度无效或效果较差，而对提高精子活力有效或效果较好。④如果精子浓度和精子活力都提高，疗效评估为：该疗法对提高浓度和精子活力均有效。

表 10－2　功能性少弱精子症疗效评估简表（刘茂松标准）

治疗结果	治愈	显效	有效	无效
精子浓度提升率（%）	浓度正常	≥60%	≥30%	<30%
精子活力提升率（%）	活力正常	≥60%	≥30%	<30%

二、疗效统计方法

基本同第一篇第十一章“疗效评估方法”中的疗效统计方法。

第九节　虚证型治愈病例简介

一、肾阳虚弱型重度少弱精子症

1. 病例

（1）概况：刘先生，32 岁，本科学历，干部，合肥人，已婚未育。于 2011 年 4 月 7 日来我科就诊。

（2）主诉：婚后 4 年未育。

（3）现病史：患者婚后 4 年未育的原因是重度少弱精子症。曾在屯溪、合肥、上海等地诊治 3 年无效，失去了治疗信心。

（4）既往史：患者在读小学期间曾患腮腺炎已治愈，无睾丸炎、前列腺炎、尿道炎、外伤、手术等病史。

（5）家族史：其家族中亦无类似疾病史。其妻子在妇科检查发现：①有月经量少、卵泡发育不良、子宫内膜薄。②有甲状腺功能低下等病症。

2. 检查简况

（1）体格检查：经男科体检未发现明显阳性体征。

（2）精液检查：①精液量 2mL；pH 值 7.4；果糖 1.5g/mL；液化时间 10 分钟；精子浓度 6.70×10^6/mL；精子活率 10.24%；精子活力 PR 0.00%，NP 5.60%。②精液支原体培养阴性（－）。③精浆抗精子抗体（AsAb）阴性（－）。④精液白细胞计数 $0.5<1.0\times10^6$/mL。

（3）其他检查：均在正常范围。

3. 中医证候

（1）全身症状：性欲不强，偶有乏力、腰膝酸软、畏寒肢冷等。

（2）局部症状：举而不坚、精液量少。

（3）舌脉之证：舌质淡、苔薄白、脉细弱。

4. 临床诊断

（1）西医诊断：原发性功能性重度少弱精子症。

（2）中医诊断：肾阳虚弱型重度少弱精子症。

5. 西医特色治疗

主要给激素、维生素、微量元素治疗。

（1）克罗米芬治疗：每晚口服 1 次 50mg（1 粒），连服 25 天后复查精液质量。

（2）补充维生素：如维生素 A、B、C、E 或多维元素等。

（3）补充微量元素：如锌、硒等。

6. 中医特色治疗

（1）治疗原则：补肾温阳＋化瘀通络＋生精活精

（2）常用配方：补肾温阳活精汤加减。

（3）常用药物：熟地黄、当归、山药、山茱萸、菟丝子、枸杞子、鹿角胶、杜仲、肉桂、炙附片、炒白芍、川芎、炒枳壳、炙甘草等。

7. 配方分析

（1）补肾温阳活精汤：是我们特色治疗“肾阳虚弱型重度少弱精子症”的有效验方。

①功效：补肾温阳、化瘀通络、生精活精。

②主治：肾阳虚弱型重度少弱精子症。

③方源：明代右归丸＋清代四物汤＋现代刘茂松经验。

④组成：右归丸＋四物汤＋炒枳壳、炙甘草等。

⑤方解：方中鹿角胶是血肉有情之品，是补肾温阳之要药为君；熟地黄、当归、山药、山茱萸、菟丝子、枸杞子、杜仲、肉桂、炙附片等以助鹿角胶补肾填精、补肾温阳之功为臣；四物汤等化瘀通络、促进生精活精为佐；以炒枳壳等行气通络，炙甘草调和诸药为使。全方共奏：补肾温阳、化瘀通络、生精活精之功。

（2）右归丸：见第二篇第三章第九节虚证型治愈病例简介一“肾气不固型重度早泄”的相关内容。

（3）四物汤：见第二篇第二章第九节虚证型治愈病例简介一“肾阳虚弱型

重度阳痿”的相关内容。

8. 配方加减

（1）若性欲减退：加淫羊藿等。

（2）若气滞血瘀：加炒枳壳等。

9. 治疗小结

（1）治疗半月后：患者的症状和精液质量均有明显好转。按以上治疗方案，适当加减中西药配方及用量，再连续治疗三个月后的复查结果：①精液量：2.5mL；pH 值：7.4；果糖 3.00g/mL；液化时间：10 分钟；精子浓度：35.20×10^6/mL；精子活力：PR 24.65%、NP 27.10%。②其他检查结果均在正常范围。

（2）男方治疗同时：对其妻子进行调经、促排卵、健黄体和甲状腺功能低下等治疗。

（3）治疗三个月后：其妻子已受孕，我们还给予孕期保健方面的知识宣教。

10. 疗效评估

（1）自觉症状：基本消失。

（2）精液质量：已正常。

（3）妊娠情况：其妻已孕。

（4）评估结果：治愈。

11. 现代研究简况

（1）右归丸：见第二篇第三章第九节虚证型治愈病例简介一“肾气不固型重度早泄”的相关内容。

（2）四物汤：见第二篇第二章第九节虚证型治愈病例简介一“肾阳虚弱型重度阳痿”的相关内容。

二、肾阴亏虚型重度少弱精子症

1. 病例

（1）概况：莫先生，29 岁，大专学历，铁路技术员，福建人，已婚未育。于 2011 年 3 月 12 日慕名而来我科就诊。

（2）主诉：婚后 3 年未育。

（3）现病史：患者曾在福建、广州等地诊断为：①重度少弱精子症。②左侧精索静脉曲张（$Ⅱ^0$）。经手术和中西医治疗 1 年后精子浓度为 1.05×10^6/mL，失去了治疗信心。

（4）既往史：患者既往无腮腺炎、睾丸炎、前列腺炎、尿道炎、外伤等病史。

（5）家族史：其家族中无类似疾病史。其妻子在妇科检查基本正常。

2. 检查简况

（1）体格检查：经男科体检未发现明显阳性体征。

（2）精液检查：①精液量 1.20mL；液化时间 >100 分钟；精子浓度 1.05×10^6/mL；精子活率 12.35%；精子活力：PR 1.60%、NP 5.30%。②精液支原体培养阴性（-）。③精浆抗精子抗体（AsAb）阴性（-）。④精液白细胞检查 $<1.0\times10^6$/mL。

（3）其他检查：均在正常范围。

3. 中医证候

（1）全身症状：性欲不强，偶有乏力、腰膝酸软、口干便秘等。

（2）局部症状：阳器易举、精量不多。

（3）舌脉之证：舌质红、舌苔薄、脉细数。

4. 临床诊断

（1）西医诊断：原发性功能性重度少弱精子症。

（2）中医诊断：肾阴亏虚型重度少弱精子症。

5. 西医特色治疗

基本同本节治愈病例一“肾阳虚弱型重度少弱精子症”的西医治疗。

6. 中医特色治疗

（1）治疗原则：滋阴补肾 + 化瘀通络 + 生精活精。

（2）常用配方：滋阴补肾活精汤加减。

（3）常用药物：熟地黄、山药、山萸肉、菟丝子、枸杞子、鹿角胶、龟板胶、紫河车、紫丹参、川牛膝、炙黄芪、当归、炒白芍、川芎等。

7. 配方分析

（1）滋阴补肾活精汤：是我们特色治疗“肾阴亏虚型重度少弱精子症”的有效验方。

①功效：滋阴补肾、化瘀通络、生精活精。

②主治：肾阴亏虚型重度少弱精子症。

③方源：明代左归丸 + 宋代四物汤 + 现代刘茂松经验。

④组成：左归丸＋四物汤＋紫河车、紫丹参、川牛膝、炙黄芪等。

⑤方解：方中鹿角胶、龟板胶、紫河车等血肉有情之品，补肾填精，益气养血，特别是鹿角胶大补肾中元阳、促进生精活精功能为君；左归丸滋阴补肾，与君药共补先天不足为臣；血府逐瘀汤化瘀通络、改善生精活精的内环境，促进精子的生长发育为佐。全方共奏：滋阴补肾、化瘀通络、生精活精之功。

（2）左归丸：见本篇第一章第九节虚证型治愈病例一“肾精亏虚型重度精液量减少”的相关内容。

（3）四物汤：见第二篇第二章第九节虚证型治愈病例简介一“肾阳虚弱型重度阳痿”的相关内容。

8. 配方加减

（1）若口干欲饮：加玄参、麦冬等。

（2）若阴虚火旺：加知母、炒黄柏等。

（3）若腰膝酸痛：加川断、杜仲、桑寄生等。

（4）若脘闷胀痛：加陈皮、砂仁等以理气而醒脾胃，防止进补妨运之弊。

9. 治疗小结

（1）治疗半月后：患者的症状和精液质量均有明显好转。按以上治疗方案，适当加减中西药配方及用量，再连续治疗三个月后的复查结果：①复查精液：精液量2.7mL；pH值7.4；果糖1.50g/mL；液化时间35分钟；精子浓度38.760×10^{6}/mL；精子活力PR 26.15%；NP 26.86%。②其他检查结果均在正常范围。

（2）治疗三个月后：其妻子已受孕，我们还给予孕期保健方面的知识宣教。

10. 疗效评估

（1）自觉症状：基本消失。

（2）精液质量：已正常。

（3）妊娠情况：其妻已孕。

（4）评估结果：治愈。

11. 现代研究简况

（1）左归丸，见本篇第一章第九节虚证型治愈病例一“肾精亏虚型重度精液量减少”的相关内容。

（2）四物汤：见第二篇第二章第九节虚证型治愈病例简介一“肾阳虚弱型重度阳痿”的相关内容。

三、脾肾两虚型重度少弱精子症

1. 病例

（1）概况：汪先生，31 岁，本科学历，干部，休宁县人，已婚未育。于 2012 年 6 月 8 日来我科就诊。

（2）主诉：婚后 4 年未育。

（3）现病史：患者曾在休宁、合肥、上海等地诊断为：重度少弱精子症。经中西医治疗 3 年，仍无效果，失去了治疗信心。

（4）既往史：患者小时候曾患过腮腺炎已治愈，但无睾丸炎、前列腺炎、尿道炎、外伤、手术等病史。

（5）家族史：其家族中无类似疾病史。其妻子在妇科检查发现：月经提前、量少、卵泡发育不良等病症。

2. 检查简况

（1）体格检查：经男科体检未发现明显阳性体征。

（2）精液检查：①精液量 1.2mL；pH 值 7.4；果糖 1.2g/mL；液化时间 30 分钟；精子浓度 3.60×10^6/mL；精子活率 8.62%；精子活力 PR 0.00%、NP 6.90%。②精液支原体培养阴性（-）。③精浆抗精子抗体（AsAb）阴性（-）。④精液白细胞计数检查 $0.5<1.0\times10^6$/mL。

（3）其他检查：均在正常范围。

3. 中医证候

（1）全身症状：全身乏力、腰膝酸软、畏寒肢冷、纳差便溏等。

（2）局部症状：举而不坚、精量不多。

（3）舌脉之证：舌质淡、苔薄白、脉沉细。

4. 临床诊断

（1）西医诊断：原发性功能性重度少弱精子症。

（2）中医诊断：脾肾两虚型重度少弱精子症。

5. 西医特色治疗

基本同本节治愈病例一“肾阳虚弱型重度少弱精子症”的西医治疗。

6. 中医特色治疗

（1）治疗原则：补肾健脾 + 化瘀通络 + 生精活精。

（2）常用配方：补肾健脾活精汤加减。

（3）常用药物：炙附片、肉桂、熟地黄、山药、山茱萸、茯苓、泽泻、牡丹皮、党参、炒白术、炙黄芪、鹿角胶、菟丝子、枸杞子、紫丹参、焦山楂等。

7. 配方分析

（1）补肾健脾活精汤：是我们特色治疗“脾肾两虚型重度少弱精子症”的有效验方。

①功效：补肾健脾、化瘀通络、生精活精。

②主治：脾肾两虚型重度少弱精子症。

③方源：宋代人参归脾汤＋现代刘茂松经验。

④组成：人参归脾丸＋炙附片、桂枝、鹿角胶、菟丝子、枸杞子、紫丹参、焦山楂等。

⑤方解：方中以炙附片、桂枝＋鹿角胶温补肾之元阳、稳固先天之本、改善体质治本为君；人参归脾丸＋焦山楂补气益脾、稳固后天之本，以后天补先天，与炙附片、桂枝同用，达到脾肾双补为臣；菟丝子、枸杞子等补肾活精为佐；紫丹参等活血化瘀、行气通络为使。全方共奏：补肾健脾、化瘀通络、生精活精之功。

（2）人参归脾丸：见第二篇第一章第九节虚证型治愈病例三“心脾两虚型重度性欲减退”的相关内容。

8. 配方加减

（1）若性欲减：加淫羊藿等。

（2）若大便稀：重用苍术、厚朴等。

9. 治疗小结

（1）治疗半月后：患者的症状和精液质量均有明显好转。按以上方案，适当加减中西药配方及用量，再连续治疗三个月后的复查结果：①精液量：2.3mL；pH 值：7.4；果糖 3.00g/mL；液化时间：10 分钟；精子浓度：35.20×10^6/mL；精子活力：PR 23.15%、NP 26.28%。②其他检查结果均在正常范围。

（2）男方治疗同时：对其妻子进行调经、促排卵、健黄体等治疗。

（3）治疗三个月后：其妻子已受孕，我们还给予孕期保健方面的知识宣教。

10. 疗效评估

（1）自觉症状：基本消失。

（2）精液质量：已正常。

（3）妊娠情况：其妻已孕。

（4）评估结果：治愈

11. 现代研究简况

人参归脾丸：见第二篇第一章第九节虚证型治愈病例三“心脾两虚型重度性欲减退”的相关内容。

四、气血两虚型重度少弱精子症

1. 病例

（1）概况：王先生，29 岁，初中文化，农民工，绩溪县人，已婚未育。于 2012 年 6 月 4 日来我科就诊。

（2）主诉：婚后 4 年未育。

（3）现病史：患者曾在芜湖、南京、上海等地诊断为：重度少弱精子症。经中西医治疗 3 年，仍无效果，失去了治疗信心。

（4）既往史：患者在读小学期间曾患腮腺炎已治愈，无睾丸炎、前列腺炎、尿道炎、外伤、手术等病史。

（5）家族史：其家族中无类似疾病史。其妻子在妇科检查：①有卵泡发育不良。②双侧输卵管通而不畅。③宫颈黏液支原体培养阳性（+）。④血清和宫颈黏液抗精子抗体（AsAb）阳性（++）等病症。

2. 检查简况

（1）体格检查：经男科体检未发现明显阳性体征。

（2）精液检查：①精液量 1.6mL；pH 值 7.4；果糖 1.3g/mL；液化时间 40 分钟；精子浓度 1.20×10^6/mL；精子活率 5.30%；精子活力 PR 0.00%、NP 3.12%。②精液支原体培养阳性（+）。③精浆抗精子抗体（AsAb）阳性（+）。④精液白细胞检查 $<1.0\times10^6$/mL。

（3）其他检查：均在正常范围。

3. 中医证候

（1）全身症状：性欲较低，偶有头昏、腰膝酸软、乏力纳差等。

（2）局部症状：举而不坚、精量较少。

（3）舌脉之证：舌质淡、有齿痕、苔薄白、脉细弱。

4. 临床诊断

（1）西医诊断：①原发性功能性重度少弱精子症。②生殖系支原体感染。

（2）中医诊断：气血两虚型重度少弱精子症。

5. 西医特色治疗

（1）激素、维生素、微量元素等治疗：基本同本节治愈病例一“肾阳虚弱型重度少弱精子症”的西医治疗。

（2）抗生素疗法：给患者夫妇同时服用阿奇霉素分散片，每日 2 次，每次 0.25g（1 片），饭后服，共六天。

6. 中医特色治疗

（1）治疗原则：补气养血＋化瘀通络＋生精活精。

（2）常用配方：补气养血活精汤加减。

（3）常用药物：人参、炒白术、茯苓、炙甘草、熟地黄、当归、炒白芍、川芎、鹿角胶、紫河车、菟丝子、枸杞子、紫丹参、川牛膝等。

7. 配方分析

（1）补气养血活精汤：是我们特色治疗“气血两虚型重度少弱精子症”的有效验方。

①功效：补气养血、化瘀通络、生精活精。

②主治：气血两虚型重度少弱精子症。

③方源：明代八珍汤＋现代刘茂松经验。

④组成：八珍汤＋鹿角胶、紫河车、菟丝子、枸杞子、紫丹参、川牛膝等。

⑤方解：本方以八珍汤补气养血、改善体质治因为君；鹿角胶、紫河车等血肉有情之品益精血，滋肾阴，温肾阳、稳固先天之本为臣，与八珍汤合用可达到固本培元之功效；菟丝子、枸杞子等补肾生精为佐；紫丹参、川牛膝、川芎等活血化瘀、行气通络为使。全方共奏：补气养血、化瘀通络、生精活精之功。

（2）八珍汤：是明代中期正德年间太医薛己治疗气血两虚证的经典名方。

①功效：补气养血。

②主治：气血两虚诸证。

③组成：人参、炒白术、白茯苓、炙甘草、熟地黄、当归、炒白芍、川芎、生姜、大枣。

④方解：方中四君子汤补益正气，四物场补益阴血，再加生姜、大枣调和营卫，和中益脾，两方合用共奏气血双补之功。《医方考》曰：“血气俱虚者，此方主之。人之身，气血而已。气者百骸之父，血者百骸之母，不可使其失养也。

是方也，人参、白术、茯苓、甘草甘温之品，所以补气；当归、川芎、芍药、地黄质润之品，所以补血。气旺则百骸资之以生，血旺则百骸资之以养。”本方在原书中用治于失血过多，以致气血皆虚诸证。凡肢体倦怠乏力，面色㿠白或萎黄，气短懒言，心悸怔忡，头晕目眩，脉细虚，舌淡苔白，皆为气血两亏，心脾不足所致。因肝藏血，开窍于目，肝血亏，故头晕目眩。方用人参、白术、茯苓、甘草补脾益气；当归、白芍、熟地黄滋养心肝，加川芎入血分而理气，则当归、熟地黄补而不滞；加生姜、大枣以助人参、白术入气分以调和脾胃。全共奏气血双补之功。

⑤方源：本方源于明代《正体类要》，它是明代中期正德年间太医薛己撰著。薛己为明代医学家，其父薛铠曾为太医院医师，约生活于公元1486—1558年。

8. 配方加减

（1）若食欲不振：加焦三仙等。

（2）若性欲减退：加淫羊藿等。

（3）若阳虚明显：加炙黄芪、桂枝等。

（4）若胃胀不适：加杵砂仁、广木香等。

（5）若心神不安：加酸枣仁、柏子仁、炙远志等。

9. 治疗小结

（1）治疗半月后：患者的症状和精液质量均有明显好转。按以上方案，适当加减中西药配方及用量，再连续治疗三个月后的复查结果：①精液量2mL；液化时间15分钟；精子浓度26.10×10^6/mL；精子活率65.12%；精子活力PR 23.10%、NP 26.56%。②其他检查均在正常范围。

（2）男方治疗同时：对其妻子进行抗炎、消抗体、调经、促排卵、疏通输卵管等治疗。

（3）治疗三个月后：其妻子已受孕，我们还给予孕期保健方面的知识宣教。

10. 疗效评估

（1）自觉症状：基本消失。

（2）精液质量：已正常。

（3）妊娠情况：其妻已孕。

（4）评估结果：治愈

11. 现代研究简况

关于八珍汤的现代研究主要有以下几个方面。

（1）药理研究：①潘洪平等报道：八珍汤能显著促进血虚大鼠脾淋巴细胞和混合脾淋巴细胞分泌 IL－2，提高免疫功能。②高依卿等报道：八珍汤能通过保护免疫器官免受损伤，提高淋巴细胞功能及其细胞因子分泌功能，来增强机体的细胞免疫功能、体液免疫功能和非特异性免疫功能，并通过淋巴细胞、细胞分子对造血进行调控。③潘毓宁等报道：八珍汤和百年乐均可显著降低大白鼠的全血黏度、血浆黏度和纤维蛋白原含量，还能明显抑制大白鼠的血小板聚集作用，八珍汤（Ⅱ组）还能促进其血小板的解聚作用。④吴国忠等报道：加味八珍汤在体外试验中有显著抑制超氧阴离子生成作用，不同程度抑制小鼠血浆 LPO 生成，提高红细胞 SOD 活性，延长果蝇半数死亡期和平均寿命，与对照组比较差异显著。提示八珍汤具有抗氧化和抗衰老作用。

（2）临床应用：现代医学将其加减后广泛地应用于：治疗气血两虚证。如贫血、各种慢性疾病、病后虚弱、营养不良、神经衰弱、慢性肝炎、妇女月经不调、胎产崩漏及疮疡溃后久不收口等证属气血两虚者。

第十节 实证型治愈病例简介

一、肾虚血瘀型重度少弱精子症

1. 病例

（1）概况：张先生，32 岁，本科学历，工程师，湖北人，在上海工作，已婚未育。于 2012 年 6 月 23 日来我科就诊治疗。

（2）主诉：婚后 5 年未育。

（3）现病史：患者曾在湖北、上海等地诊断为：①右侧隐睾。②重度少弱精子症。经上海某大学附属医院手术＋抗生素＋激素＋维生素＋中成药等治疗 1 年效果不佳，后又在上海其他医院经中西医结合治疗 2 年仍无效果而失去了治疗信心。

（4）既往史：患者既往无腮腺炎、睾丸炎、尿道炎、前列腺炎等病史。

（5）家族史：其家族中无类似疾病史。其妻子在上海妇科检查发现：①有月经退后、卵泡发育不良。②输卵管通而不畅等病症。③宫颈黏液支原体培养阴性（-）。④血清和宫颈黏液抗精子抗体（AsAb）阳性（+）等病症。

2. 检查简况

（1）体格检查：患者右侧睾丸（隐睾术后3年）较小约8mL，左侧睾丸亦较小约12mL，无其他明显的阳性体征。

（2）精液检查：①精液量1.2mL；pH值7.4；果糖1.5g/mL；液化时间45分钟；精子浓度1.65×10^6/mL；精子活率7.80%；精子活力PR 0.00%、NP 5.20%。②精液支原体培养阴性（-）。③精浆抗精子抗体（AsAb）阴性（-）。④精液白细胞计数检查$<1.0\times10^6$/mL。

（3）其他检查：均在正常范围。

3. 中医证候

（1）全身症状：全身乏力，腰膝酸软、睾丸会阴偶有胀痛等。

（2）局部症状：举而不坚、精量较少。

（3）舌脉之证：舌质暗，苔薄，脉沉涩。

4. 临床诊断

（1）西医诊断：原发性功能性重度少弱精子症。

（2）中医诊断：肾虚血瘀型重度少弱精子症。

5. 西医治疗

基本同本节治愈病例一“肾阳虚弱型重度少弱精子症”的西医治疗。

6. 中医治疗

（1）治疗原则：补肾温阳+化瘀通络+生精活精。

（2）常用配方：补肾化瘀活精汤加减。

（3）常用药物：炙附片、肉桂、生地、山药、山茱萸、茯苓、泽泻、牡丹皮、当归、炒白芍、川芎、桃仁、红花、鹿角胶、淫羊藿、炒枳壳等。

7. 配方分析

（1）补肾化瘀活精汤：是我们特色治疗“肾虚血瘀型重度少弱精子症”的有效验方。

①功效：补肾温阳、化瘀通络、生精活精。

②主治：肾虚血瘀型重度少弱精子症。

③方源：汉代金匮肾气丸+清代桃红四物汤+现代刘茂松经验。

④组成：金匮肾气丸＋桃红四物汤＋鹿角胶、淫羊藿、炒枳壳等。

⑤方解：方中的鹿角胶是血肉有情之品，是补肾填精之要药为君；金匮肾气丸是汉代补肾温阳之经典名方为臣，与鹿角胶共奏补肾生精活精之功；桃红四物汤化瘀通络为佐；淫羊藿、炒枳壳等以助君臣补肾通络为使。全方共奏：补肾温阳、化瘀通络、生精活精之功。

（2）金匮肾气丸：见第二篇第一章第九节虚证型治愈病例简介一“肾阳虚弱型重度性欲减退”的相关内容。

（3）桃红四物汤：见第二篇第二章第九节虚证型治愈病例简介一“肾阳虚弱型重度阳痿”的相关内容。

8. 配方加减

（1）若睾丸胀痛：加荔枝核、川楝子等。

（2）若腰膝酸软：加川断、杜仲、桑寄生等。

（3）若心烦胸闷：加柴胡、炙香附、广郁金等。

（4）若有胃胀不适：加广木香、陈皮、杵砂仁等。

9. 治疗小结

（1）治疗半月后：患者的症状和精液质量均有明显好转。按以上治疗方案，适当加减中西药配方及用量，再连续治疗三个月后的复查结果：①精液量2.0mL；液化时间30分钟；精子浓度26.13×10^6/mL；精子活率57.80%；精子活力PR 18.32%、NP 25.10%。②其他检查结果均在正常范围。

（2）男方治疗同时：建议其妻子在上海进行促排卵、疏通输卵管等治疗。

（3）治疗三个月后：其妻子已受孕。因她在上海工作繁忙，未按时保胎治疗而自然流产。

10. 疗效评估

（1）自觉症状：基本消失。

（2）精液质量：已正基本常。

（3）妊娠情况：其妻已孕。

（4）评估结果：治愈

11. 现代研究简况

（1）金匮肾气丸：见第二篇第一章第九节虚证型治愈病例简介一“肾阳虚弱型重度性欲减退”的相关内容。

（2）桃红四物汤：见第二篇第二章第九节虚证型治愈病例简介一“肾阳虚

弱型重度阳痿”的相关内容。

二、肝气郁结型重度少弱精子症

1. 病例

（1）概况：程先生，32岁，大学文化，干部，屯溪区人，已婚未育。于2012年2月16日来我科就诊。

（2）主诉：婚后3年未育。

（3）现病史：患者曾在杭州、南京、上海等地诊断为：重度少弱精子症。经中西医治疗3年，花费了几万元，仍无效果，以致心烦气郁。

（4）既往史：患者在读小学期间曾患腮腺炎已治愈，无睾丸炎、前列腺炎、尿道炎、外伤、手术等病史。

（5）家族史：其家族中无类似疾病史。其妻子经妇科检查基本正常。

2. 检查简况

（1）体格检查：经男科体检未发现明显阳性体征。

（2）精液检查：①精液量1.0mL；pH值7.4；果糖1.0g/mL；液化时间70分钟；精子浓度2.10×10^6/mL；精子活率9.78%；精子活力PR 0.00%，NP 5.32%。②精液支原体培养阳性（+）。③精浆抗精子抗体（AsAb）阴性（-）。④精液白细胞计数检查<1.0×10^6/mL。

（3）辅助检查：均在正常范围。

3. 中医证候

（1）全身症状：性欲较低，郁闷不乐、喜叹气，腰酸乏力。

（2）局部症状：举而不坚、精量较少。

（3）舌脉之证：舌质暗、苔薄、脉沉弦。

4. 临床诊断

（1）西医诊断：①原发性功能性重度少弱精子症。②生殖系支原体感染。

（2）中医诊断：肝气郁结型重度少弱精子症。

5. 西医特色治疗

（1）主要是激素、维生素、微量元素等治疗：基本同本节治愈病例一“肾阳虚弱型重度少弱精子症”的西医治疗。

（2）抗生素疗法：给患者夫妇同时服用阿奇霉素分散片，每日2次，每次0.25g（1片），饭后服，共六天。

6. 中医治疗

（1）治疗原则：疏肝解郁 + 化瘀通络 + 生精活精。

（2）常用配方：疏肝通络活精汤加减。

（3）常用药物：柴胡、炒白芍、当归、茯苓、炒白术、炙甘草、熟地黄、川芎、鹿角胶、龟板胶、炙黄芪、菟丝子、枸杞子、炒枳壳等。

7. 配方分析

（1）疏肝通络活精汤：是我们特色治疗“肝气郁结型重度少弱精子症”的有效验方。

①功效：疏肝解郁、化瘀通络、生精活精。

②主治：肝气郁结型重度少弱精子症。

③方源：宋代逍遥散 + 清代四物汤 + 现代刘茂松经验。

④组成：逍遥散 + 四物汤 + 鹿角胶、龟板胶、炙黄芪、菟丝子、枸杞子、炒枳壳等。

⑤方解：本方以逍遥散疏肝解郁、调理气机治因为君；以鹿角胶、龟板胶等血肉有情之品，益精血、滋肾阴、温肾阳，稳固先天之本为臣；菟丝子、枸杞子、炙黄芪、当归等补气养血、补肾生精为佐；以四物汤 + 炒枳壳等补血活血、化瘀通络为使。全方共奏：疏肝解郁、化瘀通络、生精活精之功。

（2）逍遥散：见第二篇第二章第九节虚证型治愈病例三“肝郁气滞型重度阳痿”的相关内容。

（3）四物汤：见第二篇第二章第九节虚证型治愈病例一“肾阳虚弱型重度阳痿”的相关内容。

8. 配方加减

（1）若失眠多梦：加柏子仁、酸枣仁、炙远志等。

（2）若肝郁化火：去柴胡等，加玄参、加牡丹皮、天花粉等。

9. 治疗小结

（1）治疗半月后：患者的症状和精液质量均有明显好转。按以上方案，适当加减中西药配方及用量，再连续治疗三个月后的复查结果：①精液量 2. 2mL；液化时间 20 分钟；精子浓度 25. 37 $\times 10^6$/mL；精子活率 67. 50%；精子活力 PR 24. 83%、NP 26. 41%。②其他检查结果均在正常范围。

（2）治疗三个月后：其妻子已受孕，我们还给予孕期保健方面的知识宣教。

10. 疗效评估

（1）自觉症状：基本消失。

（2）精液质量：已正常。

（3）妊娠情况：其妻已孕。

（4）评估结果：治愈。

11. 现代研究简况

（1）逍遥散：见第二篇第二章第九节虚证型治愈病例三“肝郁气滞型重度阳痿”的相关内容。

（2）四物汤：见第二篇第二章第九节虚证型治愈病例一“肾阳虚弱型重度阳痿”的相关内容。

三、痰湿蕴阻型重度少弱精子症

1. 病例

（1）概况：鲍先生，32 岁，大学本科学历，教师，黄山市屯溪人，已婚未育。于2013 年4 月6 日来我科咨询就诊。

（2）主诉：婚后3 年未育。

（3）现病史：患者曾在屯溪、合肥、上海等地诊断为：重度少弱精子症。经中西医治疗2 年，仍无效果，失去了治疗信心。

（4）既往史：患者既往无腮腺炎、睾丸炎、前列腺炎、尿道炎、外伤、手术等病史。

（5）家族史：其家族中无类似疾病史。其妻子在妇科检查：①有月经提前、量少、卵泡发育不良等病症。②宫颈黏液支原体培养阳性（+）。③血清和宫颈黏液抗精子抗体（AsAb）阳性（+）。

2. 检查简况

（1）体格检查：身高1.73 米，体重100 公斤，经男科体检未发现明显阳性体征。

（2）精液检查：①精液量1.8mL；pH 值7.4；果糖1.6g/mL；液化时间120 分钟；精子浓度2.50×10^6/mL；精子活率6.38%；精子活力PR 0.00%，NP 4.12%。②精液支原体培养阳性（+）。③精浆抗精子抗体（AsAb）阴性（-）。④精液白细胞计数检查$<1.0\times10^6$/mL。

（3）辅助检查：血脂和谷丙转氨酶均明显超标。B 超提示：中度脂肪肝。未发现其他阳性指标。

3. 中医证候

（1）全身症状：性欲较低，肥胖超重、乏力懒惰、阴囊湿痒、大便稀软等。

（2）局部症状：举而不坚、精液量少。

（3）舌脉之证：舌质淡、苔黄腻，脉弦滑。

4. 临床诊断

（1）西医诊断：①特发性功能性重度少弱精子症。②生殖系支原体感染。

（2）中医诊断：痰湿蕴阻型重度少弱精子症。

5. 西医特色治疗

（1）激素、维生素、微量元素等治疗：基本同本节治愈病例一“肾阳虚弱型重度少弱精子症”的西医治疗。

（2）抗生素疗法：给患者夫妇同时服用阿奇霉素分散片，每日 2 次，每次 0.25g（1 片），饭后服，共六天。

6. 中医特色治疗

（1）治疗原则：燥湿化痰 + 化瘀通络 + 生精活精。

（2）常用配方：燥湿化痰活精汤加减。

（3）常用药物：炙苍术、厚朴、法半夏、炙香附、炒枳壳、茯苓、桂枝、仙灵脾、菟丝子、枸杞子、紫丹参、川牛膝、皂角刺等。

7. 配方分析

（1）燥湿化痰活精汤：是我们特色治疗“痰湿蕴阻型重度少弱精子症”的有效验方。

①功效：燥湿化痰、化瘀通络、生精活精。

②主治：痰湿蕴阻型重度少弱精子症。

③方源：清代苍附导痰丸 + 现代刘茂松经验。

④组成：苍附导痰丸 + 紫丹参、厚朴、桂枝、仙灵脾、菟丝子、枸杞子、皂角刺等。

⑤方解：本方苍附导痰丸燥湿化痰、理气通络治因为君；厚朴等加强燥湿化痰的功效为臣；桂枝、仙灵脾、紫河车、菟丝子、枸杞子等温肾阳、补肾精、稳固先天之本为佐；皂角刺等行气通络为使。全方共奏：燥湿化痰、化瘀通络、生精活精之功。

（2）苍附导痰丸：见第二篇第一章第十节实证型治愈病例简介二“痰湿蕴

阻型重度性欲减退”的相关内容。

8. 配方加减

（1）若性欲减退：加淫羊藿、黄狗肾等。

（2）在本方中禁忌炙附片类药物同时使用。

9. 治疗小结

（1）治疗半月后：患者的症状和精液质量均有明显好转。按以上方案，适当加减中西药配方及用量，再连续治疗三个月后的复查结果：①精液量 3.0mL；液化时间 15 分钟；精子浓度 38.25×10^6/mL；精子活率 68.30%；精子活力 PR 25.61%、NP 26.73%。②其他检查均在正常范围。

（2）男方治疗同时：对其妻子进行调经、促排卵、健黄体等治疗。

（3）治疗三个月后：其妻子已受孕（龙凤双胞胎），我们还给予孕期保健的知识宣教。

10. 疗效评估

（1）自觉症状：基本消失，体重降低了 16 公斤。

（2）精液质量：已正常。

（3）妊娠情况：其妻已孕。

（4）评估结果：治愈

11. 现代研究简况

苍附导痰丸：见第二篇第一章第十节实证型治愈病例简介二“痰湿蕴阻型重度性欲减退”的相关内容。

四、湿热下注型重度少弱精子症

1. 病例

（1）概况：张先生，32 岁，高中文化，个体户，歙县人，已婚未育。于 2013 年 6 月 12 日来我科就诊。

（2）主诉：婚后 5 年未育。

（3）现病史：患者曾在屯溪、杭州、上海等地诊断为：重度少弱精子症。经中西医治疗 3 年多，仍无效果而烦恼。

（4）既往史：患者曾患过腮腺炎，但无睾丸炎、前列腺炎、尿道炎、外伤、手术等病史。

（5）家族史：其家族中无类似疾病史。其妻子在妇科检查：①宫颈黏液支原体培养阳性（+）。②宫颈黏液抗精子抗体（AsAb）阳性（++）。③卵泡发育不良等病症。

2. 检查简况

（1）体格检查：经男科体检未发现明显阳性体征。

（2）精液检查：①精液量1.2mL；pH值7.4；果糖1.4g/mL；液化时间20分钟；精子浓度3.65×10^6/mL；精子活率7.80%；精子活力PR 0.00%，NP 6.43%。②精液支原体培养阳性（+）。③精浆抗精子抗体（AsAb）阳性（++）。④精液白细胞检查$>1.0\times10^6$/mL。

（3）辅助检查：均在正常范围。

3. 中医证候

（1）全身症状：身重乏力，腰膝酸软，下腹-会阴-肛周等部位经常坠胀不适。

（2）局部症状：排尿有灼热感或刺痛，精液量少。

（3）舌脉之证：舌质红、苔黄，脉数。

4. 临床诊断

（1）西医诊断：①原发性功能性重度少弱精子症。②生殖系支原体感染。

（2）中医诊断：湿热下注型重度少弱精子症。

5. 西医特色治疗

（1）激素、维生素、微量元素等治疗：基本同本节治愈病例一"肾阳虚弱型重度少弱精子症"的西医治疗。

（2）抗生素疗法：给患者夫妇同时服用阿奇霉素分散片，每日2次，每次0.25g（1片），饭后服，共6天。

6. 中医特色治疗

（1）治疗原则：清热利湿+温通化瘀+生精活精。

（2）常用方剂：清热利湿活精汤加减。

（3）常用药物：川萆薢、白术、黄柏、石菖蒲、莲子心、紫丹参、车前子、茯苓、桂枝、炙附片、菟丝子、枸杞子、炒枳壳、炙甘草等。

7. 配方分析

（1）清热利湿活精汤：是我们特色治疗"湿热下注型重度少弱精子症"的有效验方。

①功效：清热利湿、温通化瘀、生精活精。

②主治：湿热下注型重度少弱精子症。

③方源：清代程氏萆薢分清饮 + 现代刘茂松经验。

④组成：新安程氏萆薢分清饮 + 桂枝、炙附片、菟丝子、枸杞子、炒枳壳、炙甘草等。

⑤方解：方中清代程氏萆薢分清饮清热利湿、分清化浊治因为君；桂枝、炙附片、菟丝子、枸杞子等补肾健脾、温阳固本为臣；炒枳壳等疏肝通络为佐；炙甘草等防去湿热而伤正气为使。诸药合用共奏：清热利湿、温通化瘀、生精活精之功。

（2）程氏萆薢分清饮：是清代康雍年间新安名医程国彭治疗淋证日久、湿热蕴阻的经典名方。主要由萆薢、白术、黄柏、石菖蒲、莲子心、紫丹参、车前子、茯苓组成。具体简介见第二篇第三章第十节实证型治愈病例简介一“湿热下注型重度早泄”的相关内容。

8. 配方加减

（1）若血瘀较重：加杵桃仁、红花等。

（2）若痰湿较重：加炙苍术、炒厚朴等。

（3）若肾精不足：加鹿角胶、紫河车等。

（4）若下焦湿热：重用炒黄柏，加车前草等。

10. 治疗小结

（1）治疗半月后：患者的症状和精液质量均有明显好转。按以上方案，适当加减中西药配方及用量，再连续治疗三个月后的复查结果：①精液量 2. 3mL；pH 值 7. 4；果糖 2. 8g/mL；液化时间 35 分钟；精子浓度 26. 15 $\times 10^6$/mL；精子活力 PR 23. 73%；NP 26. 50%。②其他检查均在正常范围。

（2）男方治疗同时：对其妻子进行抗炎、消抗体、调经、促排卵、健黄体等治疗。

（3）治疗三个月后：其妻子已受孕，我们还给予孕期保健方面的知识宣教。

9. 疗效评估

（1）自觉症状：基本消失。

（2）精液质量：已正常。

（3）妊娠情况：其妻已孕。

（4）评估结果：治愈。

11. 现代研究简况

程氏萆薢分清饮：见第二篇第三章第十节实证型治愈病例简介一“湿热下注型重度早泄”的相关内容。

第四篇

试管前中后特色疗法

本篇主要介绍中医药提高试管婴儿技术（IVF）成功率的特色疗法。内容包括IVF的基本概念和基本流程以及中医药在IVF前、中、后的科学应用，是中西医高层次结合的新概念、新观点、新疗法，可以显著提高IVF的妊娠成功率，是中西医结合在高、新、尖技术领域的创新技术。

第一章　辅助生殖技术概述

在生育障碍患者中，人约有20%的夫妇不借助人工辅助生殖技术（ART）就根本无法生儿育女，但ART不是本书的治疗范围，所以在此只能做一些基本概况介绍。

第一节　辅助生殖技术的概念

辅助生殖技术（ART）是采用非性交的人工辅助方法治疗男女生育障碍的一系列助孕技术总称。可分为体内授精如人工授精（AI）、体外授精如试管婴儿（IVF）和显微操作助孕如卵胞浆内单精子注射（ICSI）技术三大类。IVF称第一代试管婴儿，ICSI称第二代试管婴儿。

第二节　辅助生殖技术历史

一、最早的动物人工授精

早在1785年，意大利生物学家斯帕扎尼（AbbeLazarro Spallanzani），就对动物进行过人工授精。

二、首例同源人工授精

1790年，“试验外科学之父”英国医生约翰－亨特（John Hunter）为严重尿道下裂患者进行了人类首例同源（丈夫精液）人工授精手术并获得成功。

三、首例异源人工授精

在19世纪末，罗伯特－迪金森（Robert L. Dickinson）最早开展了异源（供者精液）人工授精试验。

四、首例试管婴儿

1978 年 7 月 25 日，在英国诞生了世界上第一例试管婴儿——路易斯布朗，被誉为继心脏移植成功后 20 世纪医学界的又一奇迹，激发了全球许多国家都开始研究这一高新技术。

五、首例克隆羊

1997 年 2 月 24 日，英国《泰晤士报》披露了一条惊世骇俗的重大科技消息：世界上第一只通过无性繁殖培育的“克隆羊”7 个月前就已经诞生了，开创了无性生殖的先河，但不能引用到人类的生殖领域。

第三节　辅助生殖技术分类

一、有性生殖

1. 体内人工授精

体内人工授精，是指通过非性交的医学人工方式将精子直接注入处于排卵期妇女生殖道的不同部位，使精卵自然结合而达到受孕目的医学助孕新技术。

（1）根据精液来源分类：

①夫精人工授精（简称 AIH），又称为同源人工授精。

②供精人工授精（简称 AID），又称为异源人工授精。

（2）根据精液储存时间长短分类：

①新鲜精液人工授精，是指精液离体后尽快处理并立即进行人工授精。

②冷冻精液人工授精，是指精液离体后尽快处理并立即进行低温冷冻保存，当需要时再将冷冻的精液复温后再进行人工授精。

（3）根据授精部位分类：

①阴道内人工授精（简称 IVI），是指将已液化或已处理后的精子悬液直接注入女方的阴道内。主要适应用于女方无生殖障碍，男方精液检查正常，但因某种原因不能性交者，如重度阳痿、重度早泄或某种特殊体形或阴道狭窄等。

②宫颈管内人工授精（简称 ICI），是指将已液化或已处理后的精子悬液直接注入女方的宫颈管内和宫颈口周围及后穹窿处。主要适应用于性交困难或不射精

（体外取精后）或顽固性精液不液化者（精液经体外处理液化后）。

③宫腔内人工授精（简称 IUI），是指将已处理后的精子悬液通过导管直接注入女方的宫腔内。但常配合促排卵治疗，是最常用的一种人工授精方法。其适应证较为广泛，如男性重度少、弱、畸形精子症，顽固性精液不液化症，或女性宫颈因素、免疫因素、原因不明的生育障碍等。

④输卵管内人工授精（简称 ITI），是指将已处理后的精子悬液经阴道插管至输卵管，并将其注入输卵管的壶腹部，但此法应用不多。此外，还有如输卵管内精子灌注（FSP）、配子输卵管内移植（GIFT）、合子输卵管内移植（ZIFT）等助孕技术。由于这些助孕技术比较复杂，而且妊娠率也不高，所以目前已不常用。

2. 体外人工授精

体外人工授精技术与体内人工授精技术一样都是非自然生育，但体外人工授精比体内人工授精更多地替代了自然生育过程，人工的成分更多，因此这种技术也被称作制造婴儿技术。

（1）根据供体不同分类：

①夫妻精卵型，是采用丈夫的精子和妻的卵子在体外人工授精。主要适用于女性的输卵管梗阻、盆腔粘连、宫颈因素、免疫因素、原因不明的生育障碍或男性重度少、弱、畸形精子症，顽固性精液不液化症等。是最常用的一种体外人工授精治疗方法。

②妻卵他精型，是采用妻子的卵子和第三人提供的精子在体外人工授精。

③夫精她卵型，是采用丈夫的精子和第三人提供的卵子在体外人工授精。

④他人精卵型，是采用第三人提供的精子和第三人提供的卵子在体外人工授精。

（2）根据 ART 方法不同分类：

①体外授精 - 胚胎移植技术（简称 IVF - ET），又称为“第一代试管婴儿”技术，是指分别将卵子与精子从人体内取出并在体外试管（玻璃器皿）内授精，待其发育成胚胎后，再移植到母体的子宫腔内，以达到受孕目的医学助孕技术。这种助孕技术比较复杂，对设备、条件、技术等要求都很高，如促排卵、卵子的征集、体外授精、胚泡的形成与子宫内着床条件的同步化和胚泡移植等治疗技术难度都很大。

②卵胞浆内单精子注射技术（简称 ICSI），又称为“第二代试管婴儿”技

术，是在体外授精—胚胎移植基础上发展起来的显微授精技术，通过直接将精子注射入卵母细胞胞浆内，以达到助孕目的。最初建立这类助孕技术的出发点是企图用各种显微操作处理男女配子，首先是处理卵子的透明带以克服精子在穿卵时面临的最大的天然屏障，为精卵结合创造最佳条件而逐步建立的透明带钻孔、透明带部分切除（PZD）和透明带下注射（SZI）等技术。虽然这一系列技术并未提高成功率，但却促进了显微操作处理男女配子技术的发展和成熟。当前应用最为广泛的卵子胞浆内单精子注射（ICSI）就是在透明带钻孔或透明带下注射的基础上发展起来的，也是最主要和先进的 ART 之一。

③胚胎植入前遗传学诊断技术（简称 PGD），又称为“第三代试管婴儿”技术，是指从体外人工授精的 8 细胞期胚胎在移植前取 1 ～ 2 个细胞或者取卵细胞的第一极体在种植前进行基因分析，可用以鉴定胚胎性别，分析胚胎染色体，然后移植基因正常的胚胎，从而达到优生优育的目的。

3. 代孕母亲

代孕母亲，是指通过体外授精的方式为他人生育子女的妇女，代孕母亲与胎儿并没有血缘关系。代孕是指在需求女方完全丧失生育能力的前提下，将其卵子（或代孕母亲卵子）与丈夫（代孕需求方）的精子结合成受精卵，在代孕母亲子宫内完成整个孕育过程并顺利生产的行为。根据不同的授精方法，可分为体内授精（人工授精）和体外授精（试管婴儿）两种，没有任何身体的接触。

（1）代孕方式：

①人工授精代孕，是指通过医学辅助手段将需求方的精子送入代孕志愿者的生殖道内，在体内进行授精，并完成怀孕生产全过程，这种方式所生的孩子和代孕者有遗传关系。

②试管婴儿代孕，是使用需求方的卵子和精子，在试管内培养成胚胎，再植入代孕志愿者的子宫腔内完成怀孕生产全过程，这种方式所生的孩子和代孕者无遗传关系。

（2）代孕种类：

①夫妻精卵型，是指精子和卵子都来自需求者夫妻双方，并采用试管婴儿的方式，由代理孕母怀孕生育（只是借用她人的子宫完成怀孕生产过程），这种方式所生的孩子和代孕者无遗传关系。

②丈夫精子和她人卵子型，是采用丈夫的精子和第三人提供的卵子，通过试管婴儿的方式，由该代理孕母怀孕生育，这种方式所生的孩子和代孕者有遗传

关系。

③他人精卵型，是指精子和卵子均由第三方志愿者提供，并采用体外授精的方式（人工授精或试管婴儿），由该代理孕母怀孕生育，这种方式所生的孩子和代孕者有遗传关系。

④妻卵和他人精子型，是采用妻子的卵子和第三人提供的精子，并采用体外授精的方式（人工授精或试管婴儿），由代理孕母怀孕生育，这种方式所生的孩子和代孕者有遗传关系。我国卫生部分别于2001年和2003年先后出台了《人类辅助生殖技术管理办法》等相关法律法规文件规定在我国禁止实施代孕母亲。

二、无性生殖（克隆人）

1. 克隆人的起源

在我国古代的神话里，孙悟空用自己的汗毛变成无数个小孙悟空的离奇故事，表达了人类对复制自身的幻想。

20世纪初，韦伯（H. J. Webber）创造了“克隆”这一词，其含义指由单个祖先个体经过无性繁殖而产生的其他个体。

1938年，德国科学家首次提出了哺乳动物克隆的思想。

1963年J. B. S. Haldane在题为“人类种族在未来两万年的生物可能性”的演讲上采用“克隆（Clone）”的术语。

1978年，美国科幻小说家罗维克（D. Rorvick）写了一本名叫《克隆人》（The Cloning of a man，该书中文译名为《复制人》）的书，内容是一位富商将自己体细胞核移植到一枚去核卵中，然后将其在体外卵裂成的胚胎移植到母体子宫中，经过足月的怀孕，最后生下了一个健康的男婴，这个男婴就是全世界第一个克隆人。

1996年，体细胞克隆羊“多利”出世后，克隆迅速成为世人关注的焦点，人们不禁疑问：我们会不会跟在羊的后面？这种疑问让所有人惶惑不安。然而，反对克隆的喧嚣声没有抵过科学家的执着追求，伴随着牛、鼠、猪乃至猴这种与人类生物特征最为相近的灵长类动物陆续被克隆成功，人们已经相信，总有一天，科学家会用人类的一个细胞复制出与提供细胞者一模一样的人来。克隆人，已经不是科幻小说里的梦想，而是呼之欲出的现实。

目前，已有三个国外组织正式宣布他们将进行克隆人的实验，美国肯塔基大学的扎沃斯教授正在与一位名叫安提诺利的意大利专家合作，计划在两年内克隆出一个人来。

2. 克隆人的不良后果

由于克隆人可能带来复杂的社会后果，一些生物技术发达的国家，现在大都对此采取明令禁止或者严加限制的态度。

克林顿说："通过这种技术来复制人类，是危险的，应该被杜绝！"

我国的全国政协委员、中国科学院国家基因研究中心主任洪国藩也明确表示反对进行克隆人的研究，而主张把克隆技术和克隆人区别开来。

我国卫生部分别于2001年和2003年先后出台了《人类辅助生殖技术管理办法》等相关法律法规文件规定在我国禁止实施克隆人。

第四节　辅助生殖技术伦理

一、伦理范围

主要包括：有利于患者、知情同意、保护后代、社会公益、保密、严防商业化、伦理监督等内容。

二、伦理管理

主要由生殖医学伦理委员会管理监督，它是由医学伦理学、心理学、社会学、法学、生殖医学等专家和群众代表组成。

三、伦理法规

为保证人类辅助生殖技术安全、有效和健康发展，规范人类辅助生殖技术的应用和管理，解决因人类辅助生殖技术所带来的系列问题，我国分别于2001年和2003年先后出台了《人类辅助生殖技术管理办法》《人类精子库管理办法》《人类辅助生殖技术规范》和《人类辅助生殖技术与人类精子库校验实施细则》等法律法规文件。人类辅助生殖技术是不通过自然的性行为而受孕生育子女，这不仅切断了生育与性行为之间的联系，而且也打破了生育关系与遗传关系合为一体的生育规律。以上这些法律法规明确和细化了人类辅助生殖技术实施中的伦理原则，使我国的辅助生殖技术管理逐步走向了科学化和规范化。

第二章 辅助生殖技术适应证

第一节 辅助生殖技术适应证

对需要并自愿进行 ART 治疗的夫妇都要严格掌握适应证，避免或减少今后的医疗纠纷。

一、夫精人工授精适应证

夫精人工授精（AIH）主要适用于男性顽固性重度少弱精子症或女性功能性因素造成的顽固性生育障碍。

1. 男性生育障碍

（1）精液异常：如重度少精、重度弱精、顽固性不液化等，并经中西医结合规范治疗一年以上无效者。

（2）性功能障碍：如重度阳痿、重度早泄、重度不射精等，并经中西医结合规范治疗一年以上无效者。

（3）生殖器畸形：如各种生殖器或生殖道畸形因素导致性交不能完成而致生育障碍。

2. 女性生育障碍

（1）宫颈因素：如因宫颈黏液分泌异常、宫颈狭窄、宫颈疤痕等因素导致生育障碍。

（2）生殖道畸形：如各种生殖道畸形因素导致生育障碍。

（3）心理因素：如长期精神心理因素导致生育障碍，经中西医结合规范治疗一年以上无效者。

（4）免疫性因素：如长期子宫内膜抗体阳性、抗心磷脂抗体阳性、宫颈黏液抗体阳性等因素所致的生育障碍，并经中西医结合规范治疗一年以上无效者。

（5）原因不明因素：如经过三年以上正规治疗无效的原因不明的生育障碍。

二、供精人工授精适应证

供精人工授精（AID）主要适用于男性无精子症或隐匿型精子症等因素造成的生育障碍。

1. 精液异常

如男性无精子、重度少精、重度弱精、重度少弱精、重度畸形精子症，并经中西医结合规范治疗一年以上无效者。

2. 生殖道障碍

如男性输精管绝育术后，期望生育而复通术失败者。

3. 遗传性疾病

如男方和/或家族有不宜生育的严重的遗传性疾病史者。

4. 夫妇血型不合

如男方血型为“A 或 B”型，女方血型为“O”型等造成母婴血型不合多次不能得到存活新生儿者。

三、试管婴儿适应证

试管婴儿 IVF－ET、ICSI 和 PGD 三种治疗方法的适应证基本相同，主要适用于女方输卵管堵塞或发育异常或男方患有无精子或重度少弱精子症等因素造成的生育障碍。

1. 输卵管因素

主要是女方患有输卵管堵塞或发育异常。

2. 盆腔因素

主要是女方患有盆腔粘连或伴输卵管通而不畅。

3. 子宫内膜因素

主要是女方患有子宫内膜异位症等疾病。

4. 少弱精子症

主要是男方患有无精子或重度少精或重度弱精或重度少弱精子症，并经中西医结合规范治疗一年以上无效者。

5. 免疫因素

经过多方面的检查确诊为：免疫性生育障碍，而且经过三年以上正规治疗无效者。

6. 原因不明因素

经过三年以上正规治疗无效的原因不明的生育障碍。

7. 体内人工授精失败者

经过6次体内人工授精失败者。

第二节　辅助生殖技术禁忌证

对需要并自愿进行ART治疗的夫妇都要严格掌握禁忌证。避免或减少今后的医疗纠纷。

一、体内人工授精禁忌证

体内人工授精AIH和AID的禁忌证基本相同，主要有以下几个方面。

1. 输卵管因素

主要是女方因输卵管因素造成的精子和卵子结合障碍，如输卵管梗阻、输卵管通而不畅或慢性输卵管炎的等。

2. 感染因素

男方或女方患有泌尿生殖系统急性感染或性传播疾病者。

3. 疾病因素

主要是指女方患有遗传性疾病、严重躯体疾病或有严重的精神病或精神心理障碍。

4. 不良生育史

主要是女方曾有先天缺陷婴儿出生史并证实为女方因素所致者。

5. 环境污染史

主要是女方有接触致畸量的射线、毒物、药品并处于作用期者。

6. 不良习惯

主要是女方具有酗酒、吸毒等不良嗜好者。

7. 不愿签协议

夫妇双方或双方父母或其他家庭成员对采用人工授精治疗意见不统一，态度不坚定，不愿签知情同意书者。

二、体外人工授精禁忌证

体外人工授精 IVF – ET、ICSI 和 PGD 三种治疗方法的禁忌证与体内人工授精的禁忌证基本相同，主要有以下几个方面。

1. 感染因素

女方患有泌尿生殖系统急性感染或性传播疾病者。

2. 疾病因素

主要是指女方患有遗传性疾病、严重躯体疾病或有严重的精神心理障碍。

3. 不良生育史

主要是女方曾有先天缺陷婴儿出生史并证实为女方因素所致者。

4. 环境污染史

主要是女方有接触致畸量的射线、毒物、药品并处于作用期者。

5. 不良习惯

主要是女方具有酗酒、吸毒等不良嗜好者。

6. 不愿签协议

夫妇双方或双方父母或其他家庭成员对采用体外人工授精治疗意见不统一，态度不坚定，不愿签知情同意书者。

第三节　辅助生殖技术治疗协议

凡是自愿进行 ART 治疗的夫妇都要与院方签订 ART 治疗知情同意书，这是避免今后发生医疗纠纷的法律依据，主要包括以下几个方面。

1. 夫妻双方自愿接受人工授精治疗。
2. 如果人工授精治疗失败绝不追究医院或医务人员的责任。
3. 自愿承担人工授精治疗所带来的风险（如创伤、传染病、性病或畸形胎儿等）和各种并发症（如卵巢过度刺激综合征、盆腔感染、变态反应、多胎妊娠、异位妊娠、畸胎妊娠或各种流产等）。
4. 承认人工授精的孩子为自己的合法后代。
5. 永不追究供精者的身份。
6. 永不追究医务人员的治疗操作行为和医疗责任等。

第三章　试管婴儿治疗简介

第一节　治疗前准备

一、证件准备

在做人工授精或试管婴儿治疗前，患者必须持有结婚证、夫妇双方的身份证及准生证等。

二、心理准备

行 IVF 治疗基本无痛苦、一般不需要住院。一周期治疗的妊娠率大约在 40% 左右，但妊娠成功率（生育率）则 < 30%。如果一个周期的治疗不成功，还可以再做 2 ～ 3 周期的 IVF 治疗，但一般不超过 3 个周期。

三、优生准备

男女双方须做好全面的孕前检查和必要的中西药物治疗，即管前治疗。为优生优育和提高妊娠成功率做好孕前准备。特别是子宫内膜厚度若 < 10mm，妊娠成功率则明显降低。

第二节　供精者条件

一、体检正常

供精者须进行全面的体格检查和男科检查，要求达到发育正常，身体健康、智力良好。

二、精液正常

供精者须进行精液质量的全面分析检查，要求达到正常精液的标准。

三、血型相同

要求供精者的血型与受精者丈夫的血型相同。

四、无其他疾病

要求供精者必须排除染色体变异、乙肝、丙肝、淋病、梅毒、艾滋病（HIV）等感染史。

五、无遗传病家族史

要求供精者是无遗传病家族史的青壮年。

第三节　精子处理方法

一、处理目的

授精前精子都须进行优选诱导获能处理，这是一项重要的常规技术。其作用是去除含有抑制与影响授精成分的精浆，激活诱导精子获能。自然受精中，精子是在穿过宫颈黏液及在输卵管内停留等候卵子的过程中实习上述变化的。

二、处理方法

要求采用离心洗涤与用成分相似于输卵管液的受精培养液培养相结合的方法完成，具体有精子上游法和 Percoll 梯度离心法，前法较简单，供精者精液宜用前法处理。

三、精子要求

1. 夫精人工授精

夫精人工授精（AIH）：主要采用新鲜精子，要求注入前向运动的精子总数在 100 万以上。

2. 供精人工授精

供精人工授精（AID）：主要采用冷冻精子，要求注入前精子活动率必须高于35%，向前运动的精子（PR）总数 $>1.00\times10^6$/mL。

3. 试管婴儿治疗

试管婴儿（IVF－ET、ICSI和PGD）治疗：主要有夫精和供精两种。

（1）夫精试管婴儿治疗：只要精液常规检查精子密度 $>1\times10^6$/mL，精子活力A级 >1% 即可进行ICSI技术治疗。

（2）供精试管婴儿治疗：主要适用于无精子症患者，其条件和要求基本与体内人工授精供精者条件基本相同，但应采用冷冻精子，要求复温后精子活动率必须高于35%。

第四节　治疗方法

一、病例选择

严格掌握体内或体外人工授精适应证，排除禁忌证。

二、治疗流程和费用

1. 治疗流程

首次进行试管婴儿治疗的流程和费用大致如下：第①诊（了解情况）→第②诊（办手续和常规检查）→第③诊（签协议和进一步检查）→第④诊（周期启动）→第⑤诊（超促排卵）→第⑥诊（取卵）→第⑦诊（移植）→第⑧诊（保胎）。整个流程约2～3个月，总就诊次数约20次左右。

2. 治疗费用

目前，国内试管婴儿技术治疗一个周期的总费用大约是3～5万元人民币，且病情不同，相应的费用也有差异，一般不超过三个周期。

初次就诊

门诊就诊，了解有无试管婴儿适应症及禁忌症，能否进行IVF治疗。

↓

咨　询

费用：第一次2万元左右（人民币）；时间：20～35天左右：复诊的次数：7～10次（所有检查治疗均在上午完成，如无特殊情况，可以当天返回）；相关检查：女方（血常规、肝肾功能、凝血五项、免疫十项、血型鉴定、性激素五项、阴道分泌物检查、优生五项、心电图）。男方无精或严重少弱精需行染色体及激素检查；所需证件；计划生育证明原件（需要有计划生育部门盖章并记录办公室电话号码方有效）、双方身份证复印件、结婚证复印件。

↓

准　备

于月经来潮第3天去医院开化验单，在来潮第3天早晨9点前空腹门诊抽血化验；于月经干净后3到5天门诊化验白带；等所有化验单及证件准备齐全后，如无异常，可在月经来潮第18～22天去医院行B超检查并探查宫腔，结合具体情况决定何时药物降调；决定降调时，即带齐所有证件、化验报告单在普通诊室写病例、签各项知情同意书。

↓

进入周期启动

药物降调节即说明已进入周期；用药后一周带五百多元钱行第一次复查，必要时行囊肿穿刺术；第一次复查一周后第二次复查，早晨先携化验单去门诊空腹抽血化验，同一天再带五千元钱来做B超，了解卵巢情况，决定启动剂量，准备天天打针促排卵，一般以150～300U启动，打4～5天针。

→

超 促 排 卵

启动后打4～5天针后行第三次复查，做B超了解卵泡发育情况，根据结果调整药物剂量（此期间可以有性生活）；再打2～3天针后行第四次复查；如此继续，直到卵泡发育达到取卵要求时，则告知需要去药房拿药，去缴费处缴费，再回中心抽血、冲洗，并知道晚上9点打夜针，此时禁同房。

↑

取　卵

打夜针后36小时左右在阴道超声引导下取卵，告知取卵数目；取卵同一天上午男方在取精室取精，根据男方以前的精液报告单结合取卵当天的精液情况决定受精方式（体外受精或卵胞浆内单精子注射）；取卵当日即开始肌注黄体酮3支/天，取卵后可休息1～2小时，无不适可返回。

↑

移　植

依据胚胎发育情况于取卵后48～72小时进行胚胎移植；移植后休息2～3小时可返回。

↑

黄体支持

肌注黄体酮3支/天，至移植后14天验尿HCG，向中心报告检查结果，指导后续治疗，如怀孕则移植后35天复查B超，若胚胎发育正常则移植后65～70天复查B超，若无异常则药量渐减至停，并办理保健手册，定期门诊产前检查。

三、监测排卵

可以在女方自然周期或药物促排卵周期下进行，但禁止以多胎妊娠为目的应用促排卵药物。可以通过 B 超或有关激素水平监测卵泡的生长发育。

黄山市人民医院不育专科超声监测卵泡检查报告

姓名： 性别： 年龄： 门诊号 病历号 地址

仪器/频率： 图像质量： 单位： mm；超声号

日期	周期（天）	子宫三径	内膜厚	卵巢三径	卵泡三径	子宫后凹积液	医师
				左			
				右			
				左			
				右			
				左			
				右			
				左			
				右			
				左			
				右			
				左			
				右			

超声提示： 表格设计人：刘茂松（2004 年）

四、授精时间

在女方自然月经或药物促排卵周期，掌握排卵时间，选在排卵前 48h 至排卵后 12h 之间进行人工授精治疗。

五、授精部位

主要有以下几个部位。①阴道内人工授精（IVI）。②宫颈内人工授精（ICI）。③宫腔内人工授精（IUI）。④输卵管内人工授精（ITI）。⑤宫腔内人工授精（IUI）。⑥输卵管内人工授精（ITI）。

六、注意事项

1. 精液选择

丈夫精液人工授精可使用新鲜精液，供精人工授精则必须采用冷冻精液。

2. 无菌操作

在人工授精时，精子必须经过洗涤处理后，在严格无菌措施下方可注入宫颈或宫腔内。

3. 助黄体治疗

人工授精后可用中西药物支持黄体功能，提高受孕率。

4. 确认妊娠

人工授精后 14 ～ 16 天确立生化妊娠，5 周后 B 超确认临床妊娠。要求每周期临床妊娠率不低于 20% 。

第五节　治疗并发症

一、卵巢过度刺激综合征

卵巢过度刺激综合征（OHSS）是接受人工授精之前采用促排卵药物如 HMG 引起的辅助生殖技术（ART）治疗的主要并发症之一，是一种人体对促排卵药物产生过度反应，而引起的临床并发症。

OHSS 主要临床表现为双侧卵巢多个卵泡发育、卵巢囊性增大、毛细血管通透性增加、使体液和蛋白外渗进入组织间隙，引起腹腔积液、胸腔积液，伴局部或全身水肿或出现恶心、呕吐，严重者可出现腹水、胸水甚至发生血液浓缩、血栓形成、水电解质紊乱等症状，有时因大卵泡破裂而造成内出血，引起急腹症休克。患者血清雌激素水平明显升高时应用 HMG 促排卵药物进行诱导排卵应警惕此症发生。患者若发生以上不适或异常应立即去医院诊治免延误病情。

近年来，OHSS 的发生呈上升趋势，越来越引起临床医务工作者的重视。为了减少 OHSS 的发生率，在使用 HMG 促排卵药时必须严密观察监测卵巢和卵泡的大小变化，及时调整 HMG 等促排卵药的用量。

二、盆腔感染

在进行 IUI 过程中使用导管或宫颈钩等可引起子宫轻度痉挛，这是很常见的现象，具有自愈性，常在 IUI 结束后几小时内恢复。若不适持续存在，常提示可能是活动期盆腔感染，但发生概率不到 2/1000。对这些患者来说，早期诊断和及时治疗是关键，能降低 IUI 诱发盆腔炎的风险，尤其是继发生育力下降的患者。

三、血管迷走神经反应

对宫颈进行操作可引起血管迷走神经反应，包括血管舒张、心率减慢，进而低血压，临床表现为仰卧时患者出汗，坐立或站立时出现昏厥。反应更严重的患者可能需要肌肉注射阿托品来缓解症状。

四、变态反应

变态反应，包括过敏反应，可能是因为 IUI 精液准备时所用洗涤液中含有潜在的过敏源。有文献认为是对其中的牛血清白蛋白或抗生素（青霉素和链霉素）过敏。轻者表现为轻度皮疹，重者则喉部水肿、支气管痉挛、血压过低，危及生命。对于有 IUI 过敏史的患者，建议在处理精液时使用无血清白蛋白、无抗生素的洗涤液。

五、抗精子抗体

最初开展 IUI 时，人们最关心的问题是 IUI 注射过程能否导致女方生殖系统产生抗精子抗体。但经过全世界 40 年的临床实践证明，IUI 中女方内生殖道暴露于洗涤后的精子悬液时并不刺激生殖系统产生具有临床意义的抗精子抗体。

六、妊娠相关的并发症

1. 多胎妊娠

实施 IUI 本身不会增加多胎妊娠的风险，而是服用促排卵药物增加了多胎妊娠的风险。例如氯米芬促排卵可伴有 5% ～ 10% 的双胎率，多于双胎的情况很少。注射促性腺激素如 HMG 可伴有 14% ～ 39% 的多胎妊娠率。仔细监测排卵前卵泡数目和雌激素峰值有助于减少多胎妊娠的风险。总之，如果女性年龄小于30岁，排卵前卵泡多于6个，血清雌激素峰值高于1000pg/mL，其发生多胎妊娠的风险很高，必须引起注意。如果发生多胎妊娠也可以进行减胎手术治疗。

2. 自然流产和异位妊娠

实施IUI者的自然流产率较正常人群高，大约为20%～25%。自然流产率可能不是IUI直接导致的，很有可能是患者潜在的不孕问题所致。同样，异位妊娠多是因为输卵管疾病等诱发因素，而非IUI操作所引起。

为了减少自然流产率，对进行人工授精或试管婴儿治疗而受孕者都必须采用中西药物进行保胎治疗到妊娠5个月以上。

第四章 辅助生殖技术成功率

第一节 辅助生殖技术成功率

辅助生殖技术（ART）主要分为体内人工授精和体外人工授精两大类，是非自然妊娠的医学助孕新技术，其妊娠率在40%左右，但会受到很多不明因素的干扰而影响其妊娠成功率，大约有20%的受孕者要发生停育流产。

一、体内人工授精

1. 夫精人工授精（简称AIH）

目前AIH的妊娠率在25%左右。

2. 供精人工授精（简称AID）

目前AID妊娠率在30%左右。

二、体外人工授精

1. 体外授精－胚胎移植技术（IVF－ET）

IVF－ET又称为“第一代试管婴儿”技术，目前妊娠率在40%左右。

2. 卵胞浆内单精子注射技术（ICSI）

ICSI又称为“第二代试管婴儿”技术，目前妊娠率在40%左右。其优点是：可用于男性重度少弱精子症。

3. 胚胎植入前遗传学诊断技术（PGD）

PGD又称为“第三代试管婴儿”技术，目前妊娠率在40%左右。其优点是：可在移植前进行基因分析，可用以鉴定胚胎性别，分析胚胎染色体，然后移植基因正常的胚胎，从而达到优生优育的目的。

第二节　试管婴儿失败原因

一、西医学原因

1. 技术原因

自20世纪70年代ART的逐渐兴起，特别是以体外受精－胚胎移植（IVF－ET）为代表的辅助生殖技术至今的妊娠率始终在40%左右，全世界的西医学专家、学者为此研究了几十年仍无法提高，其主要原因有以下几个方面：控制性超促排卵（COH）导致了卵子质量差、遗传性缺陷、胚胎着床障碍、子宫内膜容受能力差、免疫反应、隐性感染、染色体异常等。

2. 精神因素

在需要进行ART（包括体内和体外人工授精）治疗的患者中，多数都饱受了长期中西医治疗无效的痛苦，她们在精神上、经济上都受到了一定的创伤，所以都存在不同程度的紧张、焦虑、抑郁等精神心理障碍，这些因素都会对“下丘脑－垂体－卵巢轴”的功能产生负影响，导致胚胎着床障碍或停育流产。

3. 炎症因素

部分患者的生殖系统存在慢性炎症，或隐性感染，或慢性炎症后遗症，这些病证可以直接导致胚胎着床障碍或停育流产。

4. 免疫因素

部分患者存在抗精子抗体或抗子宫内膜抗体等免疫因素，这些因素亦可导致胚胎着床障碍或停育流产。

5. 其他因素

部分患者还存在染色体或血型等问题，这些问题亦可导致胚胎着床障碍或停育流产。

二、中医学原因

1. 情志因素

基本同以上西医的精神心理因素，这些因素可降低“肾－天癸－冲任－胞宫轴”的功能，导致胚胎着床障碍或停育流产。

2. 体质因素

在需要进行 ART（包括体内和体外人工授精）治疗的患者中，多数都存在着中医学的阴阳、气血、脏腑功能失衡等病证。我们根据北京中医药大学国医大师王琦教授提出的“九体医学”即“中医体质学”理论和中医八纲辨证、脏腑辨证、气血辨证等中医学原理以及现代人们的生活习惯和疾病谱的变化，将女性功能性生育障碍分为虚证和实证二大类，共 9 种常见病态体质证型，被称为“新安刘氏女性九证分类法”。

（1）虚证：主要有“阳虚宫寒、肾精亏虚、阴虚火旺、脾肾两虚、气血两虚”等证型。

（2）实证：主要有“肝郁气滞、肾虚血瘀、痰湿蕴阻、湿热下注”等证型。

该“九证分类法”与中华中医药学会 2009 年 4 月 9 日发布的《中医体质分类判定标准》（共 9 种证型，其中健康体质 1 种，亚健康体质 8 种）基本相同。具体见第一篇第七章“中医诊断”，第五节“体质诊断”中的相关内容。

另外，还有少数是寒热虚实夹杂的复合病证，在此难以全面表达清楚，故在临证时还要认真进行“辨体、辨病、辨证”分析分类分证分型。

因这些中医学病证会严重影响人体的阴阳、气血、脏腑、经络、情志等方面的功能失衡，降低了“肾 - 天癸 - 冲任 - 胞宫轴”的功能而难以受孕成功。如果这些中医学病证在试管婴儿治疗前没有解决，即使采用强制性的试管婴儿治疗（相当于农作物的小苗移栽，如果泥土的温度、厚度和干湿度不够标准是很难成活的）也很难孕育成功或致停育流产。

三、注意事项

采用试管婴儿连续治疗一般不超过 3 次，如果 3 次治疗均未妊娠成功，患者必须休息、调养，使身体和卵巢等生殖功能恢复正常一年后才能考虑是否可以进行第四次治疗。因为在试管婴儿治疗过程中都是采用的超促排卵药物可使卵巢功能透支过度，易造成卵巢功能早衰而影响健康。

第三节　提高成功率的方法

提高试管婴儿成功率的方法主要是加强管前、管中、管后的中西医结合治疗，消除辅助生殖技术失败原因，其中管前和管后治疗是成功的关键。

一、西医治疗原则

为了提高试管婴儿（IVF）治疗成功率，我们认为在管前应采用中西医结合的方法进行备孕治疗。在西医方面印要重视生理功能的治疗，又要注意心理、社会因素对人体的影响，从生物－心理－社会医学的模式进行综合治疗。

1. 管前治疗

患者在施行 IVF 治疗前，首先要了解 IVF 治疗的适应症、原理、并发症、成功率等问题，充分做好心理准备，千万不可急于求成。治疗的重点是“消除心理障碍、消除感染、消除抗体、增强体质、增强子宫内膜容受能力”等。

2. 管中治疗

在施行 IVF 治疗中，要严密观察治疗并发症，并及时采取相应的治疗措施，鼓励患者增强信心，消除心理障碍。

3. 管后治疗

主要是“受孕后保胎”治疗，要给患者尽早使用“中医中药＋黄体酮＋维生素＋微量元素等”治疗。

二、中医治疗原则

1. 管前治疗

（1）常规治疗：主要是心理疏导、减轻压力、改变观念等治疗。

（2）特色治疗：主要是采用“扶正祛邪＋疏肝解郁”为主的治疗总则，再以我们的“女性九证疗法”为纲，进行“辨体，辨病，辨证”分析治疗。

（3）调周治疗：对月经不调或卵泡发育不良或子宫内膜较薄的患者可以采用南京中医药大学夏桂成教授提出的“补肾调周法”治疗。

以上这三种疗法均可达到“阴阳平衡、气血调和”，提高“肾－天癸－冲任－胞宫轴”的功能，提高 IVF 的妊娠成功率。

2. 管中治疗

主要是针对 IVF 治疗中出现的并发症进行“辨体、辩病、辨证”分析治疗。

3. 管后治疗

主要是“受孕后保胎”治疗，以我们提出的“补肾固胎”为主的治疗总则，进行“辨体、辨病、辨证”分析治疗，达到“阴阳平衡、气血调和”，提高

“肾－天癸－冲任－胞宫轴”的功能，提高 IVF 的妊娠成功率。

第四节　提高成功率的报道

一、国内报道

1. 早期的报道

作者刘茂松医师于 1999 ～ 2000 年在上海第二医科大学附属仁济医院进修学习时开展了“中医中药在 AID 中初步应用”的研究课题。结果：有 75%（48/64）的周期卵泡发育成熟排卵，有 31.70%（13/41）的周期妊娠成功，无副作用。该项研究结果证明：中药能明显提高人工授精（AID）的妊娠成功率。该论著“中药促卵泡成熟治疗在人工授精中初步应用研究”已发表在《现代中西医结合杂志》2001 年第 10 卷第 3 期上，并于 2003 年 12 月荣获《安徽省第四届自然科学优秀学术论文三等奖》。

作者该项科研课题开创了新安医学中医理论在现代辅助生殖技术领域—供精人工授精（AID）中科学应用的先河，将中西医结合推上了一个新的历史台阶，是中西医在辅助生殖医学领域高层次结合的创举。该项科研成果引起了国内辅助生殖医学领域的广泛关注和好评。从此，国内辅助生殖医学领域采用中医中药治疗提高精子质量和提高卵子质量以及在受孕后采用中医中药保胎治疗的报道逐渐增多，中医中药的辅助治疗方法已被编入现代 ART 领域专著的有关章节之中，说明中医中药治疗方法在现代 ART 领域的应用得到了全国学术界的认可，也增强了我们刻苦学习、研究、传承和发扬新安医学的信心和动力。

2. 近期的报道

（1）金保方报道：南京中医药大学男科研究所所长博导金保方教授曾将 160 例接受 IVF－ET 的患者随机分为干预组（80 例）和对照组（80 例），对照组采用生殖中心常规方案，干预组在对照组基础上同时运用“补肾调周法”进行中药治疗，临床观察显示：干预组可以极显著提高患者子宫内膜的厚度（$P<0.01$）及受精率（$P<0.01$）；而且在提高取卵数、优质胚胎率及最终提高临床妊娠率方面均优于对照组（$P<0.01$）。

（2）高志云等报道：将 21 例行 IVF－ET 失败患者采用“中药周期疗法”治疗 3 个周期，分卵泡期、排卵期、黄体期 3 期调治。临床研究示“中药周期疗法”改善子宫内膜的容受性是多环节、多靶点的整体协同作用，对内膜过薄者提供了一种可应用的治疗方法。

（3）黄舒娥等报道：采用“中药人工周期”治疗2～3个疗程后进入IVF－ET周期的胚胎种植率显著提高，认为在辅助生育技术前进行“中药人工周期”疗法治疗2～3个疗程后再行试管婴儿术，是解决目前IVF－ET成功率低的有效途径，值得进一步深入研究。

（4）武颖等报道：对子宫内膜异位症在行IVF－ET过程中予“中药周期序贯疗法”。认为能改善患者子宫内膜的容受性，增加着床率。

（5）张建伟等报道：他们认为IVF－ET降调节后，肾虚是本阶段的病机关键，即使合并血瘀、痰湿，亦是在此基础上的病理表现。可予二至天癸颗粒（女贞子、旱莲草、菟丝子、枸杞子、白芍、熟地黄、当归、川芎）治疗。

（6）常秀峰等报道：中药补肾调经方（熟地黄、山萸肉、枸杞、女贞子、淫羊藿、菟丝子、紫河车、香附、白芍）对超排卵周期妊娠结局的影响。认为补肾调经方具有滋补肝肾，填精养血，调补冲任的作用，实验研究证实该方可以通过多环节、多靶点发挥促进卵泡发育的作用。

（7）郭佳等报道：在IVF－ET过程中的促排卵周期进行补肾养血活血中药（二至丸合四物汤加减）的辅助治疗，研究发现补肾养血活血中药能够提高胚胎质量，改善子宫内膜的状态，为提高体外受精－胚胎移植的成功率奠定基础。

（8）李海仙等报道：临床研究显示补肾活血、化痰祛湿中药可以减少PCOS患者IVF－ET助孕中促性腺激素（Gn）用量，改善卵巢血流，提高受精率和妊娠率。

二、国外报道

据2016年10月最新报道，最近在英国伦敦哈默顿大学医院进行的研究资料显示：在接受试管婴儿治疗周期的160人中，有80人同时接受了4次中医针灸治疗。结果：接受中医针灸治疗组的妊娠率为46.20%，未接受中医针灸治疗组的妊娠率为21.70%。该项研究结果在统计学上具有显著差异。

英国生殖协会主席亚当·巴伦博士说：毫无疑问，当人们接受中医针灸治疗时，可以获得一个额外的支持。因为生殖治疗是充满压力的，中医针灸治疗能使患者精神和心理放松，所以是一种有效的放松疗法。他还指出：目前还不清楚中医针灸治疗取效的确切原理，是对人体产生的直接的生理影响，还是使患者获得了精神放松。

总之，国外对中医针灸在试管婴儿等生殖领域疗效的关注越来越多了。斯图亚特·拉维，哈默史密斯医院的妇科专家说：许多接受生殖治疗的女性对中医针灸替代疗法很感兴趣。另外一部分病人则对针灸乃至整个中医领域都有兴趣，但遗憾的是目前对该领域尚缺乏严格的前瞻性随机评估。

在国外，很多临床观察都已充分肯定了中医针灸有提高试管婴儿成功率的作用，但对其取效的具体机制还在讨论中。在国内，根据中医基础理论及各项实验研究结果认为：针灸能改善血运、调节内分泌等起效机制已被普遍认可。目前，对针灸的研究已深入到分子层面，如针灸调控的具体生物因子或超微结构。

以上国外资料显示：中医针灸使试管婴儿成功率翻倍的研究，真是令人欢欣鼓舞，再次证明中医是一门医学科学技术，中医已逐步走向世界现代医学科学领域的殿堂。

第五节　中医治疗注意事项

一、患者方面

1. 患者家属

患者家属主要是长辈和爱人要“支持、鼓励”并配合治疗。

2. 患者自己

患者自己要改变不良生活习惯，忌生冷油腻食物，免受寒凉，注意休息，加强心理疏导，减少压力，减少烦恼，增强信心，坚持规范治疗。

二、医生方面

我们要求医生务必做到以下几个方面。

1. 遵守用药原则

严格遵守：“十八反、十九畏”的用药原则。

2. 注意副作用

（1）对过敏体质者，要慎用鹿角胶、龟板胶、紫河车等动物性中药。

（2）因活血破积类中药如桃仁、红花、丹参、枳实等易伤“正气”，故不可重用或久用。

（3）在使用五灵脂、蒲黄时，不可同时使用人参、党参等诸参类中药。

（4）在患者感冒发烧时，禁止使用参、茸、桂、附、吴茱萸、干姜等辛温类中药。

（5）在燥湿化痰中使用炙胆星、法半夏时，不可同时使用附子类中药。

三、妊娠用药禁忌

某些中药具有损害胎元以致堕胎的副作用，所以应该作为妊娠禁忌的药物。根据药物对胎元损害程度的不同，一般可分为禁用与慎用二类。

（1）禁用中药：大多是毒性较强，或药性猛烈的药物，如巴豆、牵牛、大戟、斑蝥、商陆、麝香、三棱、莪术、水蛭、虻虫等。

（2）慎用中药：主要包括活血去瘀、行气破滞，以及辛热等药物，如桃仁、红花、大黄、枳实、附子、干姜、肉桂等。

总之，禁用的药物，绝对不能使用；慎用的药物，则可根据孕妇患病的情况，酌情使用。但没有特殊必要时，应尽量避免使用，以防发生副作用。

第五章　管前中医特色疗法

因为很多女性功能性不孕的病因是阳虚宫寒、肾精亏虚、阴虚火旺、脾肾两虚、气血两虚、肝郁气滞、肾虚血瘀、痰湿蕴阻、湿热下注等现代西医看不见、摸不着、查不出的中医学病理性体质，可导致人体的阴阳气血失衡，脏腑功能下降，冲任二脉失养而难以受孕。如果在施行试管婴儿（IVF）治疗前没有治好以上这些病理性体质，即使采用强制性的IVF治疗也很难孕育成功。

在施行IVF治疗前，先治好以上这些病理性体质，提高卵巢功能，增强子宫内膜容受力，为IVF治疗打好基础，提高成功率，我们称之为管前治疗。

第一节　管前治疗总则

一、治疗总则

1. 理论总则

理论总则是：“整体观验 + 辨证施治 + 证变加减”等相结合。

2. 方法总则

方法总则是：采用“扶正祛邪、疏肝解郁、调和气血”为主，以我们的“九证疗法”为纲，进行“辩体、辨病、辩证”分析治疗。

3. 关系总则

关系总则是：在辨证施治的同时，围绕“心、肝、脾、肾”四脏，把握好“精、气、神”三者的关系合理用药。

二、药量和疗程

1. 中药用量

中药用量总法是：“宁少勿多”。要根据病情的轻、中、重来选择中药品种和数量以及剂量。在一般情况下，每剂中药品种在 ～ 味，每剂药量在 80 ～ 120 克，每剂中药每天煎汤二次，早晚各服 - 次，每次服汤容量在 200mL 左右。

2. 中医疗程

中医疗程总法是："宁短勿长"。在一般情况下，每次配药在 5 ～ 6 天，每个周期配药在 3 ～ 4 次。总疗程在 3 ～ 6 个月左右，病中渐减。

第二节　管前常规疗法

主要是"心理疏导疗法"。因为需要进行试管婴儿治疗的女性生育障碍患者，绝大多数都是经过中西医反复治疗几年以上无效或确实患有不能自然受孕的疾病，她们经过了漫长的生育障碍治疗已耗费了大量的时间、精力和财力，她们的心身都受到了不同程度的创伤，造成明显或不明显的"精神心理障碍"，表现为不同程度的"精神焦虑或精神抑郁或肝郁气滞"等情志失调。这些因素是易被人们忽视的严重影响试管婴儿成功率的重要因素。所以，精神心理疏导治疗必须贯穿在管前、中、后治疗的全过程中，彻底消除患者的"精神心理障碍"，使"气机经络"通畅，有利于孕育的成功。

第三节　管前特色疗法

一、九证疗法

因为在需要采用试管婴儿（IVF）治疗的患者中，大多数都存在着中医学的阴阳、气血、脏腑功能失衡等虚实病证，是严重影响 ART 成功率的重要因素。为了提高 IVF 成功率，我们提出了管前"女性九证疗法"，这是根据我们的"女性九证分类法"而制定的，是"因证而法、因人而方"的特色疗法。

1. 主要方法

主要有："补肾暖宫、补肾填精、滋阴降火、补肾健脾、补气养血、疏肝行滞、补肾化瘀、燥湿化痰、清热利湿"等九证疗法。

2. 主要原理

依此为证，能使人体"阴阳平衡、气血调和"，消除患者紧张恐惧的精神心理障碍，使患者精神心理放松，改善血运，增强体质，提高"肾 - 天癸 - 冲任 - 胞宫轴”的功能，使体质、脏腑、经络、情志等各个方面功能恢复正常，改善受孕生殖内环境、增强子宫内膜容受力，为 IVF 治疗打好基础，提高 IVF 的着床受孕成功率。

二、补肾调周法

中医“补肾调周法”是南京中医药大学夏桂成教授提出的特色疗法。其理论原理主要是：调整“肾－天癸－冲任－胞宫轴”的功能，与现代西医的“下丘脑－垂体－卵巢轴”不谋而合。“补肾调周法”重在补肾兼顾肝脾，有助于胞宫气血充足，经络通畅而易于受孕成功。主要适用于月经不调或卵泡发育不良或子宫内膜较薄的女性生殖障碍患者。可使人体“阴阳平衡、气血调和”，改善受孕生殖内环境、增强子宫内膜容受力，为 IVF 治疗打好基础，提高 IVF 的妊娠成功率。

三、特色疗法

1. 月经前期

以“温攻”为主，采用“补肾暖宫＋化瘀通络”之法，推动气血运行。

2. 月经中期

以“通”为主，采用“疏肝行滞”之法，疏通冲任气血，促进排卵。

3. 月经后期

以“补”为主，采用“补肾健脾＋益阴养血”之法，为卵泡发育和增厚子宫内膜提供物质基础。

4. 在行经期

以“轻攻”为主，采用“活血化瘀”之法，推动气血运行，使排经得以通畅。

四、针灸疗法

针灸治疗能消除患者紧张恐惧的精神心理障碍，使患者精神和心理放松，还能改善血运，提高“肾－天癸－冲任－胞宫轴”的功能，提高 IVF 的妊娠成功率。

第四节 管前虚证疗法

一、阳虚宫寒型生育障碍

1. 病证概述

女性阳虚宫寒型生育障碍是由先天阳气不足或后天喜食冷饮或外感风寒等寒冷邪气侵入人体所致。阳虚宫寒是肾阳虚的范畴，本证多见于体型中等或偏胖或肥胖的患者，以小腹冷痛、腰膝酸软、月经不调，舌苔薄白、脉细弱，久婚不孕等为主要表现，是女性功能性生育障碍的常见病因之一，故有“十女九寒”之说。

中医学认为：宫寒与肾阳虚、脾气虚、血虚、肝郁、痰湿、湿热、血瘀等因素亦有密切的关系，故在治疗上切不可单独补肾温阳，应当树立整体观念，根据我们的“九证疗法”法进行“辨证 + 辩体 + 辨病”分析，采用“扶正祛邪 + 补肾暖宫”为主的特色创新疗法。中医所说的“宫寒”即“子宫寒冷”，但中医的“子宫”与西医所指的“子宫”不同，它的范围要更大些，包括了子宫、卵巢等整个生殖内分泌系统的功能。

2. 病因病机

中医学认为：“肾为先天之本，肾藏精，主生殖”。所以肾是人体生命的先天根本，关系着人类的生存繁衍。肾阳又称肾气，肾气盈亏除了反应肾脏及其相关的组织健康与否，也代表人体的健康、性能力、生育力和生命力的旺弱。阳虚宫寒的病因主要有“先天不足”和“后天失养”两个方面。在“先天不足”因素中，主要是平素体质虚弱，阳气不足，易出现“宫寒”而成为内在因素。在“后天失养”因素中，主要是平素喜食冷饮或外感风寒等寒冷邪气侵袭而致，成为“宫寒”的外在因素。

中医学认为：肾中藏有元阴和元阳，是人体生殖、发育的根本，故肾的阴阳平衡则能维持人体生理功能的正常。一有耗伤，则诸种病变由之而生，如宋代钱乙所说：“肾无实证”。肾的病证虽有多种，主要有肾阳虚、肾阴虚两大类型。因为肾阳为一身阳气之根本，具有温煦子宫和全身生理功能的作用，若肾阳虚不能温煦子宫，子宫虚冷（宫寒）则不能摄精成孕。如宋代《圣济总录》云：“妇人所以无子，冲任不足，肾气虚寒也”；又如清初《傅青主女科》曰：“妇人有下身冰冷，非火不暖……夫冰寒之地，不长草木，重阴之渊，不长鱼龙，今胞宫即寒，何能受孕?”

阳虚宫寒多见于现代西医的体质虚弱、贫血、甲减等疾病。

3. 治疗原则

补肾暖宫 + 调补冲任。

4. 常用配方

补肾暖宫助孕汤加减。

5. 常用药物

艾叶、炙香附、吴茱萸、桂枝、熟地黄、当归、炒白芍、川芎、炙黄芪、川续断、山药、山萸肉、茯苓、泽泻、牡丹皮、杜仲等。

6. 配方分析

（1）补肾暖宫助孕汤：是我们特色治疗“女性宫寒型功能性生育障碍”的有效验方。

①主治：女性宫寒型功能性生育障碍。

②功效：补肾暖宫、调补冲任、提高孕育。

③方源：宋代艾附暖宫丸 + 现代刘茂松经验。

④组成：艾附暖宫丸 + 山药、山萸肉、茯苓、泽泻、牡丹皮、杜仲等。

⑤方解：艾附暖宫丸，源于宋代名医杨士瀛编著的《仁斋直指方论》卷二十六。由四物汤（熟地黄、当归、白芍、川芎被称为妇科第一方） + 艾叶、炙香附、吴茱萸、桂枝、炙黄芪、川续断组成，具有理气补血、温暖子宫、调经止痛等功效，主治宫寒型女性不孕症，至今仍为临床所常用。方中的当归养血活血，调经止痛，为妇科调经之要药；地黄、白芍、川芎与当归组成四物汤，增强养血调经之力；黄芪补脾益气、固本培元，可助有形之血化生；艾叶、吴茱萸、桂枝、续断温暖胞宫，补肾固冲，散寒止痛；香附理气解郁，调经止痛；我们再加山药、山萸肉、杜仲等补肾健脾、增强固本培元之功，茯苓、泽泻、牡丹皮平泻阴阳之余，使补而不腻，从而达到阴阳平衡。全方共奏：补肾暖宫、调补冲任、提高孕育之功。

7. 随证加减

（1）量少色暗：加紫丹参、益母草等以化瘀通络。

（2）乳房胀痛：加炒枳壳、延胡索等以行气通络止痛。

（3）小腹冷痛：加鹿角霜、乌药等以暖宫通络止痛。

（4）腰膝酸软：加川续断、桑寄生、炒杜仲等以补肾填精。

8. 现代研究简况

据报道：艾附暖宫丸中大部分药物具有镇痛、抑制子宫平滑肌收缩，松弛其紧张度的功能。其中各种药物的功能分别是：艾叶具有抑制纤溶、抗炎等作用。香附能提高痛阈、镇痛、松弛子宫平滑肌，抑制子宫收缩，弛缓其紧张度。白芍、肉桂、川芎、吴茱萸、地黄、香附等对多种细菌、病毒及致病真菌有抑制作用，并具有雌激素样作用。当归能使子宫组织内DNA含量显著增加，子宫利用葡萄糖能力增加，有促使子宫增生等作用。

二、肾精亏虚型生育障碍

1. 病证概述

女性肾精亏虚型生育障碍是由先天不足或后天失养等因素所致。肾精亏虚是肾阴亏虚的范畴，主要表现为生长、发育与生殖障碍或早衰等。肾精亏虚是女子“天癸竭”早衰的表现，相当于现代西医的卵巢早衰，故不易受孕。本证多见于体型偏瘦的患者，以眩晕耳鸣、腰膝酸软、月经不调量少，舌质淡、脉细弱，久婚不孕等为主要表现的虚证型病证，是女性功能性生育障碍的常见病因之一。

2. 病因病机

《素问·金匮真言论》云：“夫精者，身之本也”。故肾精属于肾阴的范围，是生殖之本，亦是孕育胎儿的物质基础。肾精亏虚之形成多数是由于先天不足、禀赋薄弱或早衰，或因久病耗损，或后天失养所致肝肾阴虚、精血亏少，或纵欲过度，或月经量过多而损耗肾精等所致。

肾精亏虚多见于现代西医的体质虚弱、贫血、甲减等疾病。

3. 治疗原则

补肾填精+调补冲任。

4. 常用配方

补肾填精助孕汤加减。

5. 常用药物

熟地黄、山药、山萸肉、菟丝子、枸杞子、鹿角胶、龟板胶、川牛膝、紫河车、当归、炒白芍、川芎、陈皮、杵砂仁等。

6. 配方分析

（1）补肾填精助孕汤：是我们特色治疗“女性肾精亏虚型功能性生育障碍”

的有效验方。

①主治：女性肾精亏虚型功能性生育障碍。

②功效：补肾填精、调补冲任、提高孕育。

③方源：明代左归丸＋现代刘茂松经验。

④组成：左归丸＋紫河车、当归、炒白芍、川芎、陈皮、杵砂仁等。

⑤方解：左归丸，源于明代名医张介宾的《景岳全书》卷五十一，由六味地黄丸化裁而成（由熟地黄、山药、山萸肉、菟丝子、枸杞子、鹿角胶、龟板胶、川牛膝组成），以滋阴补肾，填精益髓为君，主治真阴不足诸证。我们再加紫河车补血、当归养血活血，以助左归丸填补真阴不足为臣。炒白芍、川芎疏肝行滞，化瘀通络为佐。陈皮、杵砂仁等以理气而醒脾胃，防止左归进补妨运之弊为使。全方共奏：补肾填精、调补冲任、提高孕育之功。

7. 随证加减

（1）若兼气虚甚：加人参以补气。

（2）若小便不利：加茯苓利水渗湿。

（3）若干咳少痰：加百合以润肺止咳。

（4）若夜热骨蒸：加地骨皮以清热除蒸。

（5）若汗出多者：加生黄芪，浮小麦以益气固表。

（6）若大便干结：去菟丝子，加肉苁蓉以润肠通便。

（7）若阴虚火旺：用纯阴至静之剂，去鹿角胶，重用女贞子、麦冬以养阴清热。

8. 现代研究简况

左归丸：见第三篇第一章第九节虚证型治愈病简介例一“肾精亏虚型重度精液量减少”的相关内容。

三、阴虚火旺型生育障碍

1. 病证概述

阴虚火旺型生育障碍主要是由后天阴阳失衡、脏腑阴精亏虚，失于滋养，虚热内生等因素所致。阴虚火旺是肾阴亏虚的范畴，多见于体型偏瘦的患者。本证是以烦躁易怒、口燥咽干，口舌生疮（口腔溃疡）、两颧潮红、失眠盗汗、性欲亢进、手足心热、腰膝酸软、经量少或闭经，舌红少苔，脉弦数，久婚不孕等为主要表现的虚证型病证，是女性生育障碍的常见病因之一。

2. 病因病机

阴虚火旺的病因主要是先天不足，或后天失养，或外感六淫，或内伤七情，或房劳过度，损耗肾精或过服温燥劫阴之药（如鹿茸、附子、肉桂等），使真阴之液暗耗而致肾阴不足。阴虚火旺的发生无特定脏腑，心、肝、脾、肺、肾均可出现，阴虚则热，阴虚则燥，阴虚则动等。本证大多表现为慢性过程，其进一步发展，阴愈虚则火易旺，火越旺则阴更虚，互为因果，形成恶性循环，病情日益加重。

阴虚火旺多见于现代西医结核病、甲亢身体瘦弱等疾病。

3. 治疗原则

滋阴降火 + 调补冲任。

4. 常用配方

滋阴降火助孕汤加减。

5. 常用药物

知母、炒黄柏、生地、山药、山萸肉、茯苓、泽泻、牡丹皮、龟板胶、当归、炒白芍、川芎等。

6. 配方分析

（1）滋阴降火助孕汤：是我们特色治疗“女性阴虚火旺型功能性生育障碍”的有效验方。

①主治：女性阴虚火旺型功能性生育障碍。

②功效：滋阴降火、调补冲任、提高孕育。

③方源：清代知柏地黄丸 + 现代刘茂松经验。

④组成：知柏地黄丸 + 龟板胶、当归、炒白芍、川芎等。

⑤方解：本方以知柏地黄汤滋阴降火治因为君；以龟板胶等滋阴补肾、调补冲任为臣；以当归、炒白芍补血活血、舒肝养肝为佐；以川芎行滞化瘀、疏肝通络为使。全方共奏：滋阴降火、调补冲任、提高孕育之功。

（2）知柏地黄汤：是清代乾隆年间宫廷太医院编著的《医宗金鉴》治疗肾阴亏虚、相火亢盛即阴虚火旺的经典名方。具体见第二篇第三章功能性早泄第九节虚证型治愈病例简介三“阴虚火旺型重度早泄”的相关内容。

7. 随证加减

（1）口干热甚：加玄参、麦冬、地骨皮等。

（2）眼目干涩：加枸杞、菊花等以滋阴养肝明目。

（3）心烦少寐：加柏子仁、酸枣仁、生麦芽、生黄芪等。

（4）肾虚耳鸣：加石菖蒲、磁石等以滋阴补肾，潜阳聪耳。

（5）方中炒黄柏等苦寒之药易伤胃阴，故不宜重用和久用，热火清退即止。

8. 现代研究简况

知柏地黄汤加味方：见第二篇第三章第九节虚证型治愈病例简介三“阴虚火旺型重度早泄”的相关内容。

四、脾肾两虚型生育障碍

1. 病证概述

脾肾两虚型生育障碍主要是指脾和肾同时存在的虚弱等因素所致。脾肾两虚是虚证的范畴，多见于体型瘦弱的患者。本证是以食欲不振或进食后胃脘胀满、四肢乏力、腰膝酸软、大便溏稀或月经不调或色淡量少、久婚不孕等为主要表现，是女性生育障碍的常见病因之一。

2. 病因病机

（1）病因：①肾虚病因：主要有先天不足，或后天房事过度，或外感寒邪等。②脾虚病因：主要有饮食不节致水湿困脾，或素体虚弱，或肾阳不足致脾阳虚弱等。

（2）病机：中医学认为：“肾为先天之本，脾为后天之本”。它们相互资生、相互促进、相互转化和相互依存。如明末清初《傅青主女科》曰：“脾为后天，肾为先天，脾非先天之气不能化，肾非后天之气不能生”，说明了先天温养后天，后天补养先天的辩证关系。

因为肾为先天之本，脾为后天之本，先天之精需要后天水谷精微的濡养，后天水谷精微又需先天之精的辅助运化，两者相辅相成。脾土亏虚会影响肾水功能，肾水不足又会牵扯脾土运化，彼此相生相克，相乘相侮，互为因果，导致脾虚，肾虚或者脾肾两虚。

脾肾两虚多见于现代西医的慢性胃肠炎、贫血、体质虚弱，或甲减等疾病。

3. 治疗原则

补肾健脾 + 调补冲任。

4. 常用配方

补肾健脾助孕汤加减。

5. 常用药物

人参、炒白术、茯苓、炙甘草、炒白扁豆、炒薏苡仁、山药、莲子、杵砂仁、桔梗、肉桂、炙附片、紫河车等。

6. 配方分析

（1）补肾健脾助孕汤：是我们特色治疗“女性脾肾两虚型功能性生育障碍”的有效验方。

①主治：女性脾肾两虚型功能性生育障碍。

②功效：补肾健脾、调补冲任、提高孕育。

③方源：宋代参苓白术丸 + 现代刘茂松经验。

④组成：参苓白术丸 + 桂枝、炙附片、紫河车等。

⑤方解：参苓白术丸，源于宋代官方太医局编著的《太平圣惠和剂局方》调理脾胃的经典名方，是在补气祖方“四君子汤”的基础上加味而成。具体见第三篇第一章第九节虚证型治愈病简介例二“脾肾两虚型重度精液量减少”的相关内容。我们另加桂枝、炙附片补肾温阳以暖脾，紫河车等补肾填精以养血，提高任督二脉及孕育功能。全方共奏：补肾健脾、调补冲任、提高孕育之功。

7. 随证加减

（1）性欲减退：加淫羊藿等。

（2）子宫内膜薄：加女贞子、当归等以滋阴养血。

（3）若腹胀便稀：加广木香、焦三仙等以助消化。

（4）月经衍期量少：加艾叶、紫丹参等以暖宫通络。

（5）月经提前量少：去桂附，加玄参、当归等以滋阴养血。

（6）卵泡发育小：加菟丝子、枸杞子、覆盆子等以补肾种子。

（7）在服用本方药时不宜同时服用藜芦、五灵脂、皂荚或其制剂。

8. 现代研究简况

参苓白术丸：见第三篇第一章第九节虚证型治愈病简介例二“脾肾两虚型重度精液量减少”的相关内容。

五、气血两虚型生育障碍

1. 病证概述

气血两虚型生育障碍主要是指气和血同时存在的虚弱等因素所致。气血两虚是虚证的范畴，多见于体型偏瘦、肤色蜡黄的患者。本证是以食欲不振、少气懒言、面色苍白或萎黄、月经不调量少、久婚不孕等为主要表现，是女性生育障碍的常见病因之一。

2. 病因病机

本证多因久病不愈或月经过多、气血两伤所致。中医认为：肾为先天元气之本，而后天元气又源于脾、肺，故临床上所说的气虚证，多指脾、肺、肾气不足而言。气虚的病理反映可涉及全身各个方面，还可导致脏腑功能减退，从而表现一系列脏腑虚弱征象。使人体的生理功能处于降低状态，体力和精力都明显缺乏，易疲劳。而血虚则常由失血过多或脾胃虚弱，生化不足，以及七情过度，暗耗阴血等原因所引起。又因气可推动血液的运行，血液可以运载气，气血相互滋生，故气虚则血少，血少则气虚，它们相互依赖、互为因果。

气血两虚多见于现代西医的贫血、低血压，或甲减等疾病。

3. 治疗原则

补气养血+调补冲任。

4. 常用配方

补气养血助孕汤加减。

5. 常用药物

人参、炒白术、茯苓、炙甘草、熟地黄、当归、炒白芍、川芎、肉桂、炙黄芪、生姜、大枣、鹿角胶、紫丹参、川牛膝、柴胡等。

6. 配方分析

（1）补气养血助孕汤：是我们特色治疗“女性气血两虚型功能性生育障碍”的有效验方。

①主治：女性气血两虚型功能性生育障碍。

②功效：补气养血、调补冲任、提高孕育。

③方源：宋代十全大补汤+现代刘茂松经验。

④组成：十全大补汤+鹿角胶、紫丹参、川牛膝、柴胡等。

⑤方解：十全大补汤，是宋代温补气血的经典名方，至今仍为临床所常用。它源于宋代太医局编的《太平惠民和剂局方》，由补气的经典名方四君子汤（人参、白术、茯苓、甘草）+补血的经典名方四物汤（熟地黄、白芍、当归、川芎）合方而成气血双补的经典名方“八珍汤”再加具有温补功效的黄芪、肉桂组成，具有温补气血、调补冲任、促进孕育的功效。方中以四君子汤大补脾肺之气；四物汤养血活血，滋阴和营；再以肉桂、黄芪温阳益气，鼓舞气血生长；生

姜、大枣，鼓舞脾胃之气，以资气血生化之源；我们再加鹿角胶、紫丹参、川牛膝、柴胡等以加强补肾益精、调和气血之功。全方共奏：滋补阴血、温阳扶正之功，是治疗气血阴阳两虚型生育障碍之良方。

7. 随证加减

（1）体内有实热及阴虚火旺：不宜服用本方。

（2）若是气虚为主：可重用人参、炒白术等以补气。

（3）若是血虚为主：可重用熟地黄、当归，加阿胶、紫河车等以补血。

8. 现代研究简况

十全大补汤：见第三篇第一章第九节虚证型治愈病简介三“气血两虚型重度精液量减少”的相关内容。

第五节 管前实证疗法

一、肝郁气滞型生育障碍

1. 病证概述

肝郁气滞型生育障碍主要是由于肝的疏泄功能异常，疏泄不及而致气机瘀滞等因素所致，多见于体型中等或偏瘦、肤色偏暗的患者。本证是以心烦胸闷、善叹息、乳房胀痛、月经不调、舌质紫暗、苔薄黄、脉弦滞、久婚不孕等为主要表现的实证型病证，是女性生育障碍的常见病因之一。

肝是人体五脏之一，在人体的生命活动和疾病过程中占有重要位置。《黄帝内经》曰“五脏贵肝”，临床上又以“肝病最杂而治法最广”和“医者善调肝，乃善治百病”的理论。肝郁气滞证是肝处于一定阶段的病因、病位、病性和病势等情况的病理概括，它既是中医肝病的核心证候，又是临床辨证论治体系的核心内容之一。其特点是：自觉症状多，客观体征少。

2. 病因病机

《黄帝内经》曰：“肝主疏泄，藏血，开窍于目，其华在爪。”肝主疏泄，疏即疏通，调畅一身气机，推动脏腑气化，鼓舞气血运行，以使津液输布、二便排泄，因而肝失疏泄，气机郁结，失于条达，则脏腑气血津液皆受其害而造成脏腑气机、气血津液等功能失衡而出现各种病证。

肝郁气滞型生育障碍多因情志不遂，或突然受到精神刺激，或因病邪侵扰，阻遏肝脉，致使肝气失于疏泄、条达所致。中医学认为：妇人之病，多起于郁，诸郁不离肝。又曰：女子以肝为先天，以血用事，肝为血脏，冲任相连。肝又为风木之脏，将军之官，喜条达、恶抑郁，情志不遂则肝失条达，肝经气血不能畅达则气血不和，冲任不能相资，故而不孕。《傅青主女科》曰："妇人怀抱素恶，不能生子者，是肝气郁结，治法必解四经之郁，以开包结之门。"

肝郁气滞多见于现代西医的焦虑、抑郁等精神心理疾病。

3. 治疗原则

疏肝解郁 + 行滞通络。

4. 常用配方

疏肝行滞助孕汤加减。

5. 常用药物

柴胡、炒枳壳、炒白芍、炙甘草、陈皮、川芎、炙香附 + 熟地黄、当归、紫河车等。

6. 配方分析

（1）疏肝行滞助孕汤：是我们特色治疗"女性肝郁气滞型功能性生育障碍"的有效验方。

①主治：女性肝郁气滞型功能性生育障碍。

②功效：疏肝行滞、调补冲任、提高孕育。

③方源：明代柴胡疏肝散 + 现代刘茂松经验。

④组成：组成：柴胡疏肝散 + 熟地黄、当归、紫河车等。

⑤方解：方中的柴胡疏肝散源于明代名医张景岳所著《景岳全书》卷二十五胁痛篇，是张氏治疗"肝郁气滞"和"胁肋疼痛，寒热往来"的经典名方。具有疏肝解郁、条达肝气、通畅血脉、行滞痛止，消除诸症之功效。具体见第二篇第一章第十节实证型治愈病例简介一"肝郁气滞型重度性欲减退"的相关内容。另加熟地黄、当归、紫河车等滋阴补肾、养血活血、调补冲任、提高孕育之功效。

7. 随证加减

（1）若失眠严重：加柏子仁、酸枣仁、炙远志等。

（2）若有梅核气：加法半夏、厚朴、苏梗等以化痰降逆。

（3）若心烦叹息：加广郁金、合欢皮、煅龙骨、煅牡蛎等。

（4）若食滞腹胀：加炙内金、炒莱菔子、焦神曲等以行滞消胀。

（5）若肝郁化火：去柴胡、炙香附等性味香燥类药物，加玄参、牡丹皮等。

（6）因肝气郁结是情志之病，除用药物治疗外，还应注重精神心理疏导和暗示等疗法。

8. 现代研究简况

柴胡疏肝散：现代医学已将柴胡疏肝散广泛地应用于治疗男科、女科、心脑、血管、肝胆、胃肠、抑郁、失眠以及所有慢性疾病而证属肝郁气滞证者。具体见第二篇第一章第十节实证型治愈病例简介一“肝郁气滞型重度性欲减退”的相关内容。

二、肾虚血瘀型生育障碍

1. 病证概述

肾虚血瘀型生育障碍主要是指肾虚和血瘀同时存在的实证型病证，并以腰膝酸软、月经不调量少、下腹胀痛或有包块，痛经或闭经，舌质暗或紫、舌苔薄黄，脉沉弱，久婚不孕等为主要表现，是女性生育障碍的常见病因之一。肾虚血瘀是李积敏博士在二十世纪八十年代初正式提出的一种创新的中医病机理论。

2. 病因病机

李积敏（字慎言）先生在《肾虚血瘀论》中曰：“久病及肾，久病则虚……虚者肾虚也”；又曰：“久病则虚，久病则瘀，虚可致瘀，瘀可致虚”，因为大多数女性久婚不孕都是经多方辗转治疗无效，病程迁延日久，久病则机体受损，脏腑气血虚弱，其中以肾虚为主。肾虚则五脏六腑皆虚，五脏六腑虚弱又可致肾之更虚；《肾虚血瘀论》又曰：“久病则瘀，瘀者血瘀也”。因此，血瘀是疑难病的重要病理因素之一。中医认为：“久病及肾 、久病致虚”“久病正衰，最易成瘀，瘀象夹杂，可致怪病、疑难病”。虚瘀互为因果、互相专化，不断加重病情，导致瘀滞形成，阻碍机体气血生新，则机体虚弱更甚。虚实夹杂，虚瘀相兼，病机错综复杂，给辨证及治疗带来了一定的难度。

肾虚血瘀多见于现代西医的慢性盆腔炎、盆腔粘连、子宫内膜异位症、子宫肌瘤、卵巢囊肿、输卵管梗阻、输卵管积液、乳腺增生等疾病。

3. 治疗原则

滋阴补肾 + 化瘀通络。

4. 常用配方

补肾化瘀助孕汤加减。

5. 常用药物

熟地黄、山药、山萸肉、菟丝子、枸杞子、鹿角胶、龟板胶、川牛膝、赤芍、茯苓、桂枝、牡丹皮、桃仁、当归、川芎、紫丹参、陈皮、炒枳壳等。

6. 配方分析

（1）补肾化瘀助孕汤：是我们特色治疗“女性肾虚血瘀型功能性生育障碍”的有效验方。

①主治：女性肾虚血瘀型功能性生育障碍。

②功效：滋阴补肾、化瘀通络、提高孕育。

③方源：明代左归丸＋东汉桂枝茯苓丸＋现代刘茂松经验。

④组成：组成：左归丸＋桂枝茯苓丸＋当归、川芎、紫丹参、陈皮、炒枳壳等。

⑤方解：方中左归丸，源于明代名医张介宾的《景岳全书》卷五十一，由六味地黄丸化裁而成，具有滋阴补肾，填精益髓的功效，主治真阴不足诸证。方中桂枝茯苓丸，源于东汉张仲景所著《金匮要略·妇人妊娠病脉证并治第二十》，为瘀血内阻所设的代表方。具有活血，化瘀，消癥的功效，在此，以活血，化瘀，消癥为臣。我们另加当归、川芎、紫丹参，以加强桂枝茯苓丸活血、化瘀、消癥为佐。再加陈皮、炒枳壳等，以行气通络为使。全方共奏补肾温阳、化瘀通络、行气消癥、提高孕育之功。

7. 随证加减

（1）若下腹胀痛者：加川楝子、皂角刺等。

（2）若下腹有包块：尽快请西医妇科会诊。

（3）若证属实热者：忌用本方或加清热凉血类药物使用。

（4）若是体质偏寒：加吴茱萸、煨姜等以增其温中祛寒之功。

（5）若是食滞腹胀：加炙内金、炒莱菔子、焦神曲、广木香等。

8. 现代研究简况

（1）左归丸：具体见第三篇第一章第九节虚证型治愈病简介例一“肾精亏虚型重度精液量减少”的相关内容。

（2）桂枝茯苓丸：①据现代药理学研究，桂枝具有缓解血管平滑肌痉挛，扩张血管、调整血液循环的功能，以促进炎症的消散吸收。②桂枝茯苓丸，现在已广泛运用于治疗子宫内膜炎、附件炎、月经不调、痛经、流产后阴道出血、子宫肌瘤、宫外孕、卵巢囊肿、乳腺增生、生育障碍等疾病。

三、痰湿蕴阻型生育障碍

1. 病证概述

痰湿蕴阻是以形体较胖、懒动嗜睡、全身乏力、腰膝酸软、月经退后或闭经、久婚不孕等为主要表现的实证型病证，是女性生育障碍的常见病因之一。中医所说的“痰”并非是西医的痰，而是指人体津液的异常积留，是病理性的产物，痰湿体质是目前比较常见的一种体质类型。当人体脏腑、阴阳失调，气血津液运化失调，易形成痰湿时，便可以认为这种体质状态为痰湿体质。如果因痰湿肥胖而出现的一系列临床症状或疾病称为痰湿蕴阻证。痰湿的累积会导致气血不畅而不易受孕。

2. 病因病机

中医学认为脾有“运化水湿”的功能，若躯脂满溢（肥胖多阳虚）或素有脾肾阳虚，或劳倦思虑过度，或嗜食膏粱厚味、饮食不节伤脾，脾虚则健运失司，使水湿内停，而肾阳虚则不能化气行水，故湿聚成痰。久之痰浊入络、蕴阻气机，气滞血瘀，痰瘀互结而产生不孕等疾病。

痰湿蕴阻多见于现代西医的体重超重或肥胖症。

3. 治疗原则

燥湿化痰 + 化瘀通络。

4. 常用配方

燥湿化痰助孕汤加减。

5. 常用药物

苍术、炙香附、炒枳壳、陈皮、茯苓、法半夏、炙胆星、仙灵脾、大枣、桂枝、杵桃仁、川芎等。

6. 配方分析

（1）燥湿化痰助孕汤：是我们特色治疗“女性痰湿蕴阻型功能性生育障碍”的有效验方。

①主治：女性痰湿蕴阻型功能性生育障碍。

②功效：燥湿化痰、化瘀通络、提高孕育。

③方源：清代苍附导痰丸 + 现代刘茂松经验。

④组成：苍附导痰丸 + 桂枝、杵桃仁、川芎、大枣等。

⑤方解：苍附导痰丸，是清代治疗妇人痰湿阻滞性闭经或不孕的经典名方。它源于清初康熙年间新安名医叶天士著《叶天士女科证治秘方》，由苍术、香附、枳壳、陈皮、茯苓、法半夏、胆星、甘草等组成，具有燥湿化痰、理气通络、提高孕育之功。

7. 随证加减

（1）若体质偏寒：加艾叶等以增加温肾暖宫、化瘀通络之功。

（2）炒枳壳、法半夏、炙胆南星等不宜重用久用，病中即减。

（3）若体胖湿重：可重用苍术、陈皮、茯苓，加厚朴、炙大黄等。

8. 现代研究简况

苍附导痰丸：具体见第二篇第一章第十节实证型治愈病例简介二“痰湿蕴阻型重度性欲减退”的相关内容。

四、湿热下注型生育障碍

1. 病证概述

湿热下注是指湿热流注于下焦而引起的一系列的实证型病证，并以小腹胀痛、腰膝酸痛、带下色黄腥臭、日久不止，或有阴痒、月经后期色淡、久婚不孕等为主要表现，是女性生育障碍的常见病因之一。

2. 病因病机

因为女人湿热下注主要表现为带下色黄腥臭，所以简称为黄带。黄带一证，为湿热下注，伤及任带二脉所致。傅青主先生著《傅青主女科》曰：“夫黄带乃任脉之湿热也……惟有热邪存于下焦之间，则津液不能化精，反而化湿也，今湿与热合，欲化红而不能，欲返黑而不得，煎熬成汁，变为黄色矣。”

现代中医学认为，膀胱系津液之府，湿热蕴结于下焦，下注膀胱，湿热阻于肾与膀胱，导致肾与膀胱气化失常，则水道（小便和带下）不利。湿热之邪侵入肠道、膀胱、子宫、阴道、外阴部、下肢等处，则出现小便频急淋漓涩痛，或大便腥臭溏烂，或带下黄臭，或阴部湿疹、瘙痒，或月经不调、久婚不孕等。

湿热下注多见于现代西医的慢性盆腔炎、慢性宫颈炎、慢性阴道炎、尿路感染等疾病。

3. 治疗原则

清热止带 + 调补冲任。

4. 常用配方

清热止带助孕汤加减。

5. 常用药物

炒黄柏、炒车前子、炒山药、炒芡实、白果、知母、茯苓、苡仁、炙甘草、大枣等。

6. 配方分析

（1）清热止带助孕汤：是我们特色治疗“女性湿热下注型功能性生育障碍”的有效验方。

①主治：女性湿热下注型功能性生育障碍。

②功效：清热止带、调补冲任、提高孕育。

③方源：清代易黄汤 + 现代刘茂松经验。

④组成：易黄汤 + 茯苓、苡仁、炙甘草、大枣等。

⑤方解：易黄汤，是明末清初治疗妇人湿热下注所致黄带的经典名方。它源于明末清初男女科名医傅青主先生著《傅青主女科》。由炒黄柏、炒车前子、炒山药、炒芡实、白果等组成，具有健脾燥湿、清热止带的功效。《傅青主女科》曰：“盖山药、芡实专补任脉之虚，又能利水，加白果引入任脉之中，更为便捷，所以奏功之速也，肾与任脉相通以相济，解肾中之火，即解任脉之热矣”“若湿久生热，必得清肾火而湿始有去路，方用黄柏、车前子妙。山药、芡实尤能清热生津”。再加茯苓、苡仁利水祛湿，助炒车前子利水之功；加大枣等补气养血，以防止炒黄柏等清热泻火之药伤及正气；加炙甘草调和诸药，与大枣等辅助正气，调补任带二脉，提高孕育功能。

7. 随证加减

（1）白带黄臭者：加龙胆草、苦参等。

（2）湿重为主者：加苍术、厚朴、陈皮等。

（3）赤带严重者：加小蓟草、茅根、萹蓄等。

（4）热重为主者：加茵陈、炒栀子、炙大黄等。

（5）小腹胀痛者：加川楝子、皂角刺、紫丹参等。

8. 现代研究简况

据报道，现代中医在传承发展的基础上将“易黄汤”进行了广泛的临床研究如下。

（1）制成了中成药。在 80 年代，由吉林省中医药科学院主任医师董克勤老师将《傅青主女科》中的“易黄汤”加减后制成了中成药“妇炎康”广泛地应用于妇科常见病的治疗，取得了良好的社会效益和良好的经济效益。据 10 年前不完全统计：其年产值就达 5 亿多元人民币。“妇炎康”具有活血化瘀、软坚散结、清热止痛、改善血液循环的功能。主治：附件炎、盆腔炎、宫颈炎、阴道炎等妇科炎症疾病效果较好，所以迄今几十年仍广受患者的欢迎。

（2）治疗多种疾病。现代中医将“易黄汤”加减后广泛地应用于湿热型或湿热下注型多种疾病，取得了良好的疗效。如神经性皮炎（牛皮癣）、尿路感染、慢性肾炎、慢性结肠炎、慢性前列腺炎、宫颈糜烂、慢性盆腔炎、老年性阴道炎、排卵期出血、婴儿腹泻等湿热型病症效果较好。

第六章　管中中医特色疗法

在开始实施ART治疗过程中（包括促排、取卵、移植）需要采用中西医结合的特色创新疗法，称为管中治疗。主要是基础治疗和并发症治疗两大方面。①基础治疗：主要是心理疏导、补肾填精（增厚子宫内膜以及提高黄体功能）等治疗。②并发症治疗：主要是取卵术中疼痛、卵巢过度刺激等治疗。

第一节　管中基础治疗

一、心理疏导治疗

心理疏导治疗应贯穿在ART治疗的全过程中。具体方法见第五章管前中医特色疗法第二节常规疗法中关于心理疏导治疗的相关内容。

二、补肾填精治疗

1. 病证概述

中医学认为："肾为先天之本，肾藏精，主生殖"。肾精的主要功能是人体的生长繁殖，是生命活动的基础物质。肾精能调节脏腑之精，供其活动需要，能生髓、养骨、补脑、并参与血液的生成，提高机体的抗病能力。肾精亏虚主要表现为：卵巢功能减退、卵泡发育不良、子宫内膜薄和黄体功能不全等方面。

因为肾精亏虚可导致阴阳气血失衡、脏腑功能衰退、冲任二脉失养而难以受孕，即使采用强制性的试管婴儿治疗也很难孕育成功。所以对肾精亏虚型卵巢功能减退、卵泡发育不良、子宫内膜薄和黄体功能不全的患者采用"补肾填精"治疗，有助于提高"肾－天癸－冲任－胞宫轴"的功能，提高移植胚胎着床成功率。

2. 治疗方法

具体可参考本篇第五章管前中医特色疗法第四节管前虚证特色疗法二"肾精亏虚型生育障碍"的治疗方法。

第二节　管中并发症治疗

一、取卵术中疼痛

取卵术是 IVF - ET 最关键的步骤之一，大部分患者在取卵术中会出现头晕、恶心、出冷汗等现象，所以寻求有效的中医中药镇痛方法很有必要。

王茵萍等报道：采用耳针镇痛或麻醉效果都较好，她将 160 例 IVF - ET 患者随机分为治疗组 120 例和对照组 40 例。治疗组在取卵术前取内生殖器、神门等相关穴位针刺。对照组患者于取卵术前肌注盐酸哌替啶（杜冷丁）50mg。临床观察显示治疗组麻醉效果、获卵数与对照组比较，差异无统计学意义（$P > 0.05$）。认为耳针的镇痛效果与盐酸哌替啶相仿，而且安全有效。

二、卵巢过度刺激综合征

卵巢过度刺激综合征（ovarian hyperstimulation syndrome，OHSS）是超促排卵导致的医源性并发症，重者可能危及生命，所以必须引起我们的高度重视。目前，西医预防方法主要有减少或避免使用 HMG 和 HCG，使用黄体酮进行黄体支持，使用全胚冷冻等，但疗效有限。

1. 王丽娜等报道

王丽娜等认为 OHSS 证属脾肾亏虚，水湿内停，兼瘀血阻滞，治以健脾补肾利水，佐以活血化瘀，方用参苓白术散加减。采用中西医“病证结合”的方法，可以提高临床疗效。

2. 卢亦彬等报道

卢亦彬等发现运用五苓散合五皮饮等温阳健脾中药早期预防，可降低 HMG 和 HCG 注射日、取卵日、胚胎移植日血清血管内皮生长因子（VEGF）、E_2水平及卵泡液 VEGF 水平，避免 OHSS 的发生。

3. 谈勇等报道

他们对 OHSS 进行中医辨证施治。分为脾肾阳虚及气阴衰竭 2 个证型，分别予以真武汤、生脉散加减治疗，同时结合辨证施膳、三因制宜，疗效显著。

第七章　管后中医特色疗法

在囊胚植入子宫后采用的一系列中西医结合的特色创新保胎疗法，称之为“管后治疗”，可明显提高 ART 的妊娠成功率。

第一节　管后中医治疗概述

在 IVF－ET 治疗过程中，由于垂体的自然调节功能降低，再加上取卵时抽吸致颗粒细胞的过多丢失，导致妊娠早期黄体功能不全，从而造成早期妊娠流产。中医认为：垂体的自然调节功能降低可导致肾虚，而肾主生殖，胞脉系于肾，故有“肾主固胎”之说。所以采用“管后治疗”，对提高 ART 的妊娠成功率很有必要。

如果受孕后经西医检查有甲减（TSH）、孕酮（P）较低等情况，或中医辨证发现：有少气懒言、乏力自汗、面色苍白或萎黄、呕心厌食、心悸失眠、腰酸乏力或有下腹不适、白带暗红或带血丝等先兆流产情况，或有自然流产史的患者，必须要采用中西医结合治疗。在西医方面：主要是补充黄体酮和叶酸、维生素及微量元素等方面的综合治疗。在中医方面：主要采用“补肾固本＋养血安胎”等方面的分证治疗。

第二节　管后中医治疗报道

1. 齐丹等报道

齐丹等将 IVF－ET 术后先兆流产患者 72 例随机分为治疗组 36 例与对照组 36 例，治疗组予以口服地屈孕酮进行黄体支持治疗，对照组同时加服中药汤剂：党参、黄芪、白芍、桑寄生、菟丝子各 10g，淮山药 20g 等为主方辨证加减治疗。结果治疗组总有效率 83.33%，较对照组总有效率 94.44% 低，其差异有统计学意义（$P<0.05$）。

2. 张宁等报道

张宁等对 IVF－ET 患者于取卵当日给予寿胎丸方加减，减少了早期妊娠丢失率，全方遵循了《经效产宝》所云："因母病以动胎，但疗母疾，其胎自安，又缘胎有不坚，故致动以病母，但疗胎则母瘥。"

3. 栾红兵等报道

栾红兵等将 400 例 IVF－ET 助孕患者分为研究组和对照组各 200 例，根据不孕症中医辨证标准进行中医症候分析。研究组在西医常规处理基础上对患者进行中医辨证预治疗，对照组仅行西医常规处理。研究发现，中医辨证治疗后，可增加 HCG 注射日的子宫内膜厚度、提高优质胚胎率、增加种植率和临床妊娠率。

4. 谭桂云等报道

谭桂云等将 77 例 IVF－ET 移植术后的患者，按中医辨证分为脾肾阳虚型及肝肾阴虚型，分别予以资生汤合右归丸加减、六味地黄丸治疗。结果妊娠 39 例，妊娠率 50.65%。与单纯西药组比较，IVF－ET 术后辅助中医治疗能明显提高妊娠率（$P<0.05$）。

第三节 管后先兆流产特色疗法

一、肾虚型先兆流产

1. 病证概述

肾虚型先兆流产是指妇女妊娠 12 周以前出现以阴道少量出血，并伴有小腹坠痛或腰酸等为主要表现的病症。是常见的先兆流产之一，约占先兆流产的第一位。中医称为胎漏、胎动不安及滑胎等。

2. 病因病机

中医学认为：肾为先天之本，脾为后天之本。肾虚则胎失所系，脾虚则胎失所养。若先天禀赋薄弱，肾气虚不能固摄冲任，或后天久病伤肾，或屡孕屡堕，多次流产，或孕后房事不节均可伤及肾气。《女科经论》曰："女子肾系于胎，是母之真气，子之所赖也。若肾气亏损，则不能固摄胎元。"若母体脾虚，或忧思过度、劳倦、饮食所伤，则脾气损伤，胎失所养。故脾肾两虚可致胎漏、胎动不安及滑胎等。

3. 主要证候

妇人受孕后出现神疲乏力、头昏腰酸、小腹不适、带下量多或偶有见红、小便频数，舌质淡，苔薄白，脉细滑。血液 P 和 HCG 值正常或偏低，TSH 值正常或偏高。

4. 治疗原则

补肾固本 + 养血安胎。

5. 常用配方

补肾安胎汤加减。

6. 常用药物

炒菟丝子、桑寄生、川续断、阿胶、党参、炒白术、杜仲等。

7. 配方分析

补肾安胎汤：是我们特色治疗“女性肾虚型先兆流产”的有效验方。

（1）主治：女性肾虚型先兆流产。

（2）功效：补肾固本、养血安胎。

（3）方源：民国寿胎丸 + 现代刘茂松经验。

（4）组成：寿胎丸 + 党参、炒白术、杜仲等。

（5）方解：寿胎丸是民国补肾安胎的代表方剂，至今仍为临床所常用。它源于民初名医张锡纯著《医学衷中参西录》，由炒菟丝子、桑寄生、川续断、东阿阿胶组成，具有补肾安胎之功效，主治肾虚型先兆流产。我们再加党参、炒白术、杜仲等，以补助肾气，加强固本培元和安胎之功。

张锡纯自释其方义云：“胎在母腹中，善吸其母之气化，自无下坠之虑，且男女生育者，皆赖肾脏作强。菟丝子能补肾，肾旺自能荫胎也。桑寄生能养血，强筋骨，能使胎气强壮，故《神农本草经》载其能安胎。川续断亦补肾之药。东阿阿胶，系驴皮所熬，最善伏藏血脉，滋阴补肾，故《神农本草经》载其能安胎也。寿胎丸重用菟丝子为主药，而以桑寄生、川续断、东阿阿胶诸药辅之。”可见张氏以菟丝子为主，桑寄生为次，进行补肾养精固胎，川续断佐以补肾，东阿阿胶佐以养血安胎。全方共奏：补肾固本、养血安胎之功。

8. 随证加减

（1）若气虚下陷：加炙黄芪、升麻等。

（2）若血虚为主：加紫河车、枸杞子等。

（3）若情志不调：加合欢皮等。

（4）若阴虚有热：加生地、麦冬、炒子芩等。

（5）若阴道流血：加仙鹤草、女贞子、旱莲草等。

（6）若夜深不寐：加炒枣仁、柏子仁、合欢皮等。

（7）若孕酮值低：给肌注黄体酮针剂 20 ～ 40 mg/日；若 HCG 值较低，肌注 HCG 针剂 2000 IU/隔日。每周复查 1 次。

9. 现代研究简况

（1）据报道，有人对寿胎丸的测定发现，锌、铁、铜、锰等微量元素含量丰富，这些微量元素构成许多酶的活性基团，其中超氧化物歧化酶（SOD）能抗自由基的损伤作用是众所周知的。

（2）另外有人研究还发现寿胎丸对环磷酰胺（化疗药物）诱发的 DNA 损伤具有良好的防护作用，从而减少畸胎的发生。

（3）有学者用寿胎丸对 RU486（抗早孕药物）和己烯雌酚所致的两种动物流产模型进行治疗后均获得了显著的保胎作用，并且发现寿胎丸能促进小鼠幼鼠的子宫和卵巢发育，对正常和妊娠大鼠离体子宫平滑肌的收缩频率和活动力有明显抑制作用，能显著对抗催产素引起的大鼠离体子宫平滑肌的强直性收缩，寿胎丸对小鼠着床无明显影响。急性毒性，长期毒性和生殖毒性试验均表明动物口服寿胎丸无明显的毒副作用。

（4）目前的研究认为寿胎丸的保胎作用是多因素、多机制综合作用的结果，既作用于受体又调节性激素平衡，充分反映了中医的整体治疗作用。

在临床上为妇科医生所喜用的速孕保胎灵、速效保胎灵等药，都是以寿胎丸为基本方加味制成。当然，引起先兆流产的原因很多，特别对有多次流产的患者要尽早地进行预防性治疗，而寿胎丸只是中医常用的一个安全而有效的方剂，且保胎治疗同时还要注意生活起居的调节，节制甚至禁止房事，避免剧烈运动和情绪波动，因为这些均可使脏腑损伤，气血紊乱，胎气受扰而影响治疗的效果。

二、气血两虚型先兆流产

1. 病证概述

气血两虚型先兆流产是指妇女妊娠 12 周以前出现以阴道少量出血，并伴有小腹坠痛或腰酸等为主要表现的病症。是常见的先兆流产之一，约占先兆流产的第二位。中医称为胎漏、胎动不安及滑胎等。气虚可致神疲肢倦等，血虚可致心悸、失眠、头晕等。

2. 病因病机

因为人体的阴阳、气血平衡是维持人体正常生理功能的根本，所以各种“先天不足”和“后天因素”均可导致人体气血两虚、气血失衡，又因“气为阳，血为阴”，故气血两虚可导致阴阳两虚而使冲任二脉失养而难以固胎。

3. 主要证候

妇人受孕后出现肢体倦怠乏力、面色㿠白或萎黄、气短懒言、心悸怔忡、头晕目眩，或伴有腰酸或小腹不适或偶有见红等，舌淡苔白、脉细虚。血液 P 和 HCG 值正常或偏低，TSH 值正常或偏高。

4. 治疗原则

补气养血 + 固肾安胎。

5. 常用配方

补气养血安胎汤加减。

6. 常用药物

人参、炙黄芪、当归、川续断、炒黄芩、川芎、炒白芍、熟地黄、炒白术、砂仁、炙甘草、糯米、杜仲等。

7. 配方分析

补气养血安胎汤：是我们特色治疗“女性气血两虚型先兆流产”的有效验方。

（1）主治：女性气血两虚型先兆流产。

（2）功效：补气养血、固肾安胎。

（3）方源：明代泰山盘石散 + 现代刘茂松经验。

（4）组成：泰山盘石散 + 杜仲等。

（5）方解：泰山盘石散是明代治疗妇人气血两虚，有坠胎先兆者（先兆流产）的经典名方，至今仍为临床所常用。它源于明代《景岳全书》，具有补气、养血、安胎之功，主治气血两虚型先兆流产。

方中人参、黄芪、白术和炙甘草补气健脾，为君药；白芍、熟地黄、当归、川芎和续断补血固肾，以养胎元，共为臣药；黄芩配合白术安胎，砂仁调气安胎，共为佐药。诸药合用，共奏益气健脾、养血安胎之功。方中除用补气养血之品外，再加补肝肾、助消化等药物，服之可使妊妇使气血调和，冲任得固，其保胎元之功效犹如泰山之固，磐石之坚，故称本方为泰山盘石散。

8. 随证加减

（1）若阴虚有热：加玄参、麦冬等。

（2）若情志不调：加合欢皮等。

（3）若夜深不寐：加炒枣仁、柏子仁、茯神等。

（4）若阴道流血：加仙鹤草炭、侧柏炭、地榆炭等。

（5）若孕酮值低：加肌注黄体酮针 20 ～ 40 mg/日；若 HCG 值较低，肌注 HCG 针剂 2000 IU/隔日。每周复查 1 次。

9. 现代研究简况

据报道：泰山盘石散具有补气养血的功效。本品能全面调顺妊娠母猪必备的所有生理机能，促进胎儿充分吸收母猪营养，使母猪顺气旺血、调整产道、调整胎位、能明显减少母猪的流产、死胎、木乃伊等现象的发生，从而使死胎率降到最低限度。具体有以下几个方面：

（1）可提高怀孕母猪孕酮分泌量，有利于胚胎着床；有效预防妊娠母猪胎动不安、流产、习惯性流产、早产、胎儿干尸化等。

（2）能预防母猪妊娠后期慢食、便秘、消瘦、黄疸、贫血、被毛粗乱等症状。

（3）能协调机体的各大系统，提高机体的免疫力。

第四节　管后妊娠反应特色疗法

一、脾胃虚弱型妊娠恶阻

1. 病证概述

妊娠恶阻是中医学的诊断名词。是指在妊娠早期出现恶心呕吐、头晕乏力、甚至食入即吐的病证。中医称为“子病”“病儿”“阻病”等。西医称为“早孕反应”。症状轻者无须治疗，妊娠 3 个月后可逐渐消失，但症状重者必须治疗。脾胃虚弱型妊娠恶阻是最常见的妊娠反应，约占妊娠恶阻的第一位。

2. 病因病机

妇人孕后，经血停闭，血聚冲任而养胎，故冲脉气盛。因冲脉隶属阳明，若胃气素虚，胃失和降，冲脉之气挟胃气上逆，致恶心呕吐，脘腹胀闷，不思饮食而致头晕体倦等症状。

3. 主要证候

妊娠早期出现恶心呕吐、不思饮食、头晕乏力，或伴有腰酸或小腹不适、偶有见红等，舌质淡、苔薄白、脉缓滑无力。血液 P 和 HCG 值正常或偏低，TSH 值正常或偏高。

4. 治疗原则

健脾和胃 + 降逆止呕 + 补肾安胎。

5. 常用配方

健脾和胃安胎汤加减。

6. 常用药物

人参、炒白术、茯苓、炙甘草、陈皮、杵砂仁、杜仲、菟丝子、桑寄生、紫苏叶等。

7. 配方分析

健脾和胃安胎汤：是我们特色治疗“女性脾胃虚弱型妊娠恶阻”的有效验方。

（1）主治：女性脾胃虚弱型妊娠恶阻。

（2）功效：健脾和胃、降逆止呕、补肾安胎。

（3）方源：宋代香砂六君子汤 + 现代刘茂松经验。

（4）组成：香砂六君子汤 + 杜仲、菟丝子、桑寄生、紫苏叶等。

（5）方解：香砂六君子汤是宋代太医局编的《太平惠民和剂局方》中的配方，到了清代康熙年间新安名医罗美再次将其编入《古今名医方论》，并在益气健脾的六君子汤（人参、白术、茯苓、甘草、半夏、陈皮）的基础上再加砂仁意在加强其行气化滞，醒脾之功。方中四君子汤为补气之总方，其中人参大补脾胃之元气；炒白术培中焦脾胃功能；茯苓以疏脾土之湿，痰饮自除；炙甘草调和五脏；陈皮利肺金之逆气；加木香、砂仁以通脾肾之元气，诸郁可开也。四君得四辅，效力大增，共奏健脾和胃、降逆止呕之功。

8. 随证加减

（1）厌食腹胀：加炙内金、焦山楂等。

（2）腹痛喜温：加桂枝、干姜等。

（3）恶心呕吐：加竹茹、川黄连等。

（4）泄泻肠鸣：加淮山药、乌梅等。

9. 现代研究简况

据报道：香砂六君子汤有调节胃肠动力（解痉和促胃肠运动），抗消化道黏膜炎症、抗消化道溃疡、止泻、促消化、抗抑郁等作用。近年来，该方在临床运用更为广泛，是治疗消化系统如各种胃炎、消化道溃疡、十二指肠炎、消化不良以及其他相关系统疾病表现有上述症状者的主要方剂之一。

二、肝胃不和型妊娠恶阻

1. 病证概述

肝胃不和型妊娠恶阻是在妊娠早期出现恶心、呕吐酸水或苦水、恶油腻、烦渴口干、头胀而晕、胸满胁痛、嗳气或叹息的病证。肝胃不和型妊娠恶阻是常见的妊娠反应之一，约占妊娠恶阻的第二位。

2. 病因病机

由于孕妇平素胃气虚弱或肝热气逆，受孕后冲脉之气上逆，致使胃失和降，或引动肝热气火上冲所致。

3. 主要证候

妊娠早期出现恶心呕吐酸水或苦水，胸满胀痛，嗳气叹息，头痛而晕，烦躁，口渴，口苦，精神抑郁，舌淡红苔微黄，脉弦滑。血液 P 和 HCG 值正常或偏低，TSH 值正常或偏高。

4. 治疗原则

清肝和胃 + 降逆止呕 + 补肾安胎。

5. 常用配方

清肝和胃安胎汤加减。

6. 常用药物

橘皮、竹茹、人参、甘草、大枣、紫苏叶、枇杷叶、乌梅、炒白芍、桑寄生、川续断、杜仲等。

7. 配方分析

清肝和胃安胎汤：是我们特色治疗“女性肝胃不和型妊娠恶阻”的有效验方。

（1）主治：女性肝胃不和型妊娠恶阻。

（2）功效：清肝和胃、降逆止呕、补肾安胎。

（3）方源：明代橘皮竹茹汤＋现代刘茂松经验。

（4）组成：橘皮竹茹汤＋紫苏叶、枇杷叶、乌梅、炒白芍、桑寄生、川续断、杜仲等。

（5）方解：橘皮竹茹安胎汤，是东汉医圣张仲景所著的《金匮要略》中的配方。由橘皮竹茹汤（橘皮、竹茹、人参、甘草、大枣、生姜）＋紫苏叶、川黄连、枇杷叶、乌梅、炒白芍、柿蒂、桑寄生、川续断、杜仲、焦三仙等组成。橘皮竹茹汤是治疗胃虚有热、气逆不降、呃逆或呕吐的经典名方，源于东汉医圣张仲景所著的《金匮要略》。方中橘皮理气和胃、降逆止呕，合竹茹、川黄连清热安胎为君；人参补益中气，与橘皮合用使行中有补，桑寄生、川续断、杜仲补肾安胎为臣；紫苏叶、枇杷叶、乌梅、炒白芍、柿蒂等清肝柔肝、以助橘皮理气和胃、降逆止呕为佐；炙甘草、大枣等益气和胃、健脾消食为使。全方共奏：清肝和胃、降逆止呕、补肾安胎之功。

8. 随证加减

（1）腹痛喜温：加桂枝等。

（2）厌食腹胀：加广木香、炙内金等。

（3）腰酸腹痛：加杜仲、川断、桑寄生等。

9. 现代研究简况

据报道，动物实验证明“加味橘皮竹茹汤”能有效治疗化疗引起的胃肠道反应，能有效地保护胃肠道黏膜细胞和组织，使顺铂等化疗药物导致的胃肠道神经—内分泌、胃肠道动力失调和组织病理变化得到改善。

总之，中医中药具有调整肾－天癸－冲任－胞宫轴的功能，可提高 ART 治疗的妊娠成功率。所以中医中药在 ART 治疗前中后的应用值得临床推广和进一步深入研究。

第五节　中成药简易疗法

因为女性生育障碍属于慢性疾病，服药治疗时间较长，有些患者由于种种原因难于坚持服用煎剂，需要中成药治疗，或用中成药巩固疗效。关于中成药简介、中成药不良反应、中成药选用原则以及中成药选用方法等可参考第一篇第九章中医特色疗法第五节中成药简易疗法中的相关内容。常用的中成药有以下几种，但必须在专科医师的指导下选用。

一、管前虚证常用药

1. 阳虚宫寒型生育障碍

常用药有：艾附暖宫丸、金匮肾气丸、右归丸、龙鹿丸、巴戟胶囊等。

2. 肾精亏虚型生育障碍

常用药有：左归丸、大补阴丸、七宝美髯丹等。

3. 脾肾两虚型生育障碍

常用药有：金匮肾气丸 + 参苓白术丸等。

4. 气血两虚型生育障碍

常用药有：十全大补丸、八珍丸、八珍颗粒、人参养荣丸、全鹿丸等。

二、管前实证常用药

1. 肾虚血瘀型生育障碍

常用药有：左归丸 + 桂枝茯苓丸等。

2. 肝气郁结型生育障碍

常用药有：柴胡疏肝丸、逍遥丸、加味逍遥丸等。

3. 痰湿蕴阻型生育障碍

常用药有：苍附导痰丸等。

4. 湿热下注型生育障碍

常用药有：妇炎康片、妇炎康胶囊、妇炎康软胶囊、妇科千金片、热淋清颗粒、清热祛湿颗粒、湿毒清胶囊、治糜灵栓（外用）、妇炎净栓（外用）等。

三、管后保胎常用药

常用药有：孕康口服液、保胎丸、安胎丸、保胎灵（片、丸、胶囊）等。管后保胎服用中成药一般不超过 3 个月。

作者地址：安徽省黄山市人民医院（三甲）。手机号：①13335593835，②13365593839；咨询电话：0559－2562991；Email：lmshsjrt@163.com；QQ：1427584637。

附录一　经典名方及现代研究概况

以下按照本书中引用的先后次序排列。

1. 金匮肾气丸

（1）来源：东汉医圣张仲景所著的《金匮要略》。

（2）组成：熟地黄、山药、山萸肉、茯苓、泽泻、牡丹皮、附子、肉桂。

（3）功效：补肾温阳。

（4）主治：脾肾虚寒、命门火衰等阳虚之证。

（5）现代研究：①药理研究：金匮肾气丸有改善垂体－肾上腺皮质功能等作用；可延缓衰老、恢复精力；可改善脂代谢、增强神经－体液调解；能抗白内障、降低血糖、提高巨噬细胞吞噬功能、对动脉粥样硬化改善有良好功效。②临床应用：现代将其广泛用于治疗肾阳虚弱型慢性腰腿痛、慢性前列腺炎、前列腺增生、老年性阴道炎、老年性尿失禁、男性乳房发育症、复发性口腔溃疡、男女不孕不育等。

2. 达郁汤

（1）来源：清代乾隆年间名医沈金鳌所著《杂病源流犀烛》。

（2）组成：升麻、柴胡、川芎、香附、桑白皮、白蒺藜、橘叶。

（3）功效：疏解肝郁、清泄肝火。

（4）主治：肝郁不伸、阴痿不起。

（5）现代研究：①药理研究：我们目前还没有查到达郁汤的药理研究和动物实验方面的资料。②临床应用：现代医学已将达郁汤加减后广泛地用于治疗男科、女科、肝胆、胃肠、抑郁以及所有慢性疾病而证属失志抑郁、情志不畅或心神不宁者。

3. 六味地黄丸

（1）来源：宋代太医钱乙和弟子阎孝忠所著的《小儿药证直诀》。

（2）组成：熟地黄、山药、山萸肉、茯苓、泽泻、牡丹皮。

（3）功效：滋补肾阴。

（4）主治：小儿先天不足、发育迟缓以及中老年肾阴虚、头晕诸证。

（5）现代研究：①药理研究：六味地黄丸具有增强免疫、抗衰老、抗疲劳、抗低温、耐缺氧、降血脂血、降血压血、降血糖、改善肾功能、促进新陈代谢及较强的强壮作用。②临床应用：现代将六味地黄丸广泛用于治疗130余种病症。最常见的是用于治疗亚健康状态、提高免疫力、延缓衰老、高血压、糖尿病、更年期综合征等疾病。③禁忌证：阳虚，诊断要点：畏寒肢冷、腰膝酸软。脾虚，诊断要点：纳差便稀、消化不良。湿热，诊断要点：舌苔黄腻，胃肠胀闷，大便不成形或稀软。

4. 人参归脾丸

（1）来源：宋代名医严用和所著的《济生方》，又名《严氏济生方》。

（2）组成：人参、白术、茯苓、甘草、黄芪、当归、广木香、龙眼肉、酸枣仁、远志。

（3）功效：健脾益气、补血养心。

（4）主治：思虑过多、劳伤心脾、健忘怔忡之证。

（5）现代研究：①药理研究：人参归脾汤主要有改善学习和记忆能力，能增强免疫，调节中枢神经功能，增进造血功能，有强壮作用。②临床应用：现代医学已将人参归脾丸加减后广泛用于治疗心脾气血两虚及脾不统血诸证。如神经衰弱、性功能障碍、不孕不育、心脏病、慢性胃炎、慢性胃肠炎、功能性消化不良、胃及十二指肠溃疡出血、功能性子宫出血、月经不调、再生障碍性贫血、血小板减少性紫癜等疾病而证属心脾气血两虚或脾不统血者。

5. 四逆散

（1）来源：东汉医圣张仲景所著的《伤寒杂病论》。

（2）组成：柴胡、枳壳、白芍、甘草。

（3）功效：疏肝解郁，调和肝脾。

（4）主治：肝郁脾滞诸证。

（5）现代研究：①药理研究：四逆散主要有安定样中枢抑制作用，同时还能兴奋呼吸，增加气体交换，提高血氧分压，增强心脏功能，改善循环。②临床应用：现代医学已将四逆散加减后广泛用于治疗慢性肝炎、慢性胆囊炎、胆石症、胆道蛔虫症、肋间神经痛、胃溃疡、胃炎、胃肠神经官能症、附件炎、输卵管阻塞、急性乳腺炎、性欲减退、阳痿、不射精、精液不液化、前列腺炎综合征等证属肝胆气郁者。

6. 柴胡疏肝散

（1）来源：明代名医张介宾所著的《景岳全书》。

（2）组成：由汉代医圣张仲景《伤寒论》四逆散（柴胡、枳壳、白芍、甘草）的基础上加陈皮、川芎、香附化裁而成。

（3）功效：疏肝解郁、利气止痛。

（4）主治：肝郁气滞之证。

（5）现代研究：①药理研究：柴胡疏肝散主要有镇痛、抗炎、解痉、护肝利胆、增加脑、肝血流和心搏出量等作用。②临床应用：现代医学已将柴胡疏肝散加减后广泛地用于治疗男科、女科、心脑、血管、肝胆、胃肠、抑郁、失眠以及所有慢性疾病而证属肝郁气滞证者。

7. 开郁种玉汤

（1）来源：清初名医傅青主所著的《傅山男女科》。

（2）组成：白芍、白术、当归、香附、茯苓、牡丹皮、天花粉。

（3）功效：疏肝开郁、调经种子。

（4）主治：妇人肝郁不孕。

（5）现代研究：①药理研究：开郁种玉汤主要有明显提高肝郁证动物模型的受孕率。②临床应用：现代医学已将开郁种玉汤加减后广泛用于治疗肝气郁结所致之性欲减退、阳痿、早泄、不射精、少精子、弱精子、月经不调、排卵障碍等疾病。

8. 苍附导痰丸

（1）来源：清代康熙年间新安名医叶天士所著的《叶氏女科证治》。

（2）组成：苍术、香附、枳壳、陈皮、半夏、茯苓、炙胆南星、甘草。

（3）功效：燥湿化痰，理气通络。

（4）主治：妇人形肥痰盛经闭无子。

（5）现代研究：我们尚未查到现代科学研究报道。今后应加强对其现代动物实验研究以及扩大临床病例的规模。

9. 化痰解郁汤

（1）来源：近代名医朱曾柏所著的《中医痰病学》。

（2）组成：桃仁、赤芍、柴胡、大腹皮、陈皮、青皮、苏子、香附、远志、石菖蒲。

（3）功能：理气化痰、疏肝解郁。

（4）主治：痰气郁结、肝气不舒、脾胃不和之痰郁证。

（5）现代研究：我们尚未查到现代科学研究报道。今后应加强对其现代动物实验研究以及扩大临床病例的规模。

10. 妙香散

（1）来源：清代康熙年间新安名医叶天士所著的《临证指南医案》。

（2）组成：人参、龙骨、益智仁、茯神、茯苓、远志、朱砂、甘草。

（3）功效：益气强心、安定神志。

（4）主治：惊恐伤肾、心神不宁之证。

（5）现代研究：我们尚未查到现代科学研究报道。今后应加强对其现代动物实验研究以及扩大临床病例的规模。

11. 桂枝龙骨牡蛎汤

（1）来源：东汉医圣张仲景所著的《伤寒杂病论》。

（2）组成：桂枝、龙骨、牡蛎、白芍、甘草、干姜、大枣。

（3）功效：疏肝郁、敛相火、宁心神、和阴阳、固精气。

（4）主治：肝气郁结、相火妄动、心神不宁和虚劳阴阳两虚之证。

（5）现代研究：①药理研究：桂枝龙骨牡蛎汤主要有镇静和止血的作用。②临床应用：现代医学已将桂枝龙骨牡蛎汤加减后广泛用于治疗癔病、神经衰弱、失眠、先兆流产、久泻、更年期综合征、盗汗、小儿支气管炎等属上述惊恐伤肾、心神不宁证。

12. 补阳丹

（1）来源：清代朝鲜著名医学家黄度渊所著的《医宗损益》。

（2）组成：鹿角胶、狗肾、蛤蚧、人参、仙茅、狗脊、锁阳、五味子。

（3）功效：补肾壮阳。

（4）主治：肾阳虚弱、命门火衰等阳虚之证。

（5）现代研究：我们尚未查到现代科学研究报道。今后应加强对其现代动物实验研究以及扩大临床病例的规模。

13. 四物汤

（1）来源：宋代官方太医局所著的《太平惠民和剂局方》。

（2）组成：熟地黄、当归、白芍、川芎。

（3）功效：补血和血。

（4）主治：营血虚滞证。

（5）现代研究：①药理研究：四物汤主要有纠正贫血，抗放射线损伤，抗血小板聚集，抗血栓形成，抗缺氧，抗自由基损伤，抑制肉芽增殖，调节子宫活动，调节免疫功能，补充微量元素、磷脂、维生素等作用。②临床应用：现代医学已将四物汤加减后广泛地用于治疗一切营血虚滞、妇人月经不调、崩漏等内、外、妇、男科数十种疾病。月经不调，胎产疾病，荨麻疹、骨伤科疾病、过敏性紫癜、神经性头痛、男性性功能障碍、男性生育障碍等证属营血虚滞者。

14. 桃红四物汤

（1）来源：清代乾隆年间宫廷太医院官方所著的《医宗金鉴》。

（2）组成：熟地黄、当归、白芍、川芎、桃仁、红花。

（3）功效：补血养血、活血祛瘀。

（4）主治：营血亏虚、血行不畅或络伤血淤等证。

（5）现代研究：①药理研究：桃红四物汤主要有扩张血管、抗炎、抗疲劳、抗休克、纠正贫血、抗放射线损伤、抗血小板聚集、抗血栓形成、抗缺氧、调节免疫功能、补充微量元素、抗过敏等作用。②临床应用：现代医学已将桃红四物汤加减后广泛地用于治疗妇科、骨伤科、内、外、儿、眼、耳鼻喉科多种营血虚滞性疾病。

15. 逍遥散

（1）来源：宋代官方太医局所著的《太平惠民和剂局方》。

（2）组成：柴胡、白芍、当归、茯苓、白术、甘草、薄荷、干姜。

（3）功效：疏肝解郁、健脾养血。

（4）主治：肝郁血虚、脾胃虚弱之证。

（5）现代研究：①药理研究：逍遥散主要有明显降低谷丙转氨酶、消退肝细胞肿胀等护肝药理作用。②临床应用：现代医学已将逍遥散加减后广泛地用于治疗证属肝郁血虚、脾胃虚弱的慢性肝炎、肝硬化、胆石证、胃肠神经官能症、月经不调、经前期紧张症、乳腺小叶增生、更年期综合征以及情志不畅所引起的性功能障碍、不孕不育等多种疾病。

16. 龙胆泻肝汤

（1）来源：清代乾隆年间宫廷太医院官方所著的《医宗金鉴》。

（2）组成：龙胆草、黄芩、栀子、泽泻、木通、车前子、柴胡、当归、生地、甘草。

（3）功效：清利肝经湿热。

（4）主治：肝经湿热之证。

（5）现代研究：①药理研究：龙胆泻肝汤主要有抗炎、抗过敏、增强免疫功能、抑菌等药理作用。②临床应用：现代医学已将龙胆泻肝汤加减后广泛地用于治疗证属肝胆湿热诸证。

17. 加味逍遥散

（1）来源：宋代官方太医局所著的《太平惠民和剂局方》。

（2）组成：柴胡、枳壳、白芍、川芎、香附、甘草、煨姜、薄荷、牡丹皮、栀子。

（3）功效：养血健脾、疏肝清热。

（4）主治：肝郁血虚、郁久化热之证。

（5）现代研究：基本同逍遥散。

18. 血府逐瘀汤

（1）来源：清代中期名医王清任所著的《医林改错》。

（2）组成：桃仁、红花、生地黄、当归、赤芍、川芎、柴胡、枳壳、甘草、桔梗、牛膝。

（3）功效：活血祛瘀，行气止痛。

（4）主治：瘀血内阻、心烦易怒之证。

（5）现代研究：①药理研究：血府逐瘀汤主要有抑制血小板聚集、改善心功能、抗心律失常、改善血液流变性及微循环、抗缺氧、镇痛、抗炎、降血脂及增强免疫功能等作用。②临床应用：现代医学已将血府逐瘀汤制成中成药如浓缩丸、胶囊、口服液、颗粒剂等，被广泛用于治疗精神神经系统、心血管系统、消化系统、男科、妇科、不育专科、儿科、外科、骨伤科、皮肤科、耳鼻喉科、肿瘤科、眼科等领域的200余种瘀血内阻或伴有心烦易怒等病证，均取得了较好的疗效。真正体现了中医学“异病同治”的科学性。

19. 暖肝煎

（1）来源：明代名医张介宾所著的《景岳全书》。

（2）组成：当归、枸杞子、肉桂、小茴香、乌药、沉香、茯苓、干姜。

（3）功效：暖肝散寒、行气止痛。

（4）主治：肝肾虚寒、气机阻滞之证。

（5）现代研究：①药理研究：暖肝煎主要有改善微循环、抑制平滑肌痉挛、抗炎、抗菌、抗病毒等作用。②临床应用：现代医学已将暖肝煎加减后广泛用于治疗急慢性睾丸炎、精索静脉曲张、腹股沟疝、鞘膜积液、前列腺综合征、阳痿、不射精等肝肾寒滞病证。

20. 右归丸

（1）来源：明代名医张介宾所著的《景岳全书》。

（2）组成：熟地黄、山药、山茱萸、枸杞子、菟丝子、当归、鹿角胶、杜仲、肉桂、制附子。

（3）功效：温补肾阳、固肾涩精。

（4）主治：肾阳不足、精气虚寒、阳物不举、腰膝酸痛、神疲乏力等证。

（5）现代研究：①药理研究：右归丸可调节肾阳虚弱型小白鼠的下丘脑－垂体－靶腺轴（肾上腺、甲状腺、性腺等），调控神经－内分泌－免疫网络系统，改善骨代谢。②临床应用：现代医学已将右归丸加减后广泛用于治疗肾阳不足，或先天禀衰，或劳伤过度，以致命门火衰，兼有畏寒肢冷、阴寒内盛之症。如男科、女科、骨科、老年科、癌症病人（或放疗、化疗以后）以及所有慢性消耗性疾病而证属肾阳不足、肾精亏虚或证见气衰神疲、腰膝酸冷、食少便溏、小便自遗、阳痿滑精、脐腹冷痛者。

21. 补中益气汤

（1）来源：金元时期名医李东垣所著的《脾胃论》。

（2）组成：人参、黄芪、白术、甘草、当归、陈皮、升麻、柴胡、生姜、大枣。

（3）功效：补中益气、调补脾胃。

（4）主治：脾胃气虚或气虚下陷诸证。

（5）现代研究：①药理研究：补中益气汤具有抗缺氧、增强体力、改善蛋白质代谢、抗贫血、提高免疫机能，降低肿瘤化疗的毒副作用。本方在治疗虚热感冒、胃下垂、子宫下垂、脱肛及气虚发热方面，疗效已经得到肯定。②临床应用：现代医学已将补中益气汤加减后广泛用于治疗一切清阳下陷，中气不足（或称中气下陷）之证。如低血压、眩晕、头痛、失眠、美尼尔氏综合征、眼睑下垂、耳鸣、耳聋、视力模糊、慢性气管炎、慢性肝炎、慢性腹泻、子宫脱垂、脱肛、习惯性流产、崩漏、女性尿道综合征、白带过多、产后及妇产科手术后尿失禁、前列腺增生、男性不育、术后发热、功能性低热以及化疗毒副反应等。

22. 知柏地黄丸

（1）来源：清代乾隆年间宫廷太医院官方所著的《医宗金鉴》。

（2）组成：熟地黄、山药、山萸肉、茯苓、泽泻、牡丹皮、知母、黄柏。

（3）功效：滋肾阴、降相火。

（4）主治：阴虚火旺诸证。

（5）现代研究：①药理研究：经动物实验证实知柏地黄丸对阴虚火旺模型的小白鼠具有抗菌、抗炎、镇静、降血糖、降血压、通便等作用。②临床应用：现代医学已将知柏地黄丸加减后广泛用于治疗内科、外科、妇科、不孕不育科、肿瘤科等有阴虚火旺证候的疾病。

23. 程氏萆薢分清饮

（1）来源：清代康雍年间新安名医程国彭所著的《医学心悟》。

（2）组成：萆薢、车前子、茯苓、莲子心、石菖蒲、黄柏、丹参、白术。

（3）功效：清热利湿、分清化浊。

（4）主治：淋证日久、湿热郁阻之证。

（5）现代研究：①药理研究：程氏萆薢分清饮具有较强的抗真菌作用，方中的黄柏还能明显抑制金黄色葡萄球菌、草绿色链球菌、痢疾杆菌、溶血性链球菌等多种致病菌，车前子有利尿作用，石菖蒲能调节免疫功能以及镇静、抗焦虑等作用。②临床应用：现代医学已将程氏萆薢分清饮加减后广泛用于治疗多种湿邪内蕴、淋浊之疑难杂症。例如急性肾小球肾炎、肝硬化腹水、慢性支气管炎、妇科附件炎、急慢性前列腺炎、急慢性尿道炎、乳糜尿以及阴道炎、慢性盆腔炎等多种膀胱经湿热所致疾病。

24. 左归丸

（1）来源：明代名医张介宾所著的《景岳全书》。

（2）组成：熟地黄、山药、山萸肉、菟丝子、枸杞子、鹿角胶、龟板胶、川牛膝。

（3）功效：滋阴补肾、填精益髓。

（4）主治：真阴不足诸证。

（5）现代研究：①药理研究：左归丸主要有调节神经内分泌功能，改善物质代谢，可明显提高雄性小白鼠血清睾酮的含量和提高其睾丸和精囊的重量。②临床应用：现代医学已将左归丸加减后广泛用于治疗50种以上肾阴不足，或先天禀衰，或劳伤过度，或阴虚火旺之症。如男科、女科、骨科、老年科、癌症病人（或放疗、化疗以后）以及所有慢性消耗性疾病而证属肾阴不足、肾精亏虚或证见气衰神疲、腰膝酸冷、阳痿滑精者。

25. 参苓白术丸

（1）来源：宋代官方太医局所著的《太平圣惠和剂局方》。

（2）组成：人参、白术、茯苓、甘草、山药、白扁豆、桔梗、薏米、莲肉、砂仁。

（3）功效：健脾益气、和胃渗湿。

（4）主治：体倦乏力，食少便溏。

（5）现代研究：①药理研究：参苓白术丸具有显著的抗疲劳作用、具有调节胃肠运动、抗溃疡、抗疲劳、抗炎、提高免疫力、镇咳祛痰、利尿等作用。②临床应用：据报道参苓白术丸在临床中多用于治疗由脾胃虚弱引起的食欲不振，大便溏泻、身体消瘦、脘腹胀满、精神疲倦、四肢无力、慢性腹泻、慢性胃炎、胃肠功能紊乱、慢性结肠炎、慢性肾炎、小儿营养不良、肝硬化等疾病。另外，还能减轻癌症放化疗的毒副作用，能明显改善放化疗所致的口淡乏味、恶心呕吐、脘腹胀痛、厌油厌食等胃肠道的毒副作用。

26. 十全大补汤

（1）来源：宋代官方太医局所著的《太平惠民和剂局方》。

（2）组成：人参、白术、茯苓、甘草、熟地黄、当归、白芍、川芎、肉桂、黄芪。

（3）功效：补气养血、温阳扶正。

（4）主治：气血阴阳两虚之证。

（5）现代研究：①药理研究：十全大补汤具有增强和明显促进特异性免疫功能和非特异性免疫功能，能快速增加红细胞、血红蛋白，保护骨髓的造血功能，能纠正和减轻术后低蛋白血症和贫血等，有抗放射损伤的作用，还有延缓衰老和抗肿瘤等药理作用。②临床应用：现代医学已将十全大补汤加减后广泛用于治疗男科、女科、慢性萎缩性胃炎、席汉综合征、胃下垂、顽固性荨麻疹、贫血、神经衰弱、慢性气管炎、肺结核、癌症病人术前术后，或放疗、化疗前后，以及所有慢性消耗性疾病而证属气血阴阳两虚者（其舌脉特点是：舌质淡、苔薄白、脉虚弱无力）。

27. 大补阴丸

（1）来源：金元时期名医李东垣所著的《丹溪心法》。

（2）组成：熟地黄、知母、黄柏、龟板、猪脊髓。

（3）功效：滋阴降火。

（4）主治：阴虚火旺、潮热盗汗等。

（5）现代研究：①药理研究：大补阴丸能够降低正常及四氧嘧啶糖尿病模型

小鼠的血糖，对阴虚小鼠的血糖降低有保护作用，对阴虚小鼠的体液免疫和细胞免疫功能降低有显著的保护作用。②临床应用：现代医学已将大补阴丸加减后广泛用于治疗肺结核，肾结核，甲状腺功能亢进，糖尿病、精液量减少等阴虚之证。

28. 五子衍宗丸

（1）来源：金元时期名医李东垣所著的《丹溪心法》。

（2）组成：菟丝子、枸杞子、覆盆子、车前子、五味子。

（3）功效：补肾益精。

（4）主治：肾精不足、阴损阳虚所致阳痿、早泄、遗精、不育诸证。

（5）现代研究：①药理研究：五子衍宗丸具有以下药理作用：a. 能够增加雄性小白鼠的生殖器官的重量，从而改善雄性性功能，保护睾丸生精功能等。b. 有性激素样效果，能调节下丘脑－垂体－性腺轴功能、促进生精和精子成熟及精子成活率、降低精子畸形率。c. 有抗衰老、降血糖、抗氧自由基等作用。d. 可以增强免疫等多种功能。②临床应用：现代医学已将五子衍宗丸加减后广泛用于治疗男性阳痿、早泄、无精子症、少弱精子症以及女性肾虚型功能性不孕症，故有“五子补肾阳，六味滋肾阴”之说。

29. 八珍汤

（1）来源：明代正德年间太医薛己所著的《正体类要》。

（2）组成：人参、白术、茯苓、甘草、熟地黄、当归、白芍、川芎、生姜、大枣。

（3）功效：补气养血。

（4）主治：气血两虚诸证。

（5）现代研究：①药理研究：动物实验证明八珍汤具有抗氧化和抗衰老作用。②临床应用：现代医学已将八珍汤加减后广泛用于治疗气血两虚证。如贫血、各种慢性疾病、病后虚弱、营养不良、神经衰弱、慢性肝炎、妇女月经不调、胎产崩漏及疮疡溃后久不收口等证属气血两虚者。

30. 艾附暖宫丸

（1）来源：宋代名医杨士瀛所著的《仁斋直指方论》。

（2）组成：艾叶、香附、吴茱萸、肉桂、地黄、当归、白芍、川芎、黄芪、续断。

（3）功效：理气补血、温暖子宫、调经止痛。

（4）主治：宫寒型女性不孕。

（5）现代研究：①药理研究：艾附暖宫丸中大部分药物具有镇痛、抑制子宫平滑肌收缩、松弛其紧张度的功能，抑制金黄色葡萄球菌和某些真菌生长，并具有雌激素样作用。②临床应用：艾附暖宫丸主要用于治疗妇女月经不调、痛经、宫寒不孕、崩漏、带下等疾病属虚寒证型者。此外，本丸还有降低肠管紧张性，拮抗乙酰胆碱的作用，临床用治胃痛，慢性肠炎，尿频等病证有一定的疗效。

31. 寿胎丸

（1）来源：民国初年名医张锡纯所著的《医学衷中参西录》。

（2）组成：菟丝子、桑寄生、川续断、阿胶。

（3）功效：补肾安胎。

（4）主治：肾虚型先兆流产。

（5）现代研究：现代医学将寿胎丸广泛用于预防和治疗肾虚型先兆流产、复发性流产。

32. 泰山盘石散

（1）来源：明代名医张介宾所著的《景岳全书》。

（2）组成：人参、黄芪、当归、续断、黄芩、川芎、白芍、熟地黄、白术、砂仁、甘草等。

（3）功效：益气健脾、养血安胎。

（4）主治：气血两虚型先兆流产。

（5）现代研究：现代医学已将泰山盘石散加减后广泛用于预防和治疗气血两虚型先兆流产、复发性流产。

33. 香砂六君子汤

（1）来源：宋代官方太医局所著的《太平惠民和剂局方》。

（2）组成：人参、白术、茯苓、甘草、半夏、陈皮、木香、砂仁。

（3）功效：健脾和胃、降逆止呕。

（4）主治：脾胃虚弱型妊娠恶阻。

（5）现代研究：香砂六君子汤加减治疗妊娠恶阻脾胃虚弱型的临床疗效显著。

34. 橘皮竹茹汤

（1）来源：东汉医圣张仲景所著的《金匮要略》。

（2）组成：橘皮、竹茹、人参、甘草、大枣、生姜。

（3）功效：清肝和胃、降逆止呕。

（4）主治：肝胃不和型妊娠恶阻。

（5）现代研究：橘皮竹茹汤加减治疗肝胃不和型妊娠恶阻，疗效显著。

附录二　主要参考文献

（按照出版时间排列）

1. 王琦．中华中医男科学丛书［M］．北京：华夏出版社，1990.

2. 黄平治，李永海．男性不育［M］．北京：科学技术文献出版社，1990.

3. 冷方南．中医男科临床治疗学［M］．北京：人民卫生出版社，1991.

4. 陈利生．中西医论治女性不孕［M］．上海：上海科学普及出版社．1991.

5. 黄平治，李永海．男性性功能障碍［M］．北京：科学技术文献出版社 1992.

6. 郭瑞林，史恒军．实用男性疾病诊断治疗学［M］．北京：人民军医出版社，1994.

7. 罗建华．不孕症实验诊断技术［M］．上海：学林出版社，1994.

8. 陈利生．中西医论治男性不育［M］．上海：上海科学普及出版社．1994.

9. 李曰庆．实用中西医结合泌尿男科学［M］．北京：人民卫生出版社，1995.

10. 陈如均，江渔．不孕不育治疗学［M］．上海：上海科学技术出版社，1995.

11. 魏菊仙，陆榕影，等．实用名方新用临床手册［M］．北京：中国医药科技出版社，1996.

12. 王明惠，金维良．不孕不育症独特秘方绝招［M］．北京：中国医药科技出版社，1996.

13. 赵东升，张钢纲，吴希进等．当代名医诊治秘验［M］．北京：中国医药科技出版社，1996.

14. 王琦．王琦男科学［M］．郑州：河南科学技术出版社，1997.

15. 邹积群，贾淑兰．男性不育治疗手册［M］．沈阳：沈阳出版社，1997.

16. 朱玉祥．中医处方指南（第 2 版）［M］．北京：金盾出版社，1997.

17. 夏桂成．实用妇科方剂学［M］．北京：人民卫生出版社，1997.

18. 王益鑫．男性不育症诊断与治疗［M］．上海：上海科学技术文献出版社，1998.

19. 李祥云，李俊箐．不孕与不育的中西医治疗［M］．上海：上海中医药大学出版社，1998.

20. 黄宇烽，许瑞吉．男性诊断学［M］．上海：第二军医大学出版社，1999.

21. 朱有华．泌尿外科诊疗手册（第2版）［M］．北京：人民卫生出版社，1999.

22. 张丽珍．临床生殖内分泌与不育症［M］．北京：北京科学出版社，2001.

23. 尤昭玲．中西医结合妇产科学［M］．北京：中国医药出版社，2001.

24. 项长生，汪幼一．固本培元派的形成和发展［J］．中华医史杂志，2001，31（4），247－251。

25. 张玉珍．中医妇科学［M］．北京：中国医药出版社，2002.

26. 郭应禄，辛钟成．男子生殖医学［M］．北京：北京医科大学出版社，2002.

27. 杨建华．实用男性不育诊疗学［M］．上海：第二军医大学出版社，2002.

28. 马乐，潘柏年，陈宝英．男性不育与辅助生殖技术［M］．北京：人民卫生出版社，2002.

29. 马迁，杨勇．中医临床用药禁忌手册［M］．北京：中国协和医科大学出版社，2002.

30. 郭应禄，李宏军．前列腺炎［M］．北京：人民军医出版社，2003.

31. 王晓峰，朱积川，邓春华．中国男科疾病诊断治疗指南［M］．北京：人民卫生出版社，2003.

32. 贺昌海．不孕不育现代诊治技术［M］．上海：复旦大学出版社，2003.

33. 刘茂松，戴继灿．新标准评估中西医结合治疗110例少弱精子性不育症的疗效［J］．现代泌尿外科杂志，2004，9（4）：223.

34. 傅山著，文渊，王毅仁等点校．傅山男女科全集［M］．太原：山西科学技术出版社．2006.

35. 张贵才，徐子杭．历代新安名医精选［M］．北京：中国文史出版社，2007.

36. 曹开镛．中医男科诊断与治疗学［M］．北京：中国医药出版社，2007.

37. 王键．新安医学的主要特色［J］．中医药临床杂志，2008，20（6）：546.

38. 罗丽兰．不孕与不育（第2版）［M］．北京：人民卫生出版社，2009.

39. 中华中医药学会．中医体质分类与判定［M］．北京：中国中医药出版社，2009.

40. 金志春．实用不孕不育诊断与治疗技术［M］．北京：人民卫生出版社，2010.

41. 世界卫生组织．谷翊群，陈振文，等译．《世界卫生组织人类精液检查与处理实验室手册》（第5版）［M］北京：人民卫生出版社，2011.